Ablauf bei der Gipsanfertigung

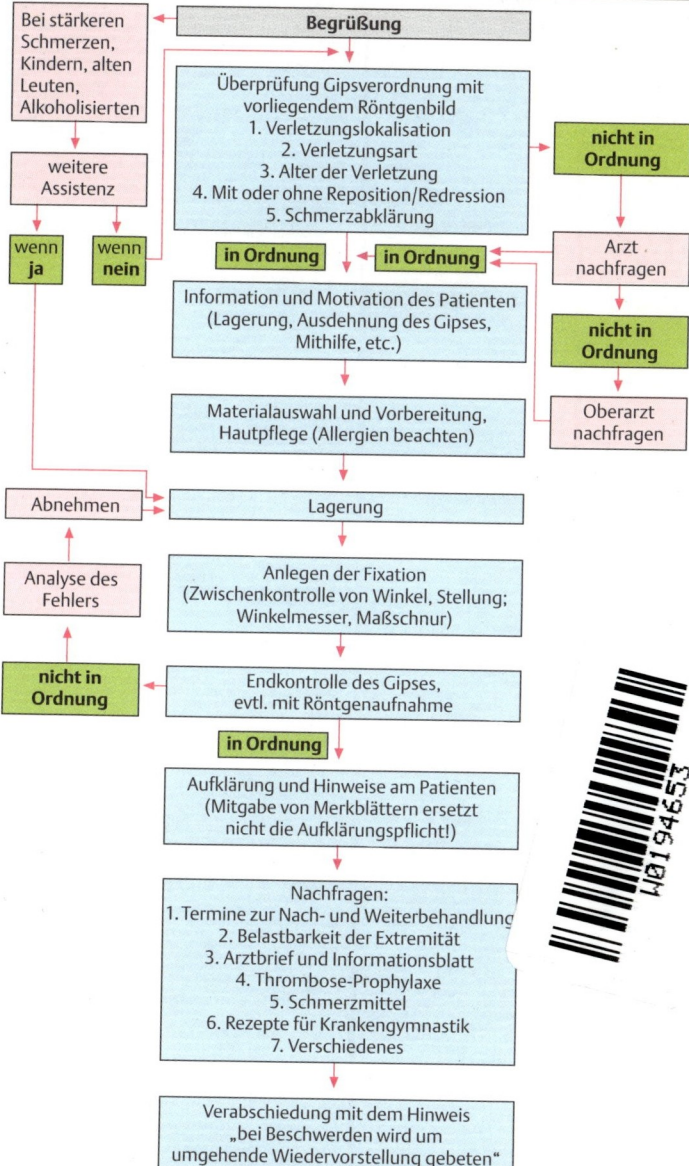

Begrüßung

Bei stärkeren Schmerzen, Kindern, alten Leuten, Alkoholisierten

Überprüfung Gipsverordnung mit vorliegendem Röntgenbild
1. Verletzungslokalisation
2. Verletzungsart
3. Alter der Verletzung
4. Mit oder ohne Reposition/Redression
5. Schmerzabklärung

nicht in Ordnung

weitere Assistenz

wenn ja

wenn nein

in Ordnung

in Ordnung

Arzt nachfragen

Information und Motivation des Patienten (Lagerung, Ausdehnung des Gipses, Mithilfe, etc.)

nicht in Ordnung

Materialauswahl und Vorbereitung, Hautpflege (Allergien beachten)

Oberarzt nachfragen

Abnehmen

Lagerung

Analyse des Fehlers

Anlegen der Fixation (Zwischenkontrolle von Winkel, Stellung; Winkelmesser, Maßschnur)

nicht in Ordnung

Endkontrolle des Gipses, evtl. mit Röntgenaufnahme

in Ordnung

Aufklärung und Hinweise am Patienten (Mitgabe von Merkblättern ersetzt nicht die Aufklärungspflicht!)

Nachfragen:
1. Termine zur Nach- und Weiterbehandlung
2. Belastbarkeit der Extremität
3. Arztbrief und Informationsblatt
4. Thrombose-Prophylaxe
5. Schmerzmittel
6. Rezepte für Krankengymnastik
7. Verschiedenes

Verabschiedung mit dem Hinweis „bei Beschwerden wird um umgehende Wiedervorstellung gebeten"

Yulia Abele

ZA

Schule Bib

123456

Checklisten der aktuellen Medizin

Herausgegeben von O. Wicki, Felix Largiadèr, A. Sturm

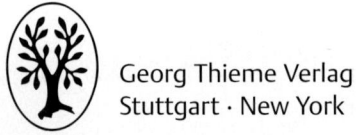

Georg Thieme Verlag
Stuttgart · New York

Checkliste Gipstechnik, Fixationsverbände

R. Härter, A. Jagdfeld, G. Kern, G. Martini,
K. Neumann

Geleitwort von der Schweiz. Vereinigung der
med. Gipspfleger und Gipsschwestern (SVmG)

3., völlig neubearbeitete Auflage
302 Abbildungen in 657 Einzeldarstellungen

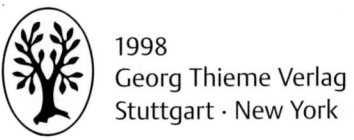

1998
Georg Thieme Verlag
Stuttgart · New York

Abbildungen: Joachim Hormann, Stuttgart

Umschlaggrafik: Cyclus DTP Loenicker, Stuttgart

Die Deutsche Bibliothek – CIP-Einheitsaufnahme

Checkliste Gipstechnik, Fixationsverbände / R. Härter …
Geleitw. von B. Meisterhans. – Stuttgart ; New York : Thieme, 1998
   (Checklisten der aktuellen Medizin)

1. Auflage 1987
2. Auflage 1992
1. und 2. Auflage von: W. Spier, R. Härter, G. Kern

Wichtiger Hinweis:

Wie jede Wissenschaft ist die Medizin ständigen Entwicklungen unterworfen. Forschung und klinische Erfahrung erweitern unsere Erkenntnisse, insbesondere was Behandlung und medikamentöse Therapie anbelangt. Soweit in diesem Werk eine Dosierung oder eine Applikation erwähnt wird, darf der Leser zwar darauf vertrauen, daß Autoren, Herausgeber und Verlag große Sorgfalt darauf verwandt haben, daß diese Angabe dem **Wissensstand bei Fertigstellung des Werkes** entspricht.

Für Angaben über Dosierungsanweisungen und Applikationsformen kann vom Verlag jedoch keine Gewähr übernommen werden. **Jeder Benutzer ist angehalten,** durch sorgfältige Prüfung der Beipackzettel der verwendeten Präparate und gegebenenfalls nach Konsultation eines Spezialisten festzustellen, ob die dort gegebene Empfehlung für Dosierungen oder die Beachtung von Kontraindikationen gegenüber der Angabe in diesem Buch abweicht. Eine solche Prüfung ist besonders wichtig bei selten verwendeten Präparaten oder solchen, die neu auf den Markt gebracht worden sind. **Jede Dosierung oder Applikation erfolgt auf eigene Gefahr des Benutzers.** Autoren und Verlag appellieren an jeden Benutzer, ihm etwa auffallende Ungenauigkeiten dem Verlag mitzuteilen.

© 1987, 1998 Georg Thieme Verlag, Rüdigerstraße 14, D-70469 Stuttgart
Printed in Germany

Satz und Druck: Druckhaus Götz GmbH, Ludwigsburg
Gesetzt auf CCS Textline (Linotronic 630)

ISBN 3-13-698203-7   1 2 3 4 5 6

Die Fortschritte der neuen Immobilisations-Materialien sowie die Form des funktionellen Immobilisierens haben unseren Alltag als Gipspfleger verändert.

Voraussetzung für ein Verständnis dieser Zusammenhänge ist aber das Wissen um die Grundlagen der Gipstechnik, der Frakturlehre, der Anatomie sowie der Statik.

Autoren von Lehrbüchern haben es heute nicht leicht. Der Wissensstoff wächst, die Ausbildungsziele wandeln sich.

Lehrbücher können und dürfen nicht mehr einer scheinbaren Vollständigkeit zuliebe auf die Ansichten und Wünsche allzuvieler Lehrmeister eingehen.

Bei der Beschränkung auf das Wesentliche ist es den zwei ausscheidenden Mitautoren R. Härter und G. Kern gelungen, ihre jahrelange Erfahrung und ihr großes Fachwissen uns in Form der Checkliste Gipstechnik zu übermitteln.

Aus der Sicht als Präsident der Schweizerischen Vereinigung der medizinischen Gipspfleger und Gipsschwestern ist ein Werk entstanden, das sich ebensosehr als Grundlage für den Unterricht wie zum ergänzenden Selbststudium eignet.

Die Schweizerische Vereinigung der medizinischen Gipspfleger und Gipsschwestern wünscht nun, daß die Checkliste Gipstechnik all ihren Lesern den Weg zu einem besseren Verständnis der allgemeinen Gips- und Immobilisationstechnik ebnet und dadurch alle unsere Patienten optimal zufriedengestellt werden können.

Im Namen der Schweizerischen Vereinigung der medizinischen Gipspfleger und Gipsschwestern wünschen wir Herrn R. Härter sowie Herrn G. Kern für ihre weitere Zukunft alle Gute.

Belp, im November 1996

B. Meisterhans
Präsident der Schweizerischen
Vereinigung der med. Gipspfleger
und Gipsschwestern (SVmG)

Vorwort der Herausgeber

Nicht nur das Outfit des Buches ist neu, auch der Inhalt hat sich den modernen Erkenntnissen angepaßt, und ebenfalls wurden neue Materialien berücksichtigt. Mit Herrn Professor Neumann, Gabriela Martini und Antonius Jagdfeld sind junge, neue Ideen in die traditionelle Checkliste eingezogen. Seit dem ersten Buch „Praxis der Gipstechnik", das Otto Wicki im Jahre 1987 beim Thieme Verlag herausgab, hat sich nicht nur vieles in der Operationstechnik, sondern auch vieles in der Gipstechnik geändert. Der frühere reine Männerberuf der Gipspfleger hat sich immer mehr auch für die Gipsschwestern geöffnet, was für das Fach eine Bereicherung darstellt. Auch die Operationsindikation bei Frakturen hat sich von der früheren Euphorie zu einem vernünftigen Mittelmaß geändert. Die Kombination beider Methoden, Operation und funktionelle postoperative Fixation, ist wieder salonfähig geworden. Dadurch ist die Anwendung moderner Fixationsverbände wieder viel wichtiger geworden. Die Gipstechnik und die Fixationsverbände im Bereich der Gelenke werden immer mehr funktionell, und man bewegt sich weg von der starren Immobilisation.

Die Herren R. Härter und C. Kern haben ein Leben lang in diesem Fach gearbeitet und an unzähligen Gipskursen unterrichtet. Wer nach diesem Buch arbeitet „macht nichts Falsches!" Möge das Buch den Teamgeist zwischen den Chirurgen und den Gipspflegern und -schwestern weiter fördern und wieder in all den Operationssälen und Gipszimmern Einzug finden.

Iragna / Zürich / Herne, im Dezember 1997

Otto Wicki
Felix Largiadèr
Alexander Sturm

Diesem Handbuch wünschen wir, daß es zur Hand genommen wird, als Nachschlagewerk zur Orientierung, Aus- und Weiterbildung von Gipspflegern und -schwestern sowie Medizinern, die Fixationen verordnen und anlegen. Unser gemeinsames Ziel ist das Wohl des Patienten, der die von uns hergestellten und verordneten Fixationen tragen muß! Nicht nur die Indikation, auch die Fixation muß stimmen. Deshalb sind die Autoren überzeugt, daß es sinnvoll ist ein aktuelles Thema ist, eine Checkliste Gipstechnik, Fixationsverbände zu schreiben. Trotz der unbestrittenen Vorteile der operativen Versorgung von Knochenbrüchen wird den Fixationen mit Gips und Kunststoff immer noch und wieder vermehrt große Bedeutung beigemessen. Auch in der Therapie von Verletzungen hat ein Umdenken stattgefunden. So z.B. die „frühfunktionelle Behandlungsmethode". Möglich wurde sie, unter anderem, dank neuer Materialien (semirigide Kunststoffe) und daraus resultierenden Techniken. Es entstand damit die Möglichkeit, gewisse Verletzungen zielgerichtet zu immobilisieren, verbunden mit hohem Patientenkomfort, und eine Verminderung der Komplikationen und Folgeprobleme von Stützverbänden wie Muskelatrophie, eingeschränkte Gelenkfunktion etc. zu erreichen. Heilung ist ein individueller Prozeß, der Zeit benötigt. Es bedarf ärztlicher Kunst und Erfahrung, die optimale Mitte zwischen zu kurzer und zu langer Immobilisation zu finden.

Im grauen Teil des Buches findet sich Grundsätzliches zur Gipstechnik, also die Grundlagen des Handwerks. Im roten Teil sind die technischen Angaben zur Ausführung der einzelnen Fixationen beschrieben. Im blauen Teil werden differentialdiagnostische Behandlungsvorschläge, Richtlinien zur Ruhigstellung und wesentliche Gedanken zur aktuellen frühfunktionellen Behandlung dargestellt. Diese Behandlungsidee, zum Teil mit unbelasteter Bewegung und zwischenzeitlicher Immobilisation, wird ermöglicht durch den Einsatz flexibler, zum Teil abnehmbarer Fixationen aus semirigiden Kunststoffen. Anwendungsbeispiele, die sich inzwischen bewährt haben, werden beschrieben. Unter dem Sammelbegriff Orthesen werden konfektionierte, abnehmbare Schienenfixationen beschrieben. Ob der Anwender den Nachteil der nicht maßgeschneiderten Fixationen in Kauf nehmen kann und möchte, muß er individuell entscheiden.

Kunststoffe sind im Trend und bei vielen Fixationen gesondert dargestellt. Wir sind überzeugt, daß die Grundlage, auch für Kunststoffapplikationen, das Beherrschen der allgemeinen Gipstechnik ist.

Sozusagen als berufliche Memoiren haben die beiden, altershalber aus dem aktiven Berufsleben ausgeschiedenen, überzeugten Gipspfleger ihre eigenen, reichen – auch in Gipskursen vermittelten – Erfahrungen mit Extensionen, Verbänden und Fixationen mit dem Werkstoff Gips niedergeschrieben. Wir sind überzeugt, daß „Gipsen", das Anfertigen von Fixationen, mit welchem Material auch immer, ein spezialisiertes, eigenständiges und gründlich zu erlernendes Handwerk ist. Das Arbeiten am Patienten wird gar zu einem verantwortungsvollen, kreativen Kunsthandwerk, für das jedoch eine gründliche Ausbildung Voraussetzung ist. Wir hoffen, mit diesem Buch dazu beizutragen.

Dankbar sind wir allen, die mit Vorschlägen, Rat und Tat beim Entstehen dieses Buches mitgeholfen haben. Herzlich danken wir dem kompetenten Zeichner, Herrn Hormann, für seinen großen Einsatz. Unser ganz besonderer Dank gilt Frau Dr. Bettina Hansen von der Programmplanung für all ihre konstruktiven Vorschläge und ihren unermüdlichen Einsatz. Ohne ihre kreative Mitarbeit wäre dieses Buch nicht so klar strukturiert, übersichtlich und (hoffentlich) anwenderfreundlich geworden.

Herisau, Zürich, München, Ulm, Garmisch-Partenkirchen,
im Dezember 1997   Die Verfasser

Anschriften

Reinhold Härter
Oberdorfstr. 102 A
CH-9100 Herisau

Antonius Jagdfeld
Chirurgische Klinik – Ambulanz –
Klinikum Innenstadt der
Ludwig-Maximilians-Universität
Nußbaumstr. 20
D-80336 München

Gerhard Kern
Eibenweg 29
D-89081 Ulm

Prof. Dr. med. Felix Largiadèr
Vorsteher des Departments Chirurgie
und Direktor der Klinik für Viszeral-
chirurgie
Universitätsspital
CH-8091 Zürich

Gabriela Martini
Leiterin Gipszimmer
Stadtspital Triemli
Birmensdorferstr. 497
CH-8063 Zürich

Prof. Dr. med. K. Neumann
Chefarzt der Abt. für Unfall-
und Wiederherstellungschirurgie
Kreiskrankenhaus
Auenstr. 6
D-82467 Garmisch-Partenkirchen

Prof. Dr. med. Alexander Sturm
Ärztlicher Direktor des Universitäts-
klinikums Marienhospital
Ruhr-Universität Bochum
D-44625 Herne

Dr. med. Otto Wicki
Spezialarzt FMH für Chirurgie
CH-6707 Iragna

Grauer Teil: Grundlagen und Arbeitstechniken

Blauer Teil: Krankheitsbilder

Inhaltsverzeichnis

Vorbemerkung

➤ Ruhigstellung ist eine oft notwendige, aber unphysiologische Behandlungsmaßnahme. Sie behindert den Patienten in seiner Bewegungsfreiheit und kann mit ernsten Komplikationen behaftet sein.
➤ Ruhigstellung soll nicht leichtfertig angeordnet und muß korrekt ausgeführt werden.
◉ *Wichtig:* Sowohl Indikation als auch Fixation müssen stimmen!
(Dieses Handbuch bietet Grundlagen für beides.)

Indikationen

➤ Unterstützung der Heilung von Wunden (Bursen über Gelenken, Gleitschichten).
➤ Linderung des Wundschmerzes.
➤ Ödembehandlung (bei gleichzeitiger Hochlagerung).
➤ Knochenbruchheilung bestimmter Bruchformen.
➤ Beseitigung von Reizzuständen an Gelenken.
➤ Verbesserung der Abwehrfunktion bei Infekten.

Dauer

➤ **Grundsätzliches:** Die Ruhigstellung sollte so kurz wie nur möglich und so lange wie nötig erfolgen.
➤ Eine kurzfristige Ruhigstellung ist oft sinnvoll, um Schmerzfreiheit zu erlangen.
➤ **Frakturen:** Sie werden, falls eine funktionelle Therapie nicht möglich ist, bis zum knöchernen Durchbau ruhiggestellt.
➤ **Oberflächliche Infektionen:** Eine Ruhigstellung erfolgt, bis die akuten Erscheinungen rückläufig sind.

Komplikationen

➤ Versteifung von Gelenken (z.B. durch Kapselverklebungen).
➤ Muskelatrophie.
➤ Kontrakturen.
➤ Kompartment-Syndrom.
➤ Druckstellen.
➤ Hautmazeration.
➤ Allergische Reaktion.
➤ Thrombosen.
➤ Allgemeine Immobilisationsschäden (Pneumonie, Harnwegsinfekt, Dekubitus).

Verantwortlichkeit von Arzt und Gips-Pflegepersonal

➤ **Grundsätzliches:**
  – Bei allen Patienten ist vor dem Anlegen einer Fixation Durchblutung, Sensibilität und Motorik der betroffenen Extremität zu prüfen.
  – Bei allen Immobilisationen und den Konstruktionen zur Extension arbeiten Arzt und Pflegepersonal eng zusammen. Gegenseitige Hilfe sollte selbstverständlich sein.

➤ **Verantwortlichkeit des Arztes:**
- – Er stellt die Indikation und bestimmt Form und Dauer der Ruhigstellung.
- – Er überprüft die Ausführung der Ruhigstellung.
- – Für Komplikationen aus medizinischen Gründen ist er verantwortlich.
- – Er legt Nägel oder Drähte für Extensionen oder sonstige Zugvorrichtungen.
- – Er kontrolliert die korrekte Lage der Extremität im Bett und ist verantwortlich für die tägliche Prüfung von Durchblutung, Motorik und Sensibilität der zu behandelnden Extremität.

➤ **Aufgaben des Gipspflegepersonals:**
- – Das Gipspflegepersonal führt die verordneten Fixationen nach bestem Wissen und Können aus.
- – Wer eine Fixation appliziert, verantwortet deren Komplikationen aus technischen Gründen.
- – Das Gipspflegepersonal stellt das System für Extensionen und sonstige Zugvorrichtungen zusammen und behebt, allenfalls zusammen mit dem Arzt, Mängel bei der Anlegung oder im Behandlungsverlauf.

Grundsätzliches

➤ In der Allgemeinpraxis dient der Röntgenraum in der Regel auch als Gipsbehandlungsraum.
➤ Der Gipsbehandlungsraum sollte ausreichend Platz bieten, die Ausstattung mit festen Einrichtungen sollte sparsam geplant werden.
➤ Mit Bett oder Patientenliege muß bequem zum mobilen Gipstisch gefahren werden können. Röntgenbildverstärker, Narkoseapparate, Zusatzgeräte bei Großgipsen oder Extensionen beanspruchen viel Platz. Gutes Arbeiten sollte ohne räumliche Einengung möglich sein. Für Spital/Klinik-Verhältnisse sind etwa 5 × 5 m freier Arbeitsraum richtig.
➤ Im Idealfall ist ein Röntgenapparat fest im Gipsraum installiert, oder das Gipszimmer grenzt mit Durchgangstür an den Röntgenraum. Das Gipszimmer sollte im Bereich der Notfallaufnahmeräume liegen.

Feste Einrichtungen

➤ Materialschränke, evtl. kleiner Materialraum mit genügend Regalen zum übersichtlichen Einordnen verschiedener Polster-, Gips- und Zusatzmaterialien und Extensionseinrichtungen.
➤ Korpus mit abwaschbarer Ablegefläche und Schubladen für Kleinmaterial und Administration.
➤ Wasserhahn mit Schwenkarm oder Schlauch über einem Ausguß mit Grobpartikelsieb (Füllen und Entleeren des Gipswasserbehälters). Zusätzliches Handwaschbecken sollte vorhanden sein (chirurgisches Händewaschen für Extensionen, kleine Wundversorgungen).
➤ Der Fußboden muß mit einfachen Mitteln leicht zu reinigen sein.
➤ Aus aseptischen Gründen kein Bodenablauf.
➤ Teure Chromstahleinrichtungen sind zur Arbeit mit modernen Materialien nicht notwendig.

Aufhängeeinrichtungen

➤ Deckenhaken für Arm- und Beinaufhängeeinrichtungen bestimmen im Raum den Arbeitsplatz und sind entsprechend genau einzuplanen (Abb. 1 a, b).
➤ Ein Flaschenzug sollte an einer Laufschiene montiert sein; eine Feststelleinrichtung ist erforderlich, um Schrägzug zu ermöglichen.
➤ Mobile Geräte als Variante.

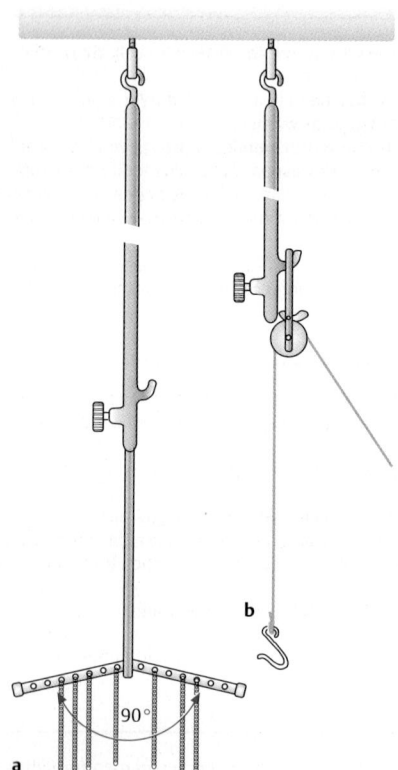

Abb. 1   a Armaufhängung,
90° Winkel ermöglicht Daumenstellung in Opposition,
b Beinaufhängung

Grundsätzliches

➤ Die Arbeitsflächen zur Materialvorbereitung und der Wasserbehälter sollten zur Erleichterung des Arbeitsablaufes mobil sein.
  ◨ Mit dem Material zum Patienten fahren!
➤ **Abdeckmaterial:** polyäthylenbeschichtetes Papier oder Faservliesstoffe (evtl. Saugkissen, Krankenunterlagen für Kunststoffapplikation).
➤ Abfallsäcke und Reinigungsmaterial in Griffnähe bereitstellen.

Allgemeinpraxis

➤ **Aufhängeeinrichtung:** Für obere und untere Extremität.
➤ **Lagerungshilfen:** Kissen, Gipsbänkchen, gepolsterte Beinstütze (Abb. 2).

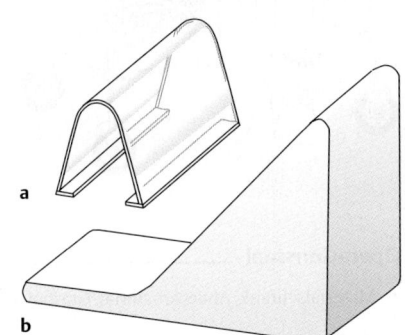

Abb. 2   a Gipsbänkchen,
b gepolsterte Beinstütze

➤ **Fahrbare, schmale Liege:**
  – Ca. 55 cm breit, günstige Arbeitshöhe ca. 85 cm (Abb. 3).
  – Wenn die Beinteile nicht absenkbar sind, schafft ein zusätzliches festes Rückenpolster, ca. 90 × 50 cm, 10 cm dick, den nötigen Freiraum zum Anlegen eines hohen Oberschenkelgipses.

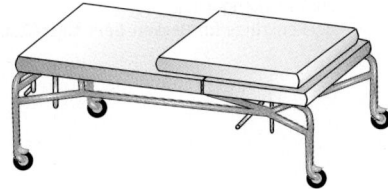

Abb. 3   Fahrbare, wenn möglich höhenverstellbare Liege

Arbeitsplatz und Arbeitsmaterial

➤ **Gipsboy** (Verbandwagen mit tiefem Plastikeimer) (Abb. 4).

◉ *Trick:* Plastiksack in Wasserbehälter einlegen. Wasser einfüllen. Nach dem Gipsen Wasser so ausgießen, daß die Gipspartikel im Abfallsack bleiben.

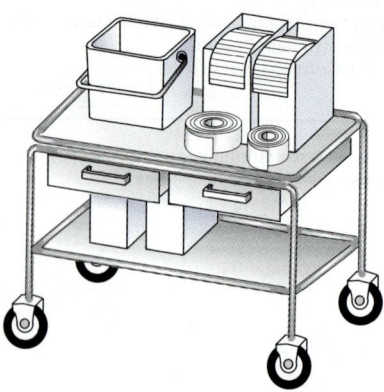

Abb. 4   Gipsboy

Operationssaal

➤ Materialschrank, Abdeckmaterial, Gipsboy und Lagerungshilfen wie oben.

Gipszimmer

➤ **Aufhängevorrichtung:** Für obere und untere Extremität, evtl. mit Flaschenzug.
➤ **Lagerungshilfen:** Gipsbänkchen, gepolsterte Beinstütze, Kissen.
➤ Dispenser mit Abdeckmaterialrollen, Drehstühle, Zweitritt.
➤ **Gipstisch:**
  – Fahrbar, wenn möglich höhenverstellbar.
  – Oberteil absenkbar (Narkose).
  – Die Beinteile sollten einzeln absenkbar sein, sonst benötigt man ein zusätzliches Rückenpolster.
  – Beckenstütze für Becken-Bein-Gips (Abb. 5).

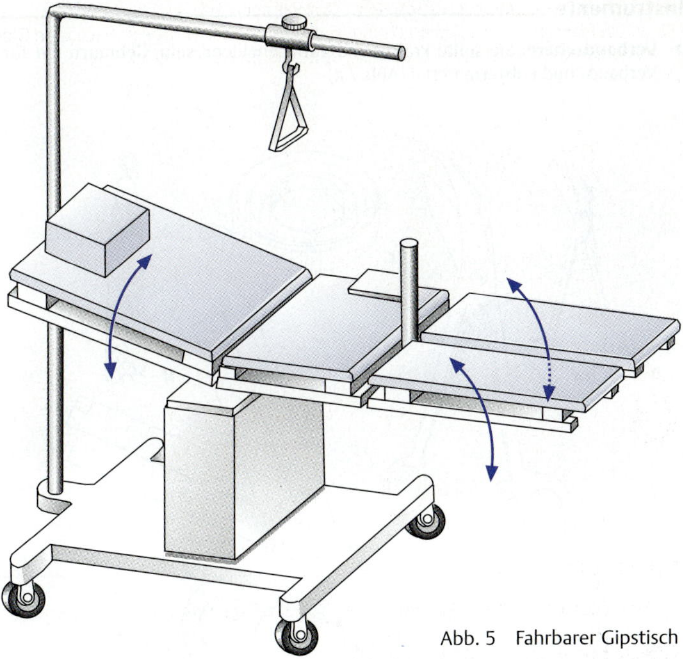

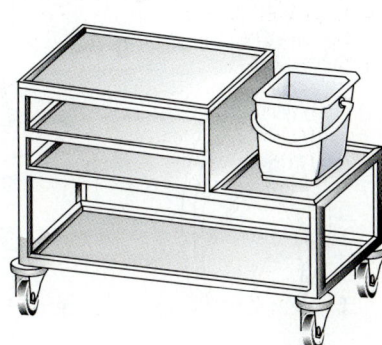

Abb. 5　Fahrbarer Gipstisch

Abb. 6　Gipswagen mit Ablage-
flächen und Wassereimer

Instrumente

> **Verbandschere:** Sie sollte kräftig und gut schneidend sein, Gebrauch *nur* für Verband- und Polstermaterial (Abb. 7 a).

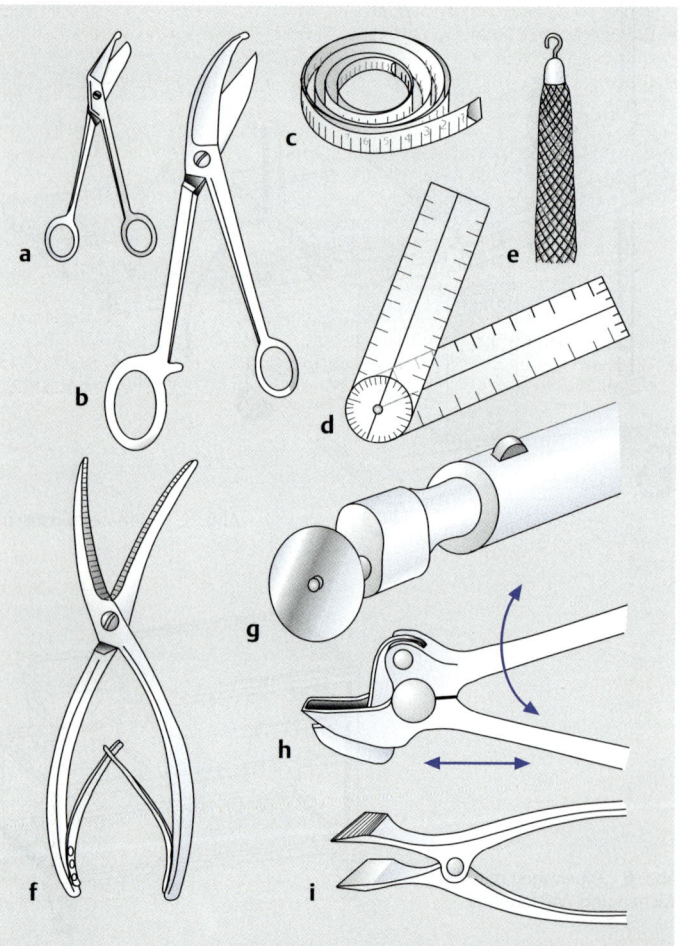

Abb. 7   a Verbandschere, b Gipsschere, c Meßband, d Winkelmaße, e Fingerzughülsen (Mädchenfänger), f Rabenschnabel, g Gipsfräse, h Gipsstanze, i Gipsspreizer

➤ **Gipsschere:** Zum Zuschneiden der Longuetten, Abschneiden von Rändern, Aufschneiden dünner Gipse (Abb. 7 b).
➤ **Meßband:** Zum Abmessen der Longuettenlänge (Abb. 7 c).
➤ **Winkelmaß:** Zum Einstellen der Gelenkwinkel (Abb. 7 d).
➤ **Fingerzughülsen (Mädchenfänger):** Aufhängeeinrichtung zur Reposition von Radius- und Unterarmfrakturen, zur Reposition von Fingerluxationen (Abb. 7 e).
➤ **Rabenschnabel:** Zum Aufbiegen der Ränder, Abreißen oder Aufbrechen bei Gipsabnahme (Abb. 7 f).
➤ **Gipsfräse:** Zur Gipsabnahme oder zum Aufschneiden bei Primärfixation (Abb. 7 g).
  – *Oszillierendes,* nicht drehendes, obwohl rundes Sägeblatt. Schneidet nur in hartem Material, wobei sich Sägeblatt und Material durch den Reibungswiderstand erhitzen.
  ◉ *Vorsicht:* Verbrennungsgefahr auf ungeschützter Haut.
  – Wo die Haut auf der Unterlage leicht verschiebbar ist, wird sie von den Sägezähnchen hin und her bewegt.
  ◉ *Vorsicht:* Verletzungsgefahr über ungeschützten Knochenpartien und bei falscher Handhabung S. 50, 51.
➤ **Gipsstanze:** Nicht mehr oft verwendet. Eignet sich auch zum Aufschneiden von dünnen Kunststoffixationen. Richtige Anwendungsweise s. Pfeile (Abb. 7 h).
➤ **Gipsspreizer:** Zum Ausweiten der Schnittspalte ohne großen Krafteinsatz (wenn nicht vorhanden, kann dies auch mit einem Rabenschnabel gemacht werden).

Polstermaterialien

Anforderungen

➤ Körperfreundlichkeit bezüglich Juckreiz und Allergien.
➤ Gewährleistung von Feuchtigkeits- und Wärmeaustausch.
➤ Dochtwirkung zur Ableitung der Transpirationsflüssigkeit.
➤ Geringe Bauschelastizität zur Vermeidung lokaler Druckstellen und zur Erhaltung langandauernder Paßgenauigkeit.

Materialien

➤ **Baumwolle:**
 – Erfüllt die Anforderungen an Polstermaterial in hohem Maße.
 – Wasseraufnahme (Dochtwirkung) der Baumwollfaser rund 7%; leitet Feuchtigkeit von der Haut ab.
 – Konfektionsarten: Watte zur großflächigen Polsterung, Molton zur gezielten Polsterung, Strickschlauch, Frotteeschlauch.
➤ **Kunstfasern:**
 – Nehmen nur minimale Mengen Feuchtigkeit in sich auf (unter 1%).
 – Durch mangelhafte Dochtwirkung wird die Transpiration schlecht abgeleitet.
 – Feuchtigkeit auf der Haut wirkt zusammen mit ausgeschwitzten Salzen allergisierend.
 – Hohe Bauschelastizität, daher nur zu großflächiger zirkulärer Polsterung geeignet.
➤ **Schlußfolgerung:** Hautschutz- und Polstermaterialien aus reiner Baumwolle sollten aus den gleichen Gründen wie Baumwollunterwäsche synthetischen Textilien vorgezogen werden (erhöhter Komfort für den Patienten).

Wundverband unter Gips

➤ **Material:** Als Wundauflage in der Regel sterile, trockene, saugfähige (hydrophile) Baumwollkompressen = Verbandmull.
➤ **Ausnahmen**:
 – Leicht sezernierende Wunden mit nicht verklebenden, perforierten Kunststofffolien abdecken (perforierte Polyesterfolie auf Baumwollvlies).
 ◨ Wunden, Wundnähte heilen auch unter Gips!
 – Sezernierende, offene Wunden mit neutraler Fettgaze und Verbandmull abdecken. Nach alter Schule und Kriegserfahrung (siehe Böhler) reinigen sich, granulieren und heilen selbst verschmutzte Wunden unter geschlossenen Gipsen. Der Gips sollte in diesem Fall nach 1 – 2 Wochen gewechselt werden.
➤ **Vorgehen:**
 – Wundverbände trocken oder auf Wundsprayfilm auflegen, mit Polstermaterial fixieren.
 – Wundauflagen nie mit Pflasterstreifen (Allergiegefahr) oder elastischen Binden (Zirkulationsbehinderung) unter dem Gips fixieren.

Hautschutz

➤ **Funktion**: Verhindert das Festkleben der Körperhaare durch Gips und den Juckreiz unter Gips.

➤ **Materialien**: Am besten bewährt sich ein gestrickter Baumwollschlauch (Schlauchmull, Schlauchgaze, Strickschlauch, Frotteeschlauch): ein dehnbares, sich faltenfrei anschmiegendes Material. Erhältlich in verschieden dicht gestrickten Qualitäten verschiedener Breiten.

Materialien zur zirkulären Polsterung

➤ **Baumwollwatte:** Sie kann direkt ohne Schlauchunterlage auf die Haut appliziert werden. Die körperfreundlichen Naturfasern verursachen keinen Juckreiz.

➤ **Rohe Watte:** Nicht entfettete, lediglich mechanisch gereinigte Baumwolle. Erhältlich sterilisiert, in Rollenform. Preisgünstige Polsterung, Verwendung besonders unter Transportgipsen.

➤ **Verbandwatte:** Entfettete, gebleichte = hydrohile Watte. Sie wird, sterilisiert, unter Operationsgipsen roher Watte vorgezogen.

➤ **Vliesstoff:** Dünne, hydrophile Baumwollvliesbinden („Klumpfußwatte"). Sie ergeben für spezielle Zwecke, vor allem in der Pädiatrie, sehr dünne Polsterungen. Direkt auf die Haut, mit Kreppapierbinden abdecken.

➤ **Synthetische Watte:**
  – Wird in zunehmendem Maße verwendet. Je nach Fabrikat gute bis zu hohe Bauschelastizität.
  – Informationen zur Verarbeitung:
    • Schlauchmullunterzug zur Verminderung von Juckreiz durch Aufsaugen der Transpirationsflüssigkeit.
    • Bei hoher Bauschelastizität: Wickeln unter Zug zur Vermeidung von Wellenbildung.
    • Sattes Wickeln der Kreppapierbinden bewirkt satten Sitz der Gipsfixation und verhindert das Eindringen von Gipsbrei (sonst rauhe Innenoberfläche).

➤ **Kreppapierbinden:** Bilden den Abschluß; sie sollten zugfest, wasserabstoßend imprägniert und für den Feuchtigkeitsaustausch genügend porös sein.

Materialien zur gezielten Polsterung

➤ **Molton**:
  – Doppelt gerauhtes Gewebe aus roher Baumwolle.
  – Körperfreundlich, ideale Dicke und Bauschelastizität.
  – Zur Polsterung der Abschlußränder und druckgefährdeten Stellen.
  – Konfektioniert in verschiedenen Rollenbreiten.

➤ **Polsterfilz:**
  – Aus Wolle hergestellt.
  – Angenehmes Polstermaterial, einseitig leicht elastisch.
  – In verschiedenen Dicken und Rollenbreiten erhältlich.

➤ **Filzähnliche Polster**:
  – Zum Teil selbstklebend konfektioniert.
  – Werden unter verschiedenen Markennamen angeboten.

➤ **Schaumgummi:**
  – Latex-Schaumplatten aus Gummimilch in verschiedenen Dicken.
  – Mit Schaumgummi können besonders druckexponierte Stellen gepolstert werden.
  🔳 *Cave:* zunehmende Zahl von Patienten mit Latexallergien, besonders im medizinischen Bereich.

Polstertechnik

Grundlagen

➤ **Druckgefährdete Stellen:**
  – *Lokalisation*: Die wichtigsten druckgefährdeten Stellen zeigt die Abb. 8.

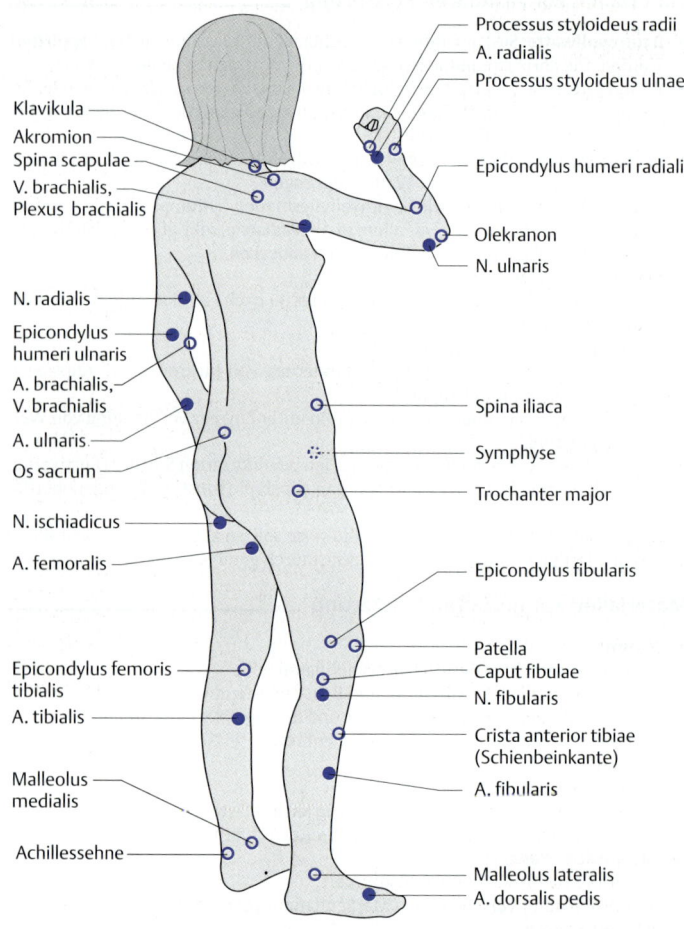

Processus styloideus radii
A. radialis
Processus styloideus ulnae

Klavikula
Akromion
Spina scapulae
V. brachialis,
Plexus brachialis

Epicondylus humeri radialis

Olekranon
N. ulnaris

N. radialis
Epicondylus humeri ulnaris
A. brachialis, V. brachialis
A. ulnaris
Os sacrum

Spina iliaca
Symphyse
Trochanter major

N. ischiadicus
A. femoralis

Epicondylus fibularis

Patella
Caput fibulae
N. fibularis

Epicondylus femoris tibialis
A. tibialis

Crista anterior tibiae (Schienbeinkante)
A. fibularis

Malleolus medialis

Achillessehne

Malleolus lateralis
A. dorsalis pedis

Abb. 8   Druckgefährdete Körperstellen

- *Grundsatz:* Wo der Patient zu wenig eigenes Polster mitbringt, ist er duch geeignete Polsterung vor Druck- und Scheuerschäden zu schützen: z. B. Tibiakante, Malleolen, Kehlkopfknorpel.
- ◉ *Besonders gefährdet:* N. radialis bei kurzem Oberarmanteil des Gipses, N. ulnaris bei schlechter Polsterung, N. fibularis bei unkorrekter Unterschenkel-
gipslänge oder unkorrekter Lage auf Extensionsschiene oder zu enge Verbände.
➤ **Grundsätze:**
- Nie darf unter Gips Haut auf Haut zu liegen kommen (Mazerationsgefahr):
z. B. zwischen den Fingern, unter den Brüsten und in der Axilla.
- Wundverbände nie mit Pflaster, sondern mit der Polsterung faltenfrei fixie-
ren.
- Nie direkt auf saugfähige Watte gipsen: Diese fällt nach Feuchtigkeitsaufnah-
me einengend zusammen und wird beim Austrocknen hart (Stauungen,
Druckstellen); Watte deshalb immer mit Kreppapierbinden abdecken.
- Die Polsterung soll so dünn wie möglich und so dick wie notwendig sein.
➤ **Art der Polsterung:**
- Unter Transport-, Abschwell- und Operationsgipsen zirkuläre Polsterung
(nach Aushärten der Fixation bis auf den letzten Faden aufschneiden!).
- Bei Frakturfixationen nur gezielte Polsterung druckexponierter Stellen und
Abschlußränder mit dazu geeigneten Polsterstücken, d. h. minimale Polste-
rung zur Erreichung sattsitzender Fixation.
- Bei Säuglingen und Kleinkindern eher dünne, zirkuläre Polsterung mit Wat-
tevlies, da prominente Stellen mit Babyspeck genügend gepolstert sind.
➤ **Ausdehnung:** Mit der Polsterung wird bereits die Ausdehnung der Fixation vor-
gegeben; Ausdehnung etwa 1–2 cm länger wählen, als die Fixation werden soll.
Durch Zurückschlagen werden die Abschlußränder gepolstert (Randkantenpolster).
➤ **Vorbereitung:**
- *Vor Beginn* der Posterung sind die Gelenkwinkel richtig (nach Verordnung)
einzustellen. Stellungskorrekturen nach aufgebrachter Polsterung führen
immer zu Faltenbildungen, diese durch den aufmodellierten Gips zu Druckstellen. Besonders gefährdet: Rist, Kniekehle, Ellenbeuge und Handgelenk.
Gelenkwinkel bis zur Gipsaushärtung ruhig halten.
- Die Haut mit einer Schicht Baumwolle bedecken: Kompresse, Schlauchmull
oder Wattepolster.

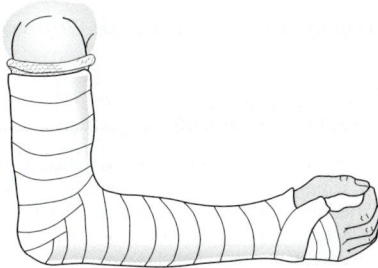

Abb. 9   Tourentechnik für Wat-
te- und Fixationsbinden

Polstertechnik

Zirkuläre Polsterung

➤ Bei Fehlen geeigneter Baumwollpolster zuerst einen Baumwollschlauch als Hautschutz überziehen. Dabei die glatte Außenseite nach innen drehen; so kommt diese auf die Haut des Patienten zu liegen.

➤ An exponierten Stellen wie Ellenbogen und Ferse zuerst einzelne Polsterstücke auflegen. So wird die Polsterung über Ellenbeuge und Rist nicht zu dick (Abb. 10 a, b).

➤ Von distal nach proximal (herzwärts) so wickeln, daß sich die einzelnen Polstertouren zur Hälfte überlappen.

> 🔵 *Tip:* In der Ellenbeuge und über dem Sprunggelenk dünne zirkuläre Polster und Fixationsbinden in 8er-Touren-Technik wickeln, dadurch entstehen keine Zugtouren in der Beugefurche (Abb. 9).

➤ Polsterung mit Kreppapierbinden unter gut dosiertem Zug abdecken. Dadurch wird die Posterung leicht komprimiert, ausgeglichen und gegen Eindringen von Gipswasser isoliert.

➤ Einengende (hydrophile) oder nicht längselastische Polster müssen bei Erstversorgungen nach Aushärten des Gipses durchgeschnitten werden.

🔵 *Beachte:* „Beobachtung des Patienten, Gipsgrundsätze" S. 44 ff.

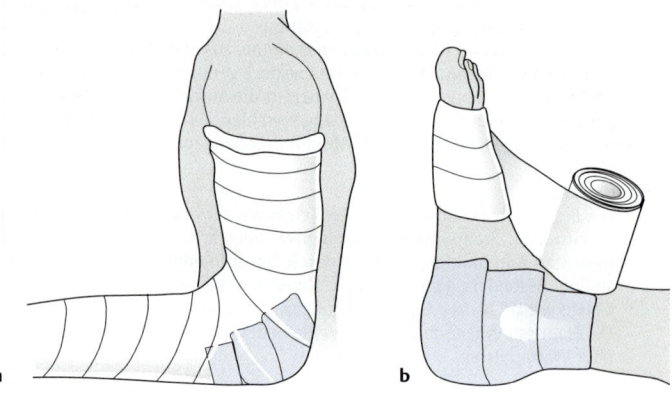

a　　　　　　　　　　　　　　　　**b**

Abb. 10　a, b: Zusatzpolster über Ellenbogen und Ferse bei zirkulärer Polsterung

Gezielte Polsterung

➤ Auf den Hautschutzbaumwollschlauch die einzelnen exakt aneinander geschnittenen Polsterstücke legen. In der Regel sollten diese sich nicht überlappen, da sonst die Gefahr von Druckstellen besteht.

➤ Schräg gegeneinanderlaufende Polster übereinander legen und zusammen durchschneiden (Abb. 11).

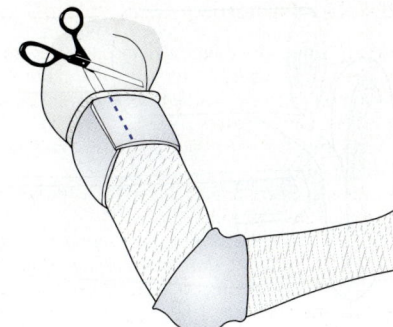

Abb. 11   Passendes Zuschneiden
der Polsterstreifen

⚫ **Beachte:** Polster nie mit Heftpflaster, Mastisol, Wundspray auf Haut oder
Schlauchmull fixieren, es besteht Allergiegefahr. Wo nötig, lassen sich einzelne
Polsterstücke mit Klebestreifen gegeneinander fixieren.

➤ Um besonders vorspringende Knochenpartien vor Druck zu schützen, aus einem
Polsterstück ein Loch in Größe des Knochenvorsprungs ausschneiden und ein
größeres Polster darüberlegen (Abb. 12).

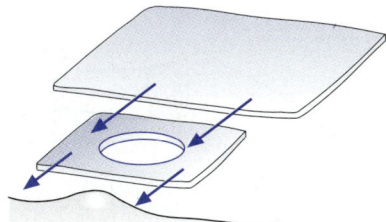

Abb. 12   Polsterschutz
exponierter Stellen

➤ Mit dem Auflegen der Abschlußpolster wird die Ausdehnung der Fixation bestimmt. Um Gipsrandkanten zu polstern, 5 mm an Länge zugeben, welche beim
Umschlagen des Schlauchmulls zurückgenommen werden.

➤ Abschlußpolster nur so weit mit Papierbinden abdecken, wie es zu ihrer Fixation
notwendig ist. Sie werden so durch den Gips rutschfest fixiert (Abb. 13).

➤ Mit Kreppapierbinden alle Polster fixieren und gleichzeitig die Schlauchgaze vor
dem Eindringen von Gipsbrei schützen.

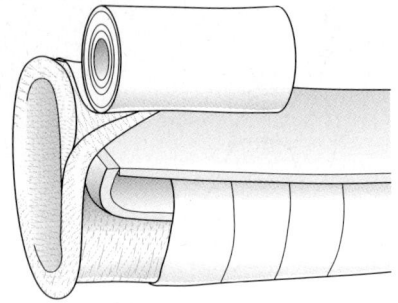

Abb. 13 Umgeschlagene
Randpolster fixieren

➤ Ein Tibiapolsterstreifen wird ebenfalls fixiert, wenn er über die Abschlußpolster gelegt (wenig zurückversetzt) und dort mit den Kreppapierwicklungen nicht ganz überdeckt wird (Abb. 14).

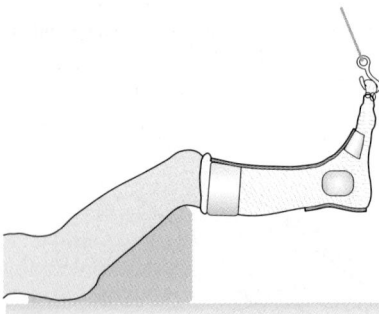

Abb. 14 Tibiastreifen überlappt Abschlußpolster

Grundmaterialien

➤ **Vorbemerkung**: Das „Gipshandwerk" kann nur beherrschen, wer die Eigenschaften der Grundmaterialien, Gips und Baumwolle, kennt.
➤ **Gips ($CaSO_4 \cdot 2\,H_2O$):**
   – Verbreitetes Sedimentgestein aus Ur-Meeresablagerungen. Calciumsulfat mit 2 Molekülen Wasser im Kristallgitter. Durch Erhitzen auf 130 °C werden $1^1/_2$ Moleküle Wasser entzogen, dabei zerfällt der Gipsstein zu Gipspulver.
   – Bei Wasseraufnahme führt ein komplizierter Abbindevorgang (Hydratation) in 5 – 7 Minuten unter Wärmeentwicklung zur ursprünglichen chemischen Struktur, nämlich dem Gipsstein mit hoher ***Druck**belastbarkeit*.
   – Der abgebundene Gips besteht aus einer Vielzahl ineinander verwachsener Kristalle. Die Räume zwischen den Kristallen ermöglichen Luft- und Feuchtigkeitsaustausch (Porosität).
➤ **Baumwolle:**
   – Die Samenfasern der Baumwollpflanze werden gesponnen, zu Verbandgaze = Verbandmull verwoben, entfettet und gebleicht.
   – Auf dieses für die Gipstechnik hervorragend geeignete hydrophile Trägermaterial (1 Quer-, 1 Längsfaden) wird Gipspulver mit wasserlöslichem Binder fixiert.
   – Beim Wässern schrumpft der Längsfaden bis zu 6 % ein.
   – Der Gipsbrei wird in die Baumwollfäden eingesaugt. Im abgebundenen Gips bildet das verankerte Gewebe die Armierung mit großer ***Zug**belastbarkeit*.
➤ **Konfektionierung:**
   – Gipsbinden in verschiedenen Längen und Breiten.
   – Gipslonguetten in verschiedenen Längen und Breiten.

Arbeitsregeln

➤ **Übersicht**:
   1. Rasches Arbeiten.
   2. Kaltes, sauberes Tauchwasser.
   3. Gutes Ausdrücken nach dem Wässern.
   4. Belastungsbezogene Formgebung.
   5. Vollständiges Austrocknen.
➤ **Regel 1: Rasches Arbeiten:**
   – 5 Minuten freie Arbeitszeit zwischen erstem Eintauchen und letztem Modellieren! Diese Zeit reicht nur, wenn
     • das Material in Griffnähe beim Patienten vorbereitet ist,
     • der Arbeitsablauf theoretisch vollzogen worden ist,
     • mit wenigen Gipsbinden (längere Applikationszeit) und stabilisierenden Longuetten (rasch montiert) gearbeitet wird.
➤ **Regel 2: Kaltes, sauberes Tauchwasser unter 20 °C:**
   – Die Abbindegeschwindigkeit ist direkt von der Tauchwassertemperatur abhängig (s. Abb. 15), sie steigt pro 1 °C um gut 10 Sekunden. Steigerung der Wassertemperatur um 10 Grad bedeutet etwa 2 Minuten weniger Arbeitszeit. Bei Großgipsen oder mangelnder Routine unbedingt kälteres Wasser verwenden.

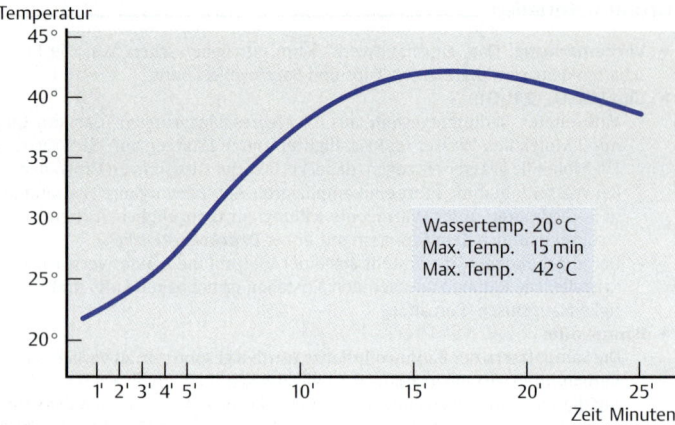

Abb. 15   Verlauf der Abbindetemperaturen in Abhängigkeit von der Tauchwassertemperatur

– Ist eine rasche Abbindezeit erwünscht, wärmeres Wasser bis *höchstens 30 °C* verwenden. Bei Tauchwassertemperaturen gegen 35 °C und bei dickwandigen Gipsen steigt die Abbindetemperatur auf Werte, die zu Wärmeschäden der Haut führen können. Bei 42 °C beginnt die Eiweißgerinnung.
– Wassertemperaturen über 30 °C sind für die Startphase des Abbindevorganges zu hoch. Die Hydratation läuft nicht vollständig ab, dies führt zu einer stark verlängerten Abbindezeit und verminderter Endfestigkeit.
– Das Tauchwasser sollte häufig gewechselt werden, da sonst die Abbindezeit verkürzt ist (Erwärmung des Tauchwassers durch abbindende Gipsreste und ausgeschwemmte Bindemittel).
– Tauchvorgang:
  • Immer in tiefem Eimer wässern, da bei höherem Wasserdruck die Luft rascher entweicht.
  • Gipsbinde schräg eintauchen, bis keine (großen) Luftblasen mehr aufsteigen (Abb. 16 a).
  • Longuette an beiden Enden fassen und kurz durchs Wasser ziehen (Abb. 16 b).
  • Lange Longuetten einmal zusammenfalten. Mit dem Zeigefinger in der Umschlagfalte rasch durchs Wasser ziehen (Abb. 16 c).
  • Sich rasch benetzende Longuetten im Zickzack zusammenfalten und kurz schräg eintauchen, beide Enden festhalten (Abb. 16 d).

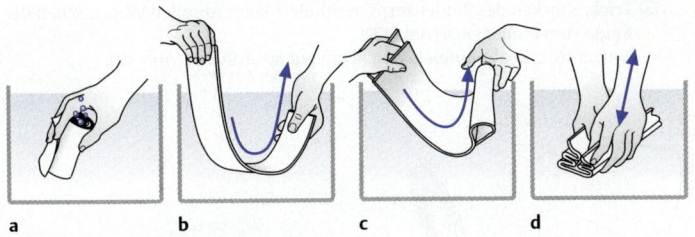

a   b   c   d

Abb. 16 a – d   Verschiedene Tauchvorgänge (Einzelheiten siehe Text)

➤ **Regel 3: Gutes Ausdrücken nach dem Wässern:**
  – Gegenüber Bau- oder Modellgips wässern wir in Wasserüberangebot.
  – Je weniger überschüssiges Tauchwasser im Gips eingelagert und wieder abgedampft werden muß, desto größer wird die Endfestigkeit. Durch möglichst trockenes Gipsen erreicht man eine kompaktere Gipsmasse, raschere Austrocknungszeit und frühere Belastbarkeit.
  – Möglichst wenig Feuchtigkeit wird eingebracht durch kurzes Wässern.
  – Erst abtropfen lassen, dann gutes Ausdrücken der Gipsbinde (Abb. 17).

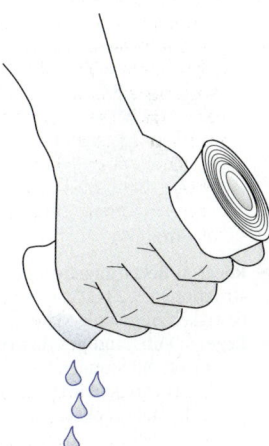

Abb. 17   Gipsbinde ausdrücken

◘ *Trick:* Knicken des Bindenkerns verhindert beim Abrollen Wegrutschen der Binde vom Bindenkern (Abb. 18).
– Longuette erst abtropfen lassen, dann gut ausdrücken (Abb. 19).

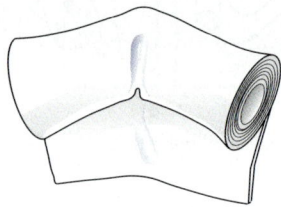

Abb. 18   Knicken des Bindenkerns

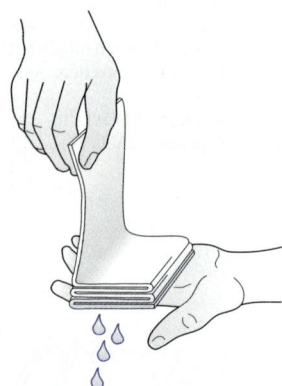

Abb. 19   Gefaltete Longuette ausdrücken

➤ **Regel 4: Belastungsbezogene Formgebung:** Die Longuetten in der Gipskonstruktion (s. S. 23 – 25) ermöglichen rasches Arbeiten und das Erreichen hoher Festigkeit mit wenig Material.
➤ **Regel 5: Vollständiges Austrocknen:**
   – Vor 24 – 48 Stunden keine Belastung.
   – Restfeuchtigkeit im trocknenden Gips sammelt sich an den Kreuzungsstellen der Kristalle. Lokales Aufweichen des Gipses bewirkt bei Beanspruchung ein Gleiten der Kristalle gegeneinander.
   – Vollständige Austrocknungszeit bei korrekter Lagerung:
     • dünne Schienen 24 Stunden.
     • Gehgipse 48 Stunden.
     • Großgipse bis 5 Tage.
     • Wo wenig Druckbelastung einwirkt, ist eine frühere Belastung möglich (z. B. Kniehülse).

◎ *Tips und Fehlermöglichkeiten:*
– *Bruchgefahr durch Kristallgleiten bei:*
  • hoher eingebrachter Feuchtigkeit (Regel 3);
  • Transpiration des Patienten (dünner Gips leitet Feuchtigkeit rasch wieder ab),
  • von außen naß gewordenem Gips.
– *Zu dicker Gips:* Bei Verwendung von mehr als 15 Lagen trocknet der Gips praktisch nie aus. Eingebrachte Feuchtigkeit und Transpiration addieren sich. Solche Gipse werden nie voll stabil und somit schwächer.
– *Verhinderung des Austrocknens*: Frischen Gips nie auf Plastik oder Schaumstoff legen, nie eng zudecken, sondern Bettbogen benützen. Gips trocknet am raschesten auf saugfähiger Unterlage gelagert, bei trockener Luftzirkulation (z. B. kalter Fön) (Abb. 20).
– *Cave:* Unterkühlung bei Großgipsen durch Wärmeentzug beim Trocknen.

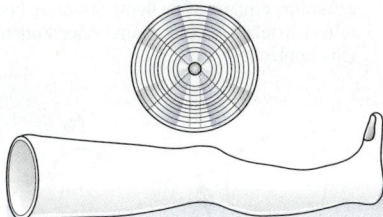

Abb. 20   Rascheres Austrocknen eines Gipses durch Luftzirkulation

Grundsätzliches

➤ **Ziel:** Mit wenig Aufwand an Einrichtung, Material und Zeit soll eine leichte, belastungsstabile, für den Patienten möglichst angenehme und ungefährliche Fixation hergestellt werden.

➤ **Aufgabe der Fixation:** Gezielte Ruhigstellung der gewünschten Körperpartie (Weichteile, Gelenke, Knochen) ohne Beeinträchtigung der benachbarten Gelenkfunktionen.

➤ **Beanspruchung der Fixation:**
  – Intermittierende Druckkräfte durch die Muskulatur von innen (Abb. 21: blaue gerade Pfeile).
  – Scheuerkräfte beim Aufliegen (Abb. 21: schwarze Pfeile).
  – Biegebeanspruchung durch verhinderte Körperbewegungen (Abb. 21: blaue gebogene Pfeile).
  – Druckkräfte beim Belasten.

◉ *Merke:* Kenntnis der einwirkenden Kräfte ist die Voraussetzung, um gezielte Gegenkräfte einzusetzen. Beim Studium beschädigter Gipse erkennt man ihre Schwachstellen, Applikations- oder Konstruktionsfehler (Abb. 22). Selbstkritische Kontrolle!

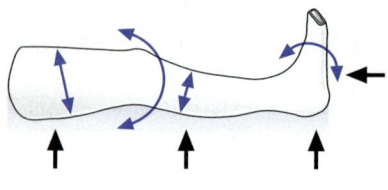

Abb. 21   Belastung eines Gipses

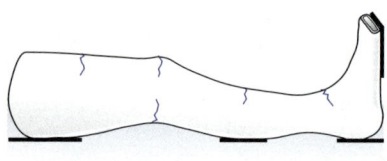

Abb. 22   Aus den verschiedenen Belastungen resultierende Risse

Vom Gipsverband zur Gipskonstruktion

➤ **Der Verband:**
  – Ein klassischer Verband hat deckende, stützende, evtl. bewegungsbehindernde Funktionen (normaler Bindenverband).
  – Der Gips-„Verband" als Umschreibung von Fixationen aus Gipsmaterial ist eine Wortübernahme aus der Zeit der früheren Steifverbände (Stärke, Kleister, Pappe usw.).
  – Statische Überlegungen, welche die besonderen Belastungszonen des Gipses berücksichtigen, führten zur Anwendung der Gipslonguette als dem tragenden Element im Gips und damit zum Konzept des Konstruierens mit Gips.

➤ **Gipskonstruktion:**
  - Die Gipslonguette fängt, richtig montiert, die Scheuer-, Biege- und Druck-kräfte auf.
  - Die Längsfäden der Longuette übernehmen die Biege-Zug-Belastung, der Gips selbst die Druckbelastung (Abb. 23).
  - Die Gipsbinde vervollständigt die Fixation beim zirkulären Gips zum ge-schlossenen Rohr.

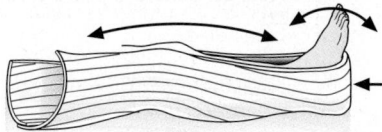

Abb. 23 Längsfäden überneh-men die Biege-Zug-Belastung. Gegen Druckbelastung wirkt die Gipsmasse

➤ **Mechanisch-technische Überlegungen zum Begriff „Konstruieren":**
  - Die unverformte Gipslonguette hat wie ein dünnes Brett oder ein Blech fast keine Biegestabilität (Abb. 24 a).
  - Wird das gleiche Material zum U-Profil verformt, entsteht eine große Biege-Zug-Stabilität (Abb. 24 b).
  - Je höher das seitlich in bezug zur Biegebelastung aufgeworfene Profil ist, desto größer ist die Biege-Zug-Belastbarkeit (Abb. 24 c).

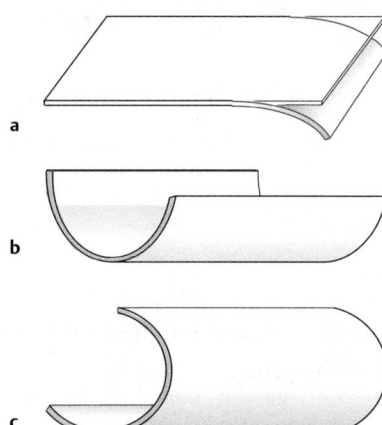

a

b

Abb. 24 a – c Materialverfor-mung zur Erlangung höherer Stabilität
c

– *Eine belastungsgerechte Konstruktion führt zu:*
  • großer Materialeinsparung bei höherer Festigkeit,
  • rascherem Austrocknen und früherer Belastbarkeit wegen der dünneren Wandstärke,
  • mobileren Patienten wegen des geringeren Gewichtes.
– *Technische Beispiele:*
  • Die Brücke in armierter Betonkonstruktion (Abb. 25 a).
  • Verstärkungsrippe der Unterarmschiene (Abb. 25 b, s. auch S. 161).
  • U-Profil bei unter den Zehen vorspringender Sohle (Abb. 25 c, s. auch S. 223).

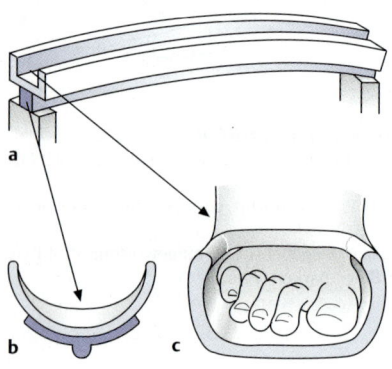

Abb. 25 a – c   Anwendungsbeispiele für Materialverformung

➤ **Mechanisch-technische Überlegungen zum Erhöhen der Biege-Zug-Belastbarkeit:**
– Wandverstärkung durch Umschlagen der Randkanten, hierfür breite Longuetten verwenden (Abb. 26 a, b).
– Auffangen der Zugbelastung durch gezieltes Einsetzen der Longuettenlängsfäden (Abb. 27 a – d).

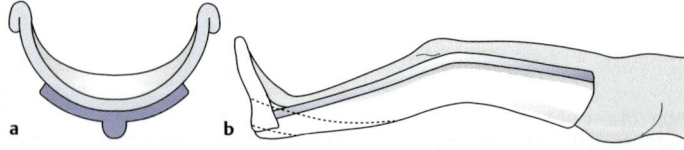

Abb. 26 a, b   Wandverstärkung eines Gipses

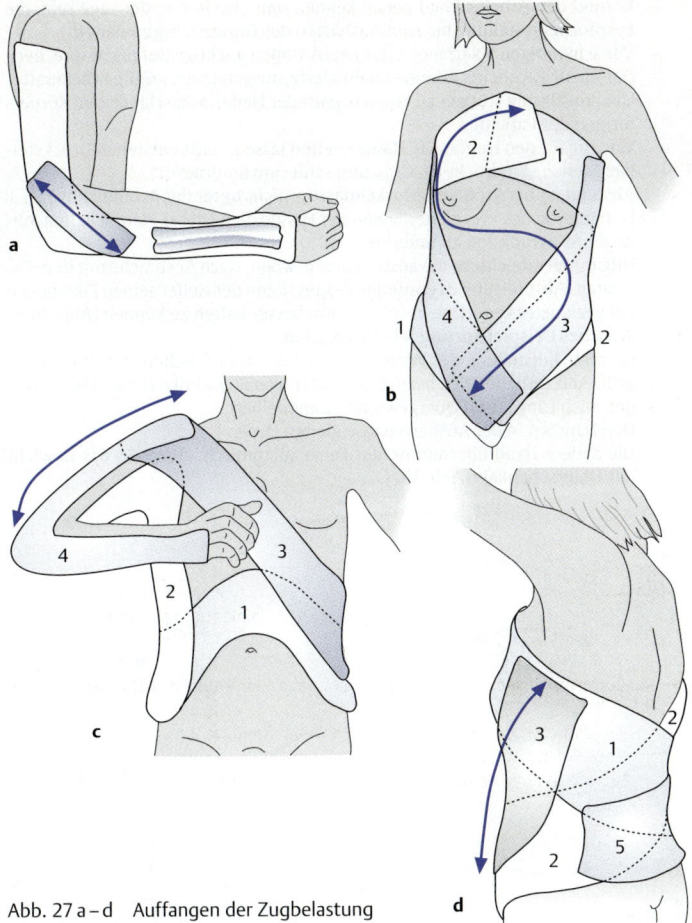

Abb. 27 a–d Auffangen der Zugbelastung

Funktion des Helfers

➤ **Grundsatz**: Es ist eine alte Weisheit, daß das Wichtigste beim Gipsen das Halten ist und der schönste Gips nichts taugt, wenn die Winkelstellungen nicht stimmen.
➤ **Dies bedeutet:**
  – Der Helfer hat sehr wichtige, verantwortungsvolle Aufgaben zu übernehmen. Er muß in seine Arbeit eingeführt und angelernt werden.

- Er muß den Arbeitsablauf genau kennen und physisch in der Lage sein, die besprochene Stellung bis zum Aushärten des Gipses ruhig zu halten.
- Vor schwierigen Fixationen oder Repositionen wichtige Details besprechen.
- Der ideale Gipshelfer ist eine qualifizierte, ausgebildete, kräftige Fachkraft.
- Um großflächig stützen zu können, paßt der Helfer seine Hände den Körperformen des Patienten an.
- Wichtig für den Helfer: Die Hände gleiten lassen, sonst entstehen Druckstellen. Merke: „Eindrücke im Gips sind schlechte Eindrücke!"
- Abstützen über größeren Muskelmassen, nicht unter der Achillessehne.
- Durch seitliches Weggleitenlassen der Hände dem Gipser Platz schaffen, ohne die Stützfunktion zu unterbrechen.
- Hilfsmittel erleichtern die anstrengende Arbeit. Nach Absprache mit dem Patienten (Abspreizen des gesunden Beines) kann der Helfer seinen Ellenbogen auf geeigneter Unterlage abstützen, um besser halten zu können (Abb. 28 a).

➤ **Praktisches Beispiel Sprunggelenksfixation:**
- Korrekte Einstellung des Winkels (s. auch S. 32) und Halten mit Extensionsgriff (Abb. 28 b) der gleichseitigen Hand (linker Fuß = linke Hand). Dabei werden auch Längs- und Quergewölbe ausmodelliert.
- Den Daumen in der Aushärtephase gleiten lassen.
- Die andere Hand übernimmt, der Ferse anatomisch angepaßt, das Gewicht des Unterschenkels (Abb. 28 c).

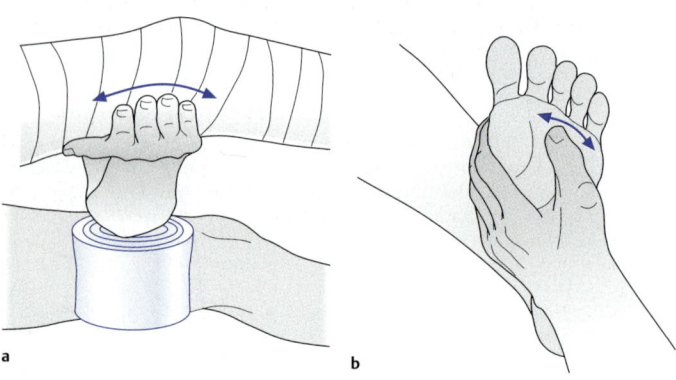

a

b

Abb. 28 a – c
a Abstützen auf geeigneter Unterlage,
b Sprunggelenkwinkel mit Extensionsgriff halten,

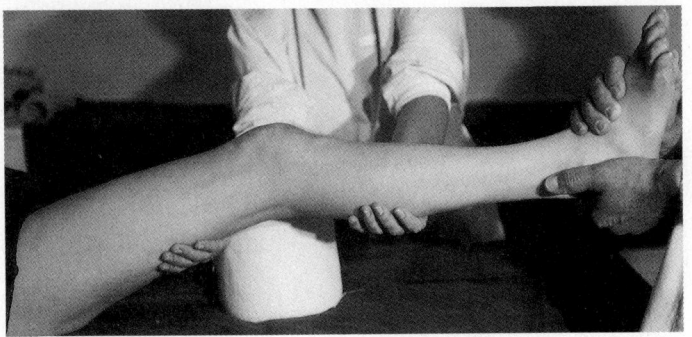

Abb. 28 c   Korrektes Halten der unteren Extremität durch 2 Helfer

Vorbereitung und Lagerung des Patienten

➤ **Die Patienten haben oft Angst vor dem „Eingriff" des Gipsens, deshalb:**
  - In ruhiger Atmosphäre arbeiten. Vorgehen und Arbeitsablauf erklären. Gespräch über Notwendigkeit, Art und Dauer der Ruhigstellung (warum so lange?) ist oft angezeigt und hilft zur notwendigen Muskelentspannung.
  - Abwaschen der Haut mit alkoholischer Lösung (Erfrischung, Desinfektion). Kein Aufweichen der Haut durch Waschen mit Seife.
  - Intimbereich abdecken, aber wichtige Konturen sichtbar lassen: Leistenbeuge, Trochanter bei hohen Gipsen.
  - Winkelstellung begründen, z.B. Fußstellung so, wie man barfuß steht.
  - Ist das Anlegen eines Gipses voraussichtlich mit Schmerzen verbunden, sollten frühzeitig Schmerz- oder Entspannungsmittel verabreicht werden.
  - Schon nach der Einlieferung von Patienten mit Hand-Arm-Verletzungen, spätestens aber vor Fixationen an der oberen Extremität *Fingerringe* entfernen. Meist gelingt dies mit Seife, sonst mit Hilfe einer Schnur (Abb. 29). Ist eine Entfernung so nicht möglich, müssen sie aufgesägt werden (Abb. 29 c).
➤ **Lagerung des Patienten:**
  - Sie muß so bequem sein, daß sich der Patient völlig entspannen kann.
  - Seine Muskeln dürfen nicht verkrampft sein; beim Gipsen über kontrahierten Muskeln wird das Gipsrohr zu weit.
  - Lagerungshilfen haben auch einen psychologischen Effekt: Der Patient überläßt sich ihnen eher entspannt als den Händen des Helfers.
  - Beispiele für Lagerung:
    • *Unterschenkelfixation:* Lagerung auf gepolsterter Beinstütze und „Aufhängen" an Polsterschlauch (Abb. 30).
    • *Unterarmschienen:* Der Patient setzt sich am besten an einen Tisch und stützt seinen Ellenbogen bei senkrecht aufgestelltem Unterarm so ab, daß bequemes Arbeiten gut möglich ist (s. S. 147).

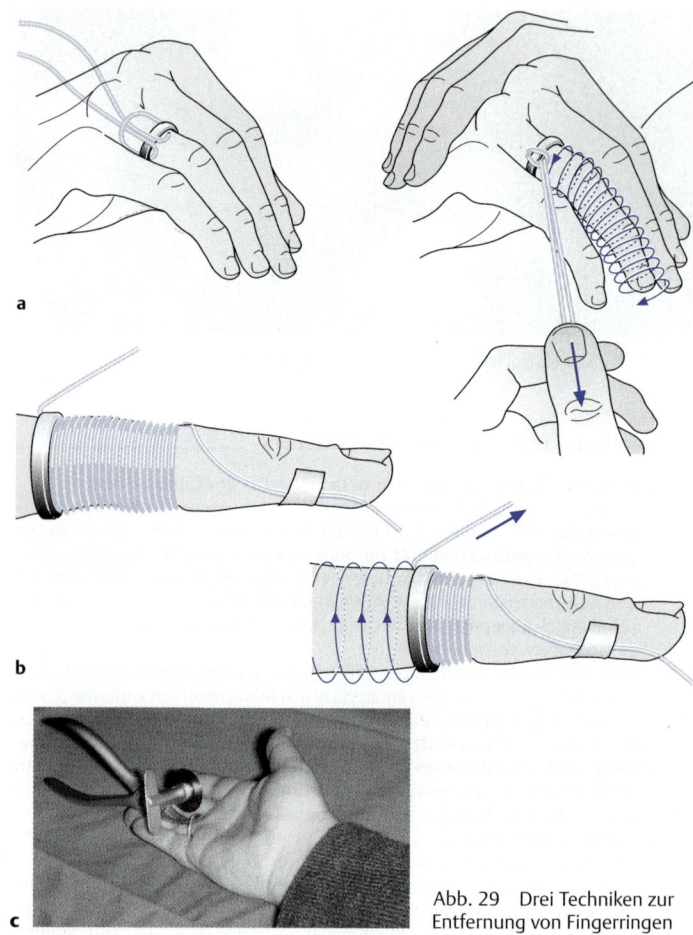

Abb. 29 Drei Techniken zur Entfernung von Fingerringen

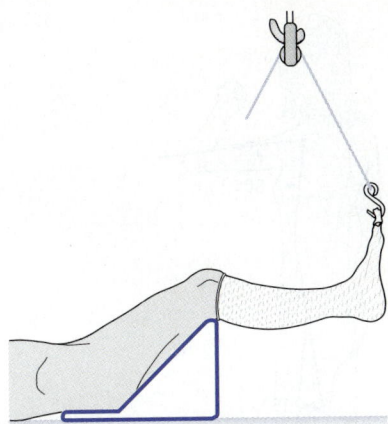

Abb. 30 Lagerungshilfe für
Unterschenkelfixation

Normalwinkelstellung der Gelenke _____

➤ **Vorbemerkung**:
  – Jede länger dauernde Ruhigstellung verursacht einen Verlust an Gelenkfunktion durch Kapsel-, Bänder- und Muskelschrumpfung.
  – Voraussetzung für die schnelle und vollständige Wiedererlangung normaler Beweglichkeit ist eine Fixation in exakter Funktionsstellung.
➤ **Funktionsstellung:** Ist die Stellung, in welcher die Gelenke durch die Ruhigstellung am wenigsten Funktionseinbuße erleiden und vollständige Rehabilitation rasch möglich wird.
  – Meist liegt die Funktionsstellung nahe der Mitte des möglichen Gelenkbewegungsumfanges, s. Abb. 31 – 37.
  ◙ *Cave:* Abweichung von der Funktionsstellung nur bei zwingender Indikation (Beispiel Achillessehnenverletzung).
➤ **Beispiele für Funktionsstellungen:**
  – *Intrinsic-Plus-Stellung der Langfinger:* Die Winkelstellung von 80 – 90 Grad in den Fingergrundgelenken führt zu einer Spannung der Seitenbänder und verhindert deren Schrumpfung während einer länger dauernden Fixation.
  – *Das Handgelenk* in 20 – 30 Grad Streckung fixieren, so ist ein voller Faustschluß möglich.
  – *Unterarm:* Üblicherweise wählt man die mittlere Drehstellung zwischen Pro- und Supination, der Patient schaut durch die nicht ganz geschlossene Faust. Der dritte Finger verlängert die Unterarmachse. Bei Unterarmfrakturen ist die Drehstellung abhängig von der Höhe der Fraktur.
  – *Das Sprunggelenk* in 90 Grad fixieren (barfuß auf dem Boden stehen); der Fuß fällt beim Liegen in Spitzfuß- und Supinationsstellung.
  ◙ *Ausnahme:* Achillessehnenverletzungen, hier wird in Spitzfußstellung fixiert.
  – *Das Kniegelenk* in 10 – 15 Grad für Kniehülse und Oberschenkelgehgips oder in 25 – 30 Grad für Oberschenkel-Liegegips ruhigstellen.

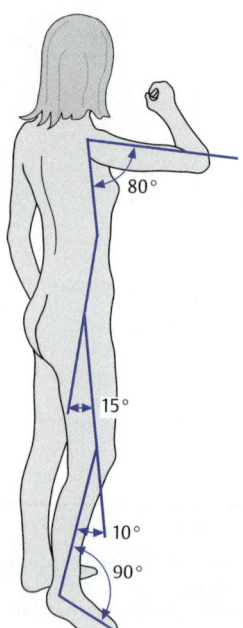

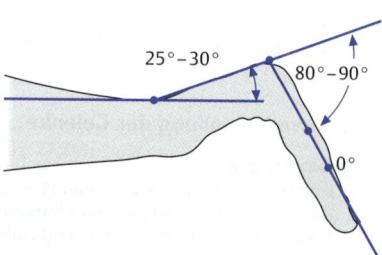

**Abb. 31   Normalwinkel-
stellungen**
Winkelangaben:
gerade Linie = 0 Grad,
Abweichung = Winkelgrade

**Abb. 32   Intrinsic-Plus-Stellung (Funktions-
stellung)**

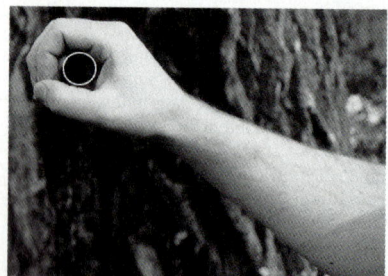

**Abb. 33   Funktionsstellung
des Daumens (rundes Loch
zwischen Daumen und Zeigefinger bilden)**

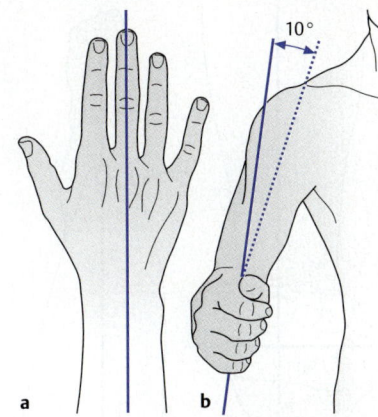

Abb. 34 Funktionsstellung im Handgelenk
a der 3. Finger verlängert die Unterarmachse,
b Mittelstellung zwischen Pro- und Supination

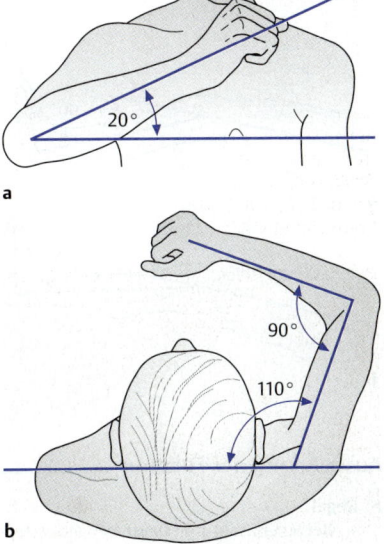

Abb. 35 Funktionsstellung von Schulter und Arm

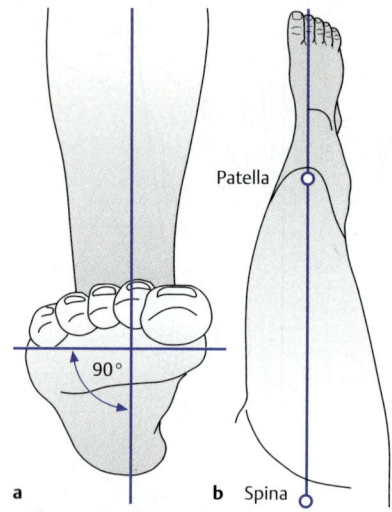

Abb. 36 Winkel untere Extremität ap

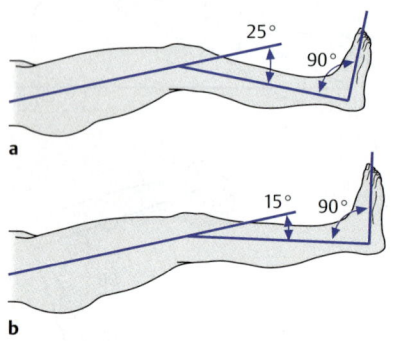

Abb. 37 Winkel untere Extremität seitlich
a Kniewinkel in Kreuzband- und Muskelentspannungslagerung (Beuger und Strecker) für Liegegips,
b günstigster Kniewinkel zum Abrollen mit Gehgips

Ausdehnung der Fixation

➤ **Regel:**
   – Bei Schaftfrakturen beide benachbarten Gelenke mitfixieren (Abb. 38).
➤ **Ausnahmen:**
   – Gelenknahe Frakturen (Abb. 38, 3, 5, 7); Technik nach Sarmiento (Abb. 38, 2, 6).
➤ Die Ausdehung großzügig wählen, kurze Schaftanteile bringen dem Patienten nur Nachteile:

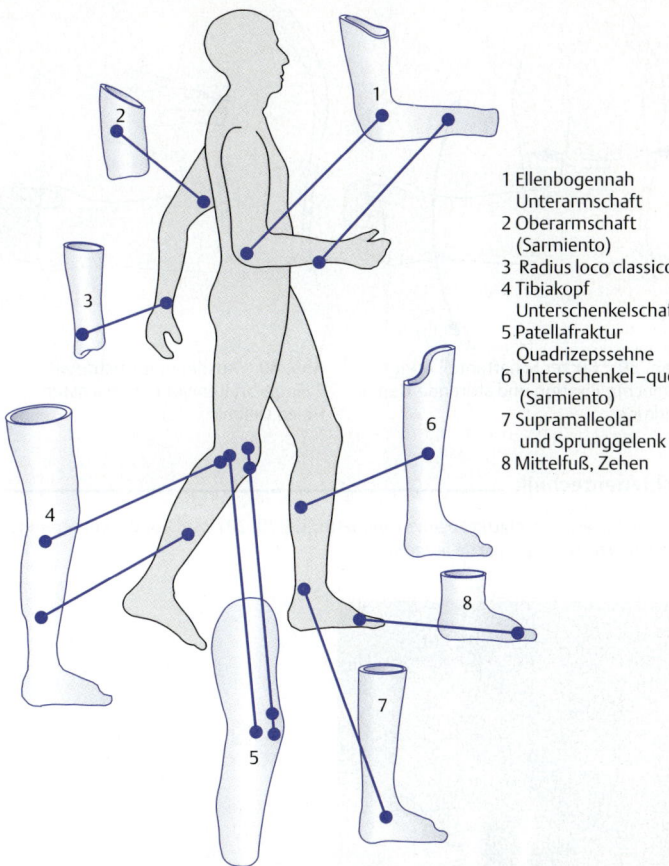

1 Ellenbogennah
   Unterarmschaft
2 Oberarmschaft
   (Sarmiento)
3 Radius loco classico
4 Tibiakopf
   Unterschenkelschaft
5 Patellafraktur
   Quadrizepssehne
6 Unterschenkel–quer
   (Sarmiento)
7 Supramalleolar
   und Sprunggelenk
8 Mittelfuß, Zehen

Abb. 38 Ausdehnung der Gipsfixation

- – Ungenügende und somit schlechte Gelenkfixation.
- – Druckbeschwerden durch Hebelwirkung (Abb. 39).
- ➤ Ein langer Schaftanteil dagegen bewirkt ein bequemes Widerlager (Abb. 40).
- ➤ **Richtmaß:**
    - – Die Fixation muß 2 Finger breit vor Ellenbeuge, Achselhöhle, Leiste, Kniekehle enden, um die Bewegungsfreiheit des nächsten Gelenkes nicht zu behindern (Abb. 40).
    - – 2 Finger breit = Fingerbreiten des Patienten, dann stimmt das Maß auch bei Kindern.

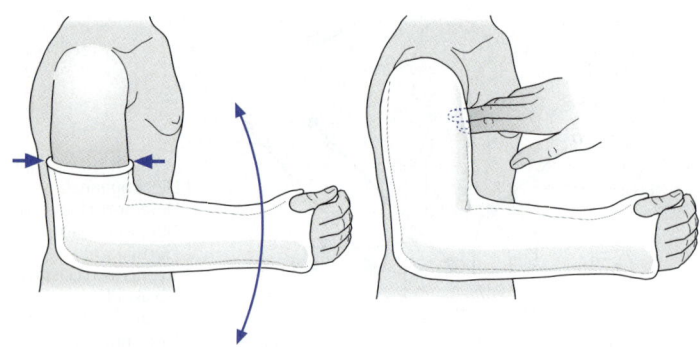

Abb. 39   Kurzer Schaftanteil bringt schlechte Fixation und störende Hebelwirkung

Abb. 40   Ausdehnungsrichtmaß: 2 Fingerbreiten vor dem nächsten freien Gelenk

Schienentechnik

➤ Die gewässerte, glattgezogene Longuette (s. S. 19, 20) wird auf die vorbereitete, gepolsterte Körperpartie aufgelegt.

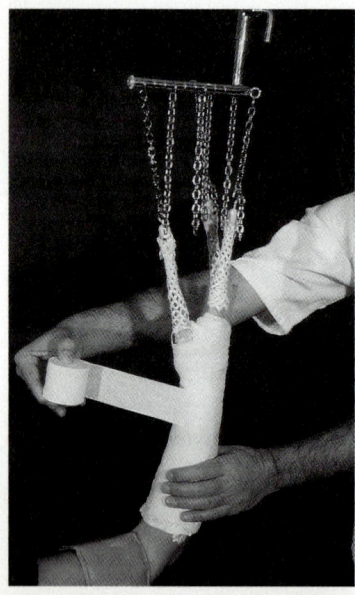

Abb. 41   Fixationsbinde unter Zug gewickelt modelliert Longuette körpernah

➤ Fixieren und gleichzeitiges Anmodellieren geschieht durch sattes Wickeln (ohne Zugfurchen) mit kräftiger Kreppapier- oder (nasser) Mullbinde (Abb. 41).

➤ Nachmodellieren mit der flachen Hand, besonders wo sich die Longuetten überlappen.

➤ Randkanten vor dem Aushärten vom Körper weg abrunden.

➤ Keine Bewegungen mehr in der Abbindephase (Faltenbildung).

➤ Nach dem Aushärten Fixationsbinde abrollen, Ränder kontrollieren, korrigieren und evtl. nachmodellieren.

➤ Alle zirkulären Schichten bis auf den letzten Faden durchschneiden (beachte Seite 44).

➤ Mit elastischer Binde fixieren.

Zirkuläre Technik

➤ Bei zirkulärer Fixation eine Gipsbinde jeweils in einem Zug abrollen, anschließend Falten kurz glattstreichen.

➤ Beim Abrollen der Gipsbinde den Bindenkopf *nicht* von der Unterlage abheben (Abb. 42).

➤ Verstärkungslonguetten belastungsgerecht auflegen.

➤ An den Abschlußrändern Schlauchmull mit Randpolster (ca. 5 mm) zurückschlagen (s. S. 16, Abb. 13).

➤ Mit Gipsbinden die Fixation auf die benötigte minimale Wandstärke fertigwickeln.

➤ Das noch weiche Gipsmaterial mit kräftigen Händen (Hohlhand) bis auf den Körper durchmodellieren (Abb. 43).

➤ Wenn der Gips matt wird, nur noch die Oberfläche glätten. Evtl. zuerst kurz die Hände waschen, um keine Krümel aufzubringen.

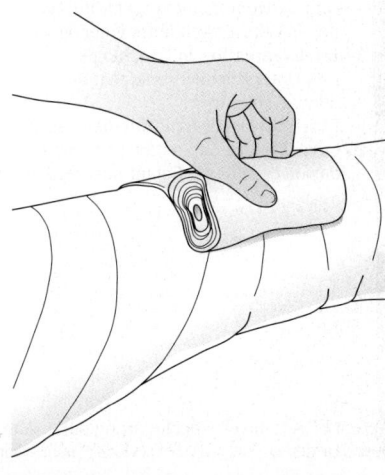

Abb. 42   Abrollen der Gipsbinde

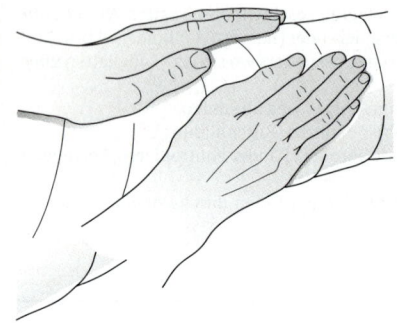

Abb. 43   Gips auf den Körper modellieren

➤ Nachträgliches Auf-Form-Schneiden schafft harte Randkanten.
⊙ Die *Hohe Schule der Gipstechnik* ist dann erreicht, wenn Auf-Form-Bringen, Modellieren, Randkantenumschlagen und Verputzen in einem Zug gelingt. Ausnahmen sind komplizierte Großgipse.

Praktische Tricks

➤ **Entfernung von Fingerringen (siehe auch S. 28):** Mit Seife, mit Hilfe einer Schnur oder, wenn erfolglos, Aufsägen mit spezieller Ringsäge (Goldschmied).
➤ **Abschwell-Beinhochlagerung:** Ableiten von Ödemen und Schwellungen in hoher, bequemer Beinhochlagerung (bis zu 2 Stunden).
  – Zuerst Gips lockern oder abnehmen oder Bandagen entfernen.
  – Patient verkehrt herum auf den Gipstisch oder das Bett lagern. Das Kopfteil des Bettes (jetzt das Fußteil des Patienten) maximal hochstellen. Das Bein auf ein Kissen oder eine Schaumgummischiene legen (Abb. 44).
  – Alternative mit einem Stuhl: Rückenlehne und Hinterbeine mit einer Binde umwickeln, als Keil unter einer Schaumgummischiene benutzen (Abb. 45).
➤ **Spitzfußredression in Bauchlage:**
  – Den Unterschenkel senkrecht aufstellen, hierdurch entspannt sich die Wadenmuskulatur.
  – Durch Druck der Hand auf die Fußsohle allmählich redressieren (Abb. 46).
  ⊙ *Cave:* Die Pro-Supinationsstellung ist im Sprunggelenk schlecht einsehbar, darum besteht die Gefahr falscher Einstellung.

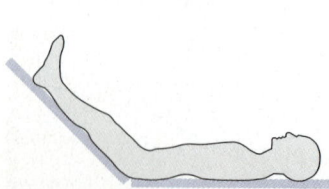

Abb. 44   Abschwell-Hochlagerung auf Bett / Liege

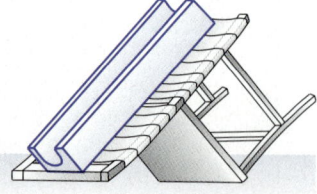

Abb. 45   Abschwellagerung auf umwickeltem Stuhl und Lagerungsschiene

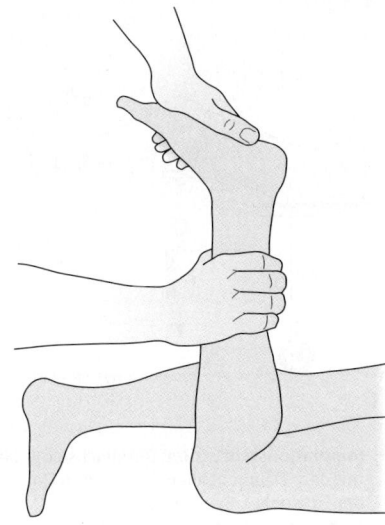

Abb. 46 Spitzfußredression in
Bauchlage

> **Spitzfußredression in Rückenlage:**
>   – Das Knie möglichst über den rechten Winkel beugen, allmähliche Redression
>   mit beiden Händen, am besten durch beidhändigen Extensionsgriff (Abb. 47,
>   s. auch S. 26).

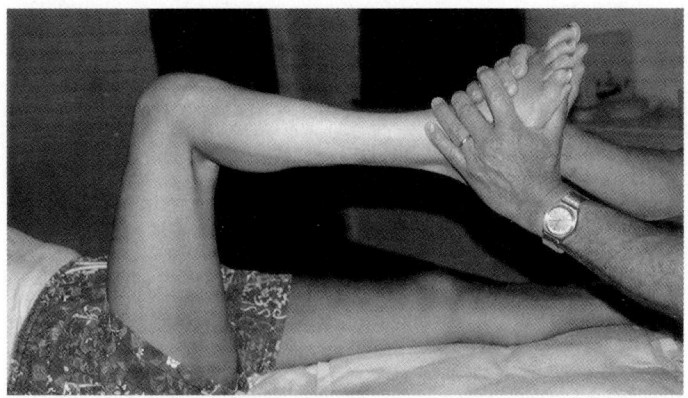

Abb. 47   Spitzfußredression in Rückenlage

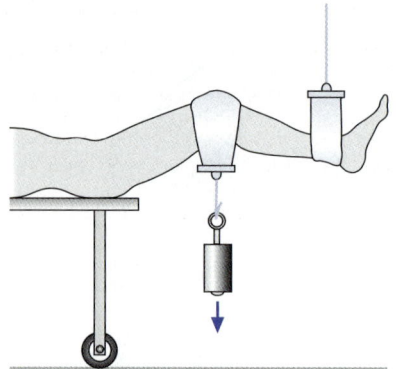

Abb. 48   Redression bei Kniekontraktur

➤ **Supinationsredression:** Die gleichseitige Hand zieht leicht am Vorfuß, während
mit dem Daumenballen der anderen Hand Gegendruck auf die Kleinzehenseite
der Fußsohle ausgeübt wird.
➤ **Redressionslagerung bei Kniekontraktur:**
  – Bein in weichem Gurt über der Ferse (Moltonstreifen) freihängend lagern
    (Abb. 48).
  – Redressionsgurte über Patella und Quadrizeps legen (Abb. 48).
  – Nach erfolgreichem Strecken den Kniegurt durch die Hand des Helfers erset-
    zen.
  – Kniehülse anlegen. Über Patella und Achillessehne gut polstern. Falls ange-
    zeigt, nach Aushärten mit einem Schuhteil zum Oberschenkelliegegips er-
    gänzen.

Ergänzungsmaterialien

➤ **Verstärkungsmaterialien:** Verstärkungsmaterialien im Gips sind grundsätzlich
nicht notwendig; sie vermindern im Gegenteil die Gipsstabilität durch Einbuße
an Homogenität.
➤ **Ergänzungsmaterialien:**
  – Alu- oder Cramerschienen bei Brückengipsen. Aufgerauht, angezahnt oder
    verformt haften sie besser im Gips.
  – Holzstäbe, Besenstiele mit abgerundeten Schnittkanten bei Antirotations-
    gips, Becken-Bein-Gips.
  – Scharniere für Bewegungsgips.
  – Stabadapter für Hilfsprothesen.
  – Metallgestell für Abduktionsgips.
  – Metallmontagen als Zusatz für spezielle Zwecke, z. B. Aluschienen für Finger-
    extensionsgips (Iselin).

Gehflächen

> **Aufgabe der Gehflächen:** Sie sollen dem Patienten ein vor dem Ausrutschen sicheres, möglichst bequemes physiologisches Gehen ermöglichen.
> **Beschaffenheit:** Langgezogene, gut profilierte Abrollflächen mit breiter Auftrittsfläche erfüllen aus biomechanischer Sicht diese Aufgabe am besten.
> **Wiederverwendung:** Grundsätzlich können Gehflächen nach sorgfältiger Abnahme (wenn sie noch gleitsicher und nicht defekt sind) wiederverwendet werden.
> Bei der Gefahr starker Verschmutzung (z. B. Landwirte) sind *abnehmbare Gehflächen* sinnvoll.
> Vorgehen bei beidseitigem Gehgips: an den einen Gips flache Sohle (Standbein), an den anderen Gehwiege montieren.

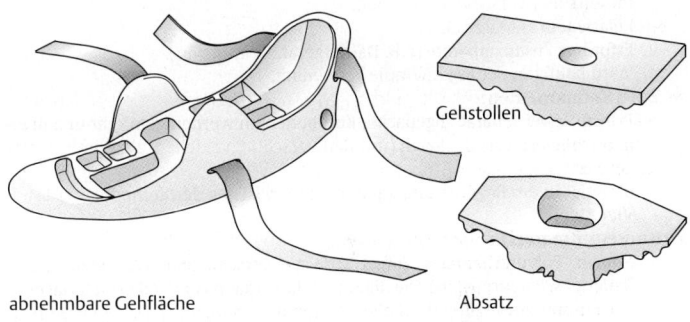

abnehmbare Gehfläche   Gehstollen

Absatz

Abb. 49   Beispiele verschiedener Gehflächen

Materialien

➤ **Übersicht (siehe Tabelle S. 272/273):**
  - Thermoplastisches Material.
  - Zwei Komponenten.
  - Kunststoffverband-Kombinationen:
    • Rigides (starres, steifes) Kunststoffmaterial.
    • Semirigides (halbsteifes) Kunststoffmaterial.

➤ **Thermoplastisches Material:**
  - *Prinzip:* Material, das bei hohen Temperaturen (Dampf, Heißluft, heißes Wasser) relativ weich und verformbar ist, bei Abkühlung (Raumtemperatur) wird es hart.
  - Erhältlich in verschiedenen Stärken und Formen (Platten, vorgeformte Teile).
  - Verwendung vorwiegend für Schienen.
  - Einige thermoplastische Materialien können mehrmals erhitzt, geformt und miteinander verschweißt werden.
  - Relativ teures Material.
  - Erfordert Zusatzapparate (z. B. Dampfgerät, Heißluftfön).
  - Wird häufig in der Ergotherapie verwendet.

➤ **Zwei Komponenten:**
  - *Prinzip:* Zwei separat abgepackte Komponenten werden gemischt und in einen vorgefertigten Schlauch (mit Reißverschluß versehen, abnehmbar) eingefüllt.
  - Benötigt in der Regel Zusatzapparate (zum Mischen der Komponenten).
  - Viel Abfall.

➤ **Kunststoffmaterial:**
  - *Prinzip:* Polyurethanharz, aufgetragen auf verschiedene Trägersubstanzen (Fiberglas, Polypropylen). Die Rigidität (Härte) kann vom Trägermaterial oder der Zusammensetzung des Polyurethanharzes abhängen. Das Polyurethanharz polymerisiert unter Wasserzugabe (bindet ab).
  - *Vorteile gegenüber Gips:*
    • Geringeres Gewicht.
    • Bessere Röntgentransparenz.
    • Größere Stabilität, müssen weniger häufig gewechselt werden.
    • Frühere Belastbarkeit.
    • Wasserfestigkeit des Materials.
    🔘 *Cave:* Schwimmen oder Baden sollte aber vermieden werden wegen der Gefahr der Hautmazeration.
  - *Nachteile gegenüber Gips:*
    • Höherer Preis.
    • Schwierigere Applikation.
    • Befristete Lagermöglichkeit (genaue Dauer beim Hersteller erfragen).
    • Hat keine Dochtwirkung wie Gips, d. h. kann Flüssigkeiten nicht aufnehmen; ein Feuchtigkeitsaustausch nach außen ist aber gewährleistet.
    • Entsorgungsmöglichkeit; bezüglich umweltfreundlicher Entsorgung muß beim Hersteller direkt nachgefragt werden.

– **Rigides (starres, steifes) Kunststoffmaterial:**
  - ◙ *Cave:* Nicht für Erstversorgung geeignet!
  - Trägermaterial ist Fiberglas oder Polypropylen.
  - Sehr starres Material, Korrekturen sind praktisch unmöglich, ebenso das Auseinanderbrechen nach Aufschneiden, d. h. der Verband muß halbiert (zur Schale geschnitten) werden.
  - Nachteilig sind die rauhe Oberfläche und scharfe Kanten.
  - Zur Polsterung Frotteeschlauch verwenden.
– **Semirigides (halbsteifes) Kunststoffmaterial:**
  - Trägermaterial ist Fiberglas.
  - Die Kombination mit rigidem Kunststoffmaterial ist möglich.
  - Korrekturen sind möglich, die Schnittkanten sind weicher.
  - Eine minimale, punktuelle Polsterung wie beim Gips ist nicht nur möglich, sondern sogar erwünscht. Ein dünner Strickschlauch ist dem Frotteeschlauch unbedingt vorzuziehen.
  - Kann mit einer Schere aufgeschnitten oder abgewickelt werden; somit ist dieses Material ideal bei Kindern.
  - Hoher Tragkomfort für den Patienten.
  - Indikationen ergeben sich aus den Vor- und Nachteilen des Materials und den Vorlieben des Anwenders.

Vorteile von Kunststofffixationen

➤ **Geringeres Gewicht:** Ältere, schwache oder gehbehinderte Leute können dank der Gewichtsersparnis leichter mobilisiert werden. Fixationen wie Kniehülse (Tutor) und Korsett rutschen weniger nach unten und verursachen deshalb beim Tragen weniger Probleme.
➤ **Röntgentransparenz:** Erlaubt die Beurteilung von Knochenstruktur und Kallus ohne Fixationswechsel; somit können trotz des höheren Grundpreises evtl. Kosten gespart werden.
➤ **Stabilität:** Dank der besseren Stabilität halten die Applikationen länger und sind bei Patienten mit einer schlechten Compliance (fehlende Einsicht) ideal.
➤ **Frühere Belastbarkeit:** In der ambulanten Versorgung entstehen keine langen Wartezeiten; die Patienten können nach 30 Minuten gehen, die Fixation ist stabil und belastbar. Frühere Entlassung aus dem Krankenhaus, schnellere Arbeits- oder Schulaufnahme, frühere Befreiung von Gehstützen ist realistisch.
➤ **Wasserfestigkeit:** Die Fixationen halten länger bei nassem Wetter.

Arbeitstechnik

➤ **Vorbemerkung:** Die Voraussetzung, um mit Kunststoff-Material, vor allem aber patientengerecht zu arbeiten, ist das Beherrschen der allgemeinen Gipstechnik. Das raschere Abbinden bei schwieriger Applikation birgt die Gefahr drückender Falten.
➤ **Grundsätzliches:**
  - Kunststoffe müssen wegen der Allergisierungsgefahr immer mit Handschuhen verarbeitet werden. Die Kleidung sollte geschützt werden, Flecken durch Polyurethanharz können nicht mehr ausgewaschen werden.
  - Niemals die angefangene Binde aus falsch verstandener Sparsamkeit fertigwickeln. Die Idee, mit wenig Material eine stabile dünnwandige Fixation herzustellen, geht damit verloren.

- Alle Sorten Kunststoffe können, ohne mit Wasser aktiviert zu sein, direkt aus der Packung heraus appliziert und nachträglich mit einer feuchten elastischen Binde (ca. 6–8 Minuten belassen) oder einem Wasservernebler (Blumenspray) aktiviert werden. Durch die trockene Anwendung verlängert sich die Applikationszeit.
- Bei genügender Routine können Kunststoffe auch aktiviert (gewässert) verarbeitet werden.
- Belastungszeit:
  • Bei rigidem Kunststoff in der Regel nach 30 Minuten.
  • Bei semirigidem Kunststoff nach 15 Minuten.
  • Bei Kombinationen hat das rigide Material Priorität, d.h. 30 Minuten.
- Eine Kombination von rigidem Kunststoff mit Gips ist grundsätzlich möglich, z.B. ein wasserfestes Schuhteil bei Gips.

➤ **Zirkuläre Applikationstechnik:** Grundsätzlich ist die Applikation von Gips und Kunststoff die gleiche, d.h. auch hier gelten die Gipsgrundsätze (z.B. korrekte Gelenkstellung, Arbeit mit Helfer, Vermeiden von Druckstellen etc.). Besonderheiten:

- *Rigider Kunststoff:*
  • Immer nach der Polsterung Kreppapier verwenden. Dies vermindert beim Entfernen die Gefahr einer Verletzung durch die Gipsfräse.
  • Die rauhe Oberfläche kann mit dünnem Schlauchmull oder einem dünnen Strumpf (Nylonstrumpf) abgedeckt werden.
- *Semirigider Kunststoff:*
  • Kein Kreppapier verwenden. Dadurch verklebt das Polstermaterial mit dem Kunststoff, die Applikation kann so jederzeit abgenommen und als Schiene eingesetzt werden.
  • Die weichen Ränder dürfen bzw. sollen überlappen; sie verursachen dadurch keine Druckstellen.
  • Sollen die Applikationen abnehmbar sein, immer einen Platzhalter unter das Polster auf die Haut legen (Abb. 50). Hierfür kann man ein Stück Strickschlauch oder 2 Lagen Watte verwenden. So wird dafür gesorgt, daß die Applikation nicht zu eng wird und dann beim Schließen die Haut eingeklemmt wird. Verschlossen wird dann mit elastischen Binden oder Klettbändern.
  • Bei Kombinationen mit rigidem Material und wenn die Applikation gleichzeitig abnehmbar sein soll, auf die Plazierung der Longuette im Bezug zur Schnittführung achten.

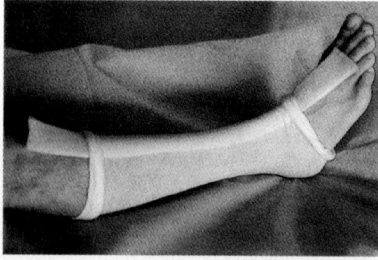

Abb. 50   Beispiel Platzhalter

➤ **Schienentechnik:**
- Abgepackte Longuetten in verschiedenen Breiten sind im Handel erhältlich. Wenn diese nicht zur Verfügung stehen, kann man auch Longuetten aus Binden herstellen. Auf einem beschichteten Papier die Binden trocken auslegen, auf keinen Fall Zug ausüben. Anschließend trocken oder aktiviert verwenden.
- Kein Kreppapier verwenden, damit die Polsterung, zum Beispiel Frottee, mit dem Kunststoff verkleben kann und beim Aufschneiden an Ort und Stelle bleibt.

◉ *Praktischer Tip:* Muß ein stark gebeugtes Gelenk eingegipst werden, wie das Sprunggelenk oder der Ellenbogen, immer trocken arbeiten und das Material nachträglich mit einer nassen elastischen Binde aktivieren. Der Schichtverbund ist auf diese Weise deutlich besser als bei aktiviertem Material.

➤ **Entfernung von Kunststofffixationen:**
- Gipsfräsen benötigen zum Aufsägen von Kunststoffapplikationen ein speziell gehärtetes Fräsenblatt.
- Rigider Kunststoff läßt sich nicht aufsprengen, d.h. beim Entfernen muß die Applikation halbiert werden (zur Schale geschnitten).

Unmittelbar nach dem Gipsen

Kritische Selbstkontrolle

➤ Jeden frisch angelegten Gips prüfen auf:
  – Korrekte Ausdehnung.
  – Ausreichenden Polsterrand.
  – Korrekte Gelenkstellung.
  – Volle Beweglichkeit der nicht betroffenen Körperpartien.

Gipsgrundsätze

◉ *Erstversorgung:* Jede bei frischer Fraktur, Luxation, Distorsion, Operation oder Entzündung zirkulär angelegte Fixation muß *bis zum letzten Faden* der Polsterung aufgeschnitten und die Extremität hochgelagert werden.

  ◉ *Vorschlag:* Bei Erstversorgung immer primär offene Fixation, dies ist die einfachste Art, dieser absoluten Forderung nachzukommen. Im Schienenspalt muß dann nur noch die zirkuläre Posterung durchgeschnitten werden. Beispiele s. S. 173, 184, 245.

◉ *Jeder Patient, der über seinen Gips klagt, hat recht.* Im Zweifel immer Gipswechsel!

  – In jedem Fall muß unverzüglich die Schmerzursache abgeklärt werden. Nie Schmerz- oder Schlafmittel geben, bevor die durch die Fixation bedingten Schmerzursachen behoben sind.

Lagerung des Patienten

➤ Der frische Gips erreicht seine Endfestigkeit erst nach vollständigem Austrocknen (1 – 3 Tage). Eine Störung des Abbindevorganges, z. B. zu frühes, unsorgfälti-

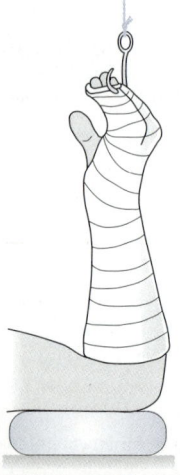

Abb. 51 Hochlagerung mit Unterarmschiene

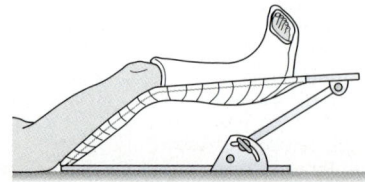

Abb. 52 Hochlagerung Unterschenkel

ges Umlagern oder Anziehen der Kleider führt zu Materialschwächung. Daher den Patienten vorsichtig vom Gipstisch auf das Bett umlagern.
➤ Der Gips soll möglichst großflächig und gleichmäßig auf geeigneten Kissen oder Lagerungsschienen liegen und nicht zugedeckt werden, damit die Feuchtigkeit verdunsten kann.
◐ *Tip:* Eine Stoff- oder Einwegunterlage unter den Gips legen, diese häufig wechseln.
➤ Die fixierte Extremität muß zur Vermeidung von Schwellungen hochgelagert werden (Abb. 51 und 52).
➤ Kunststoffverbände sind nach 30 Minuten belastbar und benötigen keine längere Lagerungsdauer; allerdings muß auch hier zur Vermeidung von Schwellungen die Extremität hochgelagert werden.

Beobachtung des Patienten

➤ **Vorbemerkung:** Das Fixieren und Übergipsen ganzer Körperpartien sind einschneidende, unphysiologische Maßnahmen mit möglichen ernsthaften Konsequenzen:
  – Die Behinderung der Muskeltätigkeit führt zu einer Verminderung der Blutzirkulation.
  – Ungünstig ist auch die feuchte Kälte des allmählich trocknenden Gipses, sie begünstigt das Auftreten von Schwellungen peripher und unter dem Gips.
➤ Durchblutung, Sensibilität und Motorik wurden bei der Erstuntersuchung geprüft; sollten Komplikationen auftreten, läßt sich klar abgrenzen, was Unfall- und was Behandlungsfolgen sind.
➤ **Wichtige Kontrollen:** An den von Gipsbrei und Desinfektionsmitteln gereinigten Finger- und Zehenkuppen sind zu prüfen:
  – *Durchblutung:*
    • Auf eine *venöse* Zirkulationsbehinderung weisen hin: Zyanose, beginnende Schmerzen, leichte Überwärmung.
    ◐ Eine leicht bläuliche Verfärbung bei erhaltener Sensibilität liegt im Normalen, wenn sich die Kapillaren nach Fingerdruck rasch wieder füllen.
    • Auf eine *arterielle* Zirkulationsbehinderung weisen hin: Blässe, Ischämie, Kältegefühl, zunehmende Schmerzen, Parästhesien.
  – *Innervation:* Prüfung von Gefühl und Beweglichkeit.
  – *Schmerz:* Schmerzursache durch Befragen klären: Wundschmerz, Frakturschmerz, Infektion oder Zirkulationsbehinderung durch zu enge Fixation.

Häufige Komplikationen und ihre Ursachen

➤ **Zirkulationsstörungen:**
  – Nichteinhalten der Gipsgrundsätze (z. B. zirkuläre Fixation bei frischem Trauma, nicht aufgeschnittene Polsterung).
  – Schwellung nach Fraktur, bei Entzündung oder postoperativ.
  – Nachträgliche Stellungskorrektur.
  – Zu enger Gips.
➤ **Druckstellennekrosen:**
  – Falten in Polstermaterial und/oder Gips durch Bewegung in feuchtem Zustand.
  – Eindrücke durch unsachgemäßes Halten.

Unmittelbar nach dem Gipsen

➤ **Nervenschädigungen:**
- Ungenügende Polsterung.
- Mangelhafte Sensibilitäts- und Bewegungskontrolle.

➤ **Frühe Bruchschäden:**
- Unsorgfältige Umlagerung Gipstisch – Bett.
- Zu frühe Mobilisation, z. B. auch durch Anziehen der Kleider.

➤ **Späte Bruchschäden:**
- Konstruktionsprinzipien nicht genügend beachtet.
- Gips im Verhältnis zu Körpergewicht und -kräften des Patienten zu schwach.
- Unvernünftiger Patient (Kinder, Rowdies).

➤ **Binde bzw. Longuette weist harte Stellen auf:** Berührungsstellen nasser Finger oder Wasserspritzer.

➤ **Binde mit trockenen Stellen:**
- Zu kurze Tauchzeit.
- Nicht locker gehalten.

➤ **Großer Verlust an Gipspulver:** Zu lange gewässert, das Gipspulver wurde ausgewaschen.

➤ **Schlechte Winkelstellung:** Schlechter Helfer oder kein Helfer.

➤ **Gips locker:** Die Muskulatur war beim Gipsen nicht entspannt, der Patient hat „mitgeholfen".

➤ **Unterkühlung:**
- Der Patient war nicht genügend zugedeckt.
- Wärmeentzug bei Großgipsen in der Austrocknungsphase.

➤ **Kreislaufgefährdung durch Wärmestau:** Bei schon während der Wärmeentwicklung zugedeckten Großgipsen.

➤ **Wärmeschäden durch zu hohe Abbindetemperatur:**
- Zu warmes Tauchwasser.
- Zu starkes Ausdrücken des Gipsmaterials.
- Rasches Aufbringen dicker Schichten.

➤ **Verletzungen durch Rabenschnabel oder Gipsschere:**
- Verkantete Instrumentenhaltung.
- Haut eingeklemmt.

➤ **Verletzungen durch Gipsfräse:**
- Schlechte Führung (s. S. 51, Abb. 57, 58).
- Zu starker Druck.
- Falsch gewählte Schnittlinie (über Knochen statt über Polster oder Weichteilen).

Indikationen

➤ Druckstellen.
➤ Zirkulationsstörungen.
➤ Achsenfehlstellungen.
➤ Fensterungen.

Korrektur bei Druckstellen

➤ Am häufigsten korrekturbedürftig sind die Gipsabschlußränder, z.B. über dem
  Fußrücken oder dem Handrücken bei starker Schwellung nach Radiusfraktur.
  – *Vorgehen:* Die Randkanten mit dem Rabenschnabel etwas aufbiegen.
➤ **Vorgehen bei Druckstellen unter dem Gips:**
  – Einen Längsschnitt mit der Fräse in Höhe der angegebenen Stelle machen;
    den Gips mit Schraubenzieher und Rabenschnabel etwas vom Körper abhe-
    ben (Abb. 53 a und b).
  – Einige Zeit, am besten über Nacht, abwarten, da sich das Druckgefühl erst mit
    der Zeit löst.
  – Wenn die Ursache behoben ist, den Schnitt mit einem Longuettenstück ver-
    schließen.

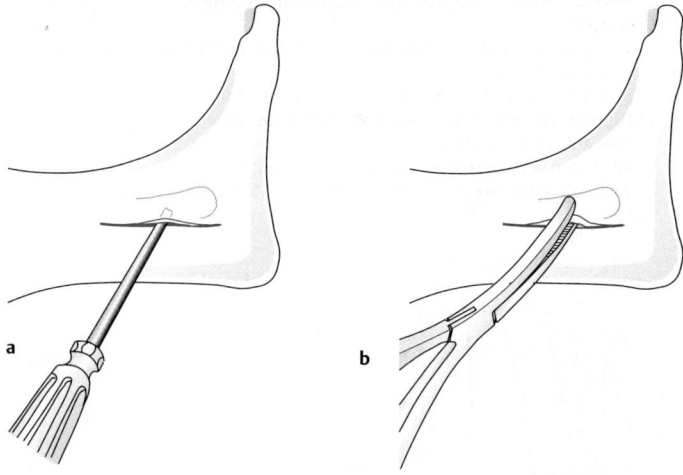

Abb. 53 a, b Beheben von Druckstellen durch Einschneiden und Anheben des
Gipses (nicht möglich bei Kunststoff, dort Fensterung erforderlich)

Korrektur bei Zirkulationsstörungen

➤ Bei Zirkulationsstörungen muß der Gips in ganzer Länge gespalten werden; am
  besten mit zwei parallelen Schnitten einen Streifen aus dem Gipsrohr schneiden
  (Abb. 54).

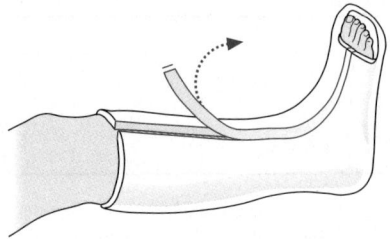

Abb. 54 Bei Zirkulationsproblemen Streifen aus dem Gips schneiden und bis zum letzten Faden spalten.

➤ Auch die Polsterung bis zum letzten Faden durchschneiden.
➤ Das Gipsrohr mit dem Spreizer etwas aufweiten.

Gipskeilen

➤ **Grundsätzliches:**
 – Das Gipskeilen erfolgt zum Ausgleich von Achsenfehlstellungen; Rotationsfehler lassen sich dadurch nicht ausgleichen.
 – Bei Kunststoffixationen ist das Verfahren nicht möglich.
➤ **Vorgehen:**
 – Korrekte Lagerung des Patienten, evtl. Verabreichung von Analgetika oder Anästhesie.
 – Bereitstellung eines Bildwandlers zur Röntgendurchleuchtung.
 – Die Achsenfehlstellung vom Röntgenbild mit einem kräftigen wischfesten Stift auf den Gips übertragen.
 – Über dem geplanten Drehpunkt (mit Bildwandler ermittelt) das Gipsrohr um mehr als die Hälfte des Umfangs aufsägen (Abb. 55 a).

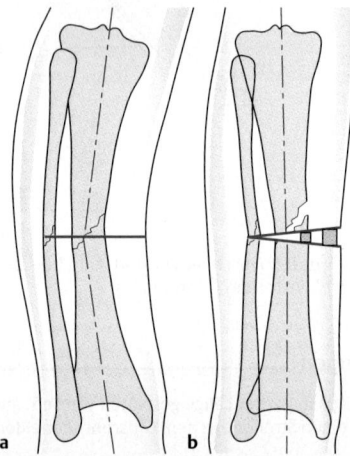

a   b   Abb. 55 a, b   Prinzip der Gipskeilung

- Durch Aufknicken die Achsenlinie (Röntgendurchleuchtung) leicht überkorrigieren.
  - Mit Korkstücken oder Holzkeilen die Stellung festhalten (Abb. 55 b), nochmalige Röntgenkontrolle, anschließend den Spalt zugipsen.
  - ⊙ *Cave:* Kork oder Holz und Gips nicht zu tief eintreiben, Gefahr von Druckstellen!
- ⊙ *Vorsicht:* Korrekturkeilungen bei Kontrakturen (z. B. Spitzfuß, Kniekontraktur) bergen eine große Druckstellengefahr. Solche Fehlstellungen besser vor dem Eingipsen redressieren (s. S. 37, 38) und die Korrekturstellung bis zum Aushärten des Gipses großflächig halten.

Gipsfensterung

➤ **Vorbemerkung:** Die Gipsfensterung zur Fadenentfernung ist eine schlechte Indikation (s. S. 10). Die gefürchteten Fensterödeme schaffen mehr Probleme als das Belassen der Fäden bis zum nächsten Gipswechsel. Daher sollte ein Zirkulärgips erst nach der Fadenentfernung angelegt werden oder die Fäden bis zum nächsten Gipswechsel belassen werden.

➤ **Indikationen:**
- Verbandwechsel.
- Wundkontrolle.

➤ **Vorgehen:**
- Beim Gipsen den Kompressenrand etwas ausmodellieren.
- Das Fenster mit der Fräse ausschneiden und die Randkanten mit dem Rabenschnabel etwas aufbiegen.
- Wo es notwendig ist, den Hohlraum mit Zinkpaste ausstreichen, um Wundsekret vom Gips abzuhalten.
- Nach dem Verbandwechsel das Fenster satt wieder einsetzen und mit einer elastischen Binde komprimieren, evtl. übergipsen.

Gipsreparaturen

➤ **Grundsätzliches:**
- Vor größeren Reparaturen prüfen, was gegen einen Gipswechsel spricht. Geflickte, gebrochene, durch Feuchtigkeit weich gewordene Fixationen werden rasch zu schwer und zu dick.
- Gipspartikel bei gebrochenen Gipsen und Fremdkörper unter dem Gips sind eine unbedingte Indikation für einen Gipswechsel wegen der Gefahr von Druckstellen.
➤ Beim Ausbessern neue Binden oder Gipsstücke nicht auf trockenen, glatten oder übermalten Gips aufbringen, sondern die Oberfläche aufrauhen und leicht anfeuchten.
➤ Bei Kunststoffapplikationen die Binden trocken, (nicht aktiviert) benützen.

Gipsentfernung

Grundsätzliches

➤ Das Entfernen des Gipses darf dem Patienten weder Angst noch Schmerzen verursachen. Das Instrument der Wahl ist heute die oszillierende Fräse (Abb. 58). Das Arbeitsprinzip der Fräse (s. S. 9) sollte man vor allem Kindern vorher erklären; sie haben häufig Angst vor dem Lärm und dem Sägeblatt.

Methoden

➤ **Gips aufschneiden:**
  - Das Aufschneiden muß über einem sicheren Polster (einheitliche Polstermethode!) oder weichen Körperpartien (Muskulatur) erfolgen. Über Knochen drückt die Gipsschere oder läßt sich die Haut durch Bewegungen des Fräsenblattes nicht verschieben, es kann zu Verletzungen kommen. Fräsenblatt, Gips und Kunststoff werden durch Reibungswiderstand erhitzt, dies kann zu Verbrennungen auf ungeschützter Haut führen.
  - Will man ganz sichergehen, dann kann man einen Metallstab unter den Gips schieben und über diesem schneiden (Abb. 56).

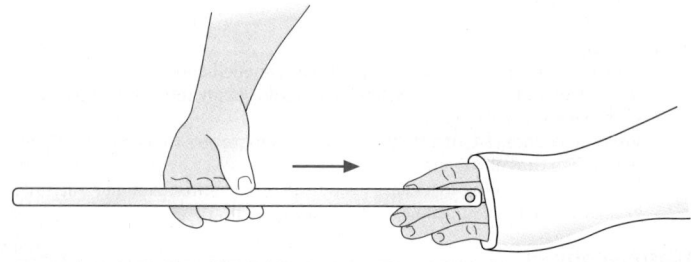

Abb. 56   Sicheres Aufschneiden über untergeschobenem Metallstab

  - Eine Lagerung auf harter Unterlage und entspannte Muskulatur geben freien Raum zwischen Gips und Haut (Abb. 57).
  - Die Fräse mit beiden Händen halten und unter schrittweisem Vorwärtsarbeiten immer die ganze Gipsdicke durchtrennen (Abb. 57).
  - Nicht aus freier Hand fräsen, immer eine Hand zur sicheren Abstützung auf dem Gips verwenden (Abb. 58).
➤ **Gips aufbrechen und entfernen:**
  - Erleichtern läßt sich die Gipsentfernung, wenn über dem Rist eine Ellipse ausgeschnitten und das Gipsrohr dort mit dem Spreizer geöffnet wird (Abb. 59).
  - Mit dem Rabenschnabel den Gips aufbrechen und breit öffnen. Die Extremität vorsichtig aus dem Gips herausheben. (Evtl. mit zwei seitlichen Schnitten durch Abheben des „Deckels" eine Lagerungsschiene herstellen.)
  - Kunststoffixationen müssen zum Entfernen immer halbiert, zur Schale geschnitten werden.

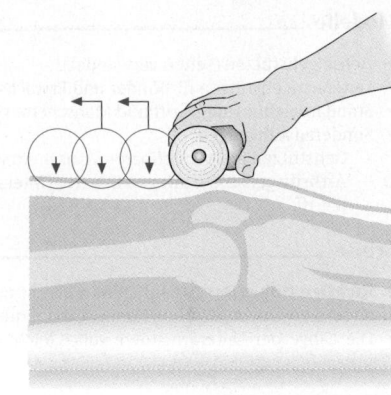

Abb. 57 Mit der Fräse schritt-
weise die ganze Gipswand durchtrennen

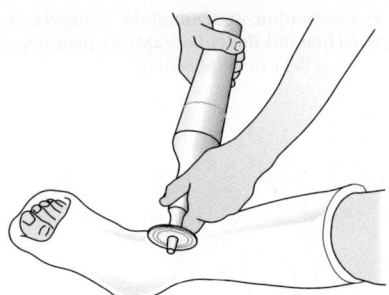

Abb. 58 Fräse mit beiden Händen halten. Die führende Hand
stützt sich auf dem Gips ab, um
die Schnittiefe zu sichern

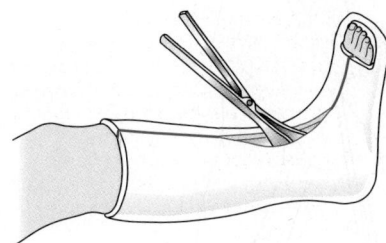

Abb. 59 Bei Gipsabnahme: Rohr
öffnen mit Gipsspreizer / Rabenschnabel

Gehstützen

Modelle

➤ Achselgehstützen (selten verwendet).
➤ Unterarmgehstützen für Kinder und Erwachsene.
➤ Standardausführung: Griff und Manschette sind fest miteinander verbunden.
➤ Sonderausführungen:
  – Gehstützen mit verstellbarer Manschettenhöhe.
  – Arthritisgehstütze mit gepolsterter Unterarmauflage und verstellbarem Haltegriff.

Größe

➤ **Richtige Höhe:** Der Patient steht aufrecht und hält die Stützen mit knapp gestreckten Ellenbogen ohne Rundrückenbildung oder Schulterhochstand.
➤ Die Länge der Unterarmstütze sollte leicht und ohne Werkzeug einzustellen sein.

Ärztliche Verordnungen

➤ **Gehen ohne Bodenkontakt:** Krankes Bein schwebend (Abb. 60).
➤ **Gehen mit Bodenkontakt:** Nachvollziehen der physiologischen Gehbewegung ohne Belastung (Abb. 61).

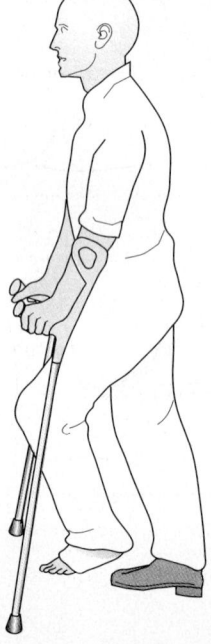

Abb. 60   Gehen ohne Bodenkontakt

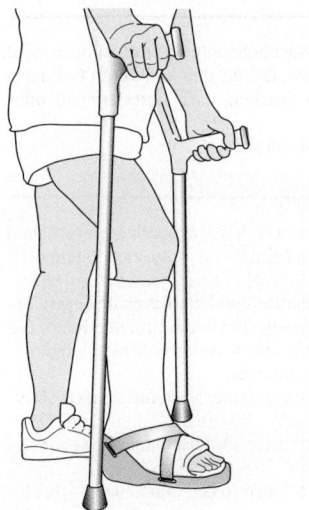 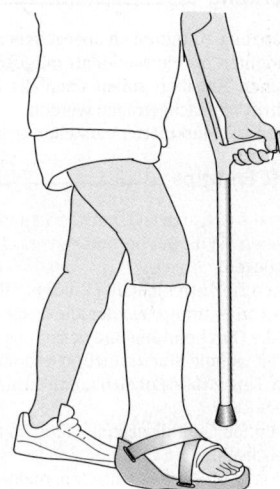

Abb. 61   Gehen mit Bodenkontakt   Abb. 62   Gehen mit nur einer Gehstütze

➤ **Gehen mit Teilbelastung nach Gewichtsangabe:** Ermitteln des Auflagedruckes durch Aufstellen des Beines auf Personenwaage.
➤ Das Behandlungskonzept sollte man dem Patienten rechtzeitig mitteilen und genau erklären.

Gehtechnik

➤ **In der Ebene:** Nach dem Anheben des kranken Beines mit dem Körpergewicht auf dem gesunden Bein, folgt das Vorsetzen der Armstützen. Danach wird das Gewicht auf die Arme verlagert und das gesunde Bein nachgesetzt.
➤ **Treppauf:** Das kranke Bein nach hinten halten und am Geländer und einer Armstütze oder auf beide Stöcke gestützt Stufe um Stufe hinaufsteigen.
➤ **Treppab:** Das kranke Bein nach vorne halten und am Geländer und einer Armstütze oder auf beide Stöcke gestützt Stufe um Stufe hinuntersteigen.
➤ **Gehen mit einer Armstütze:** Den Stock auf die gesunde Seite nehmen, zusammen mit dem kranken Bein vorsetzen und das Körpergewicht auf die gesunde Seite und die Stütze verlagern.

Tips

➤ Die Griffe der Gehstützen mit Tennisschläger-Griffband polstern und/oder Fahrrad-Handschuhe tragen. Das schützt die Hände vor Blasen.
➤ Einen Rucksack als Transportbehälter verwenden, man hat ja keine Hand mehr frei.

Vorbemerkung

➤ Als Ergänzung zu mündlich abgegebenen Nachbehandlungsanweisungen wird dem Patienten oft ein Merkblatt mitgegeben. Die für den konkreten Fall darin enthaltenen Angaben sollen ebenfalls besprochen, evtl. unterstrichen oder handschriftlich nachgetragen werden.
➤ Die folgenden Merkblätter verstehen sich als *Muster*.

Merkblatt Erstgips

➤ Ihr Gips ist frisch angelegt, noch nicht ausgetrocknet und deshalb noch nicht voll stabil. Seien Sie darum besonders vorsichtig beim An- und Ausziehen von Kleidungsstücken.
➤ Versuchen Sie auch nicht, die im Gips ruhiggestellten Gelenke zu bewegen. Bewegen sie aber immer wieder alle freien Gelenke in vollem Umfang durch; das fördert die Durchblutung und vermindert die Gefahr weiterer Schwellungen.
➤ Achten Sie auf die Blutzirkulation und die Hautfarbe.
➤ Sind Ihre Finger bzw. Zehen blau verfärbt (gestaut), oder sind sind sie weiß (blutleer) oder kalt?
➤ Bemerken Sie Gefühllosigkeit, „Einschlafen" oder „Ameisenlaufen", Spannung oder Druckstellen im Gips?
Wenn solche Störungen auftreten, melden Sie sich sofort – auch nachts – bei Ihrem behandelnden Arzt.
➤ Schmerz- und Schlafmittel: Nehmen Sie die vom Arzt verordneten Medikamente gewissenhaft und pünktlich ein (vor allem solche zur Blutverdünnung). Sie schützen sich so vor gefährlichen Komplikationen.
➤ Wenn Sie den ganzen Arm im Gips tragen, lagern Sie ihn beim Sitzen waagerecht.
Ist nur Ihr Unterarm im Gips, so stellen Sie ihn senkrecht auf. Lassen Sie den verletzten Arm beim Gehen nicht hängen; verwenden Sie allerdings einen Armtraggurt nur nach Verordnung. Legen Sie zum Schlafen ein Kissen unter den Armgips (leichte Hochlagerung).
➤ Wenn Sie ein Bein im Gips haben, lagern Sie es beim Sitzen auf einem zweiten Stuhl (mit Unterlage).
➤ Wenn Sie liegen, sollte die Ferse höher als das Herz gelagert sein. Achten Sie darauf, daß der Gips überall gleichmäßig mit Kissen unterlegt ist.
➤ Wegen der vermehrten Schwellungsneigung durch die Wärme nicht in der Sonne liegen (Siesta im Schatten!).
➤ Gehen Sie zum vereinbarten Termin in die Sprechstunde, damit Ihr Gips kontrolliert werden kann.
➤ Bitte bedenken Sie, daß die Straßenverkehrsordnung Fahren in verkehrsuntauglichem Zustand verbietet.

Merkblatt Gehgips _____

Wir haben an Ihrem Gips eine Gehfläche angebracht.
Bitte beachten Sie beim Umgang mit dem Gehgips folgende Punkte:

➤ Bis der Gips richtig trocken ist, dauert es 24–48 Stunden. Vorher dürfen Sie ihn nicht belasten, ausgenommen sind die nach 30 Min. belastbaren Kunststoffe.

➤ Schützen Sie Ihre Zehen vor Kälteeinwirkung, das fördert die Heilung. Ein Wollstrumpf oder eine gestrickte Zehenkappe hilft dabei.

➤ Eine Plastikhülle schützt Ihren Gips bei Regen und Schnee – aber nur dann, denn Ihr Gips und auch Ihre Haut sollen atmen können! Achten Sie darauf, daß die Plastikhülle die Gehfläche frei läßt, da diese ein rutschfestes Profil hat.

➤ Ziehen Sie zum Gehen einen festen Schuh mit nicht zu flacher Sohle an (Ausgleich der Höhendifferenz).

➤ Machen Sie keine zu großen Schritte und drehen Sie das Gipsbein nicht seitlich ab. Das gäbe Unruhe für das verletzte Bein und eine unnatürliche Belastung des Hüftgelenks.

➤ Folgende Gangart ermöglicht Ihnen ein nahezu natürliches Gehen:
1. Machen Sie mit dem Gipsbein einen normal langen Schritt.
2. Setzen Sie das gesunde Bein kurz vor dem Gips ab.
Auf diese Weise führen Sie mit dem gesunden Bein eine normale Abrollbewegung aus, während Sie mit dem Gipsbein nur teilweise abrollen und dadurch mit der Zehenpartie (Gipssohle, Zehen) den Boden nicht berühren (Abb. 63).

➤ Gehen Sie in der Anfangszeit nicht zuviel.

➤ Sollte Ihr Bein leicht anschwellen, lagern Sie es bitte hoch.

➤ Wenn die Schwellung nicht nachläßt oder wenn sie gar stärker wird, dann melden Sie sich auch außerhalb des vereinbarten Termins bei Ihrem Arzt, notfalls auch nachts.

➤ Nehmen Sie die vom Arzt verordneten Medikamente gewissenhaft und pünktlich ein (vor allem solche zur Blutverdünnung). Sie schützen sich so vor gefährlichen Komplikationen.

➤ Wir wünschen Ihnen ein angenehmes, gutes Gehen mit Ihrem Gips. Dieses ist die Voraussetzung dafür, daß Sie später, nach Abnahme des Gipses, bald beschwerdefrei gehen können.

➤ Bitte bedenken Sie, daß die Straßenverkehrsordnung Fahren in verkehrsuntauglichem Zustand verbietet.

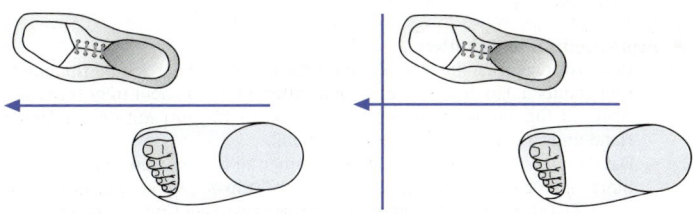

Abb. 63   Gangschema

Tips zu Lagerung und Mobilisation

➤ **Vorbemerkung:** Wichtig ist bei allen Hochlagerungen, daß die gefährdete Region höher gelagert wird als das Herz.

➤ **Armhochlagerung:** Den Ellenbogen in Höhe des Kinns, die Hand höher als die Schulter bequem lagern (Abb. 64).

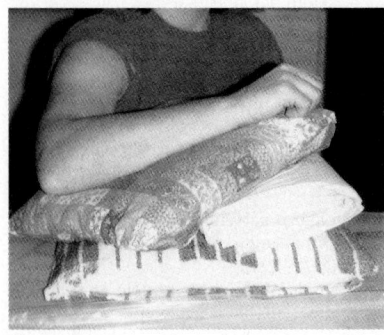

Abb. 64 Armhochlagerung

➤ **Sitzen mit Kniehülse/Oberschenkelgips:** Ein zweiter Stuhl, ein Hocker oder ein Kistchen mit Kissen ermöglichen eine horizontale Lage des Gipsbeins (Ausschalten der Hebelwirkung). Besonders wichtig ist dies beim Sitzen auf der Toilette (Abb. 65).

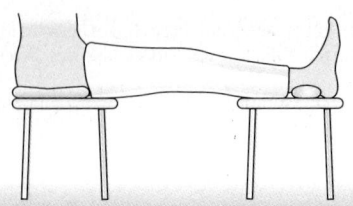

Abb. 65 Sitzen mit Kniehülse

➤ **Armtraggurt über Schulter:**
  – Den Armtraggurt sollte man *nur* unter der Bedingung der Schultermobilisation erlauben. Ein Verbot ist nicht gerechtfertigt; der Patient trägt sonst den Arm mit Gips in der gleichen Position wie im Traggurt mit der gesunden Hand und ist dadurch noch stärker immobil.
  – Das Armgewicht ist wesentlich angenehmer zu tragen, wenn der Gurt von hinten über die Schulter gelegt wird (Abb. 66); um den Nacken gelegt, schneidet der Gurt ein. Auch mit über die Schulter gelegtem Gurt ist Schulterpendeln möglich.

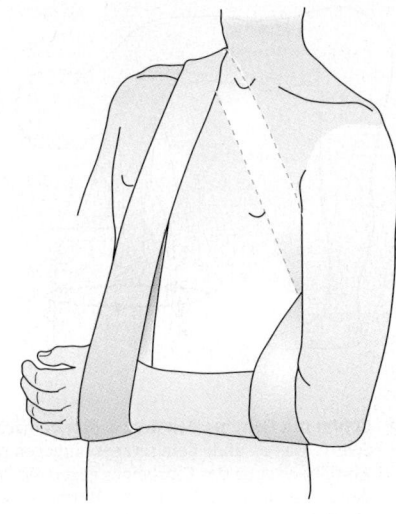

Abb. 66 Anlegen des Armtragegurtes

➤ **Mobilisation obere Extremität:**
  – Stündlich jeweils 5 Minuten den aktiven Faustschluß und das Strecken aller
    freien Finger üben.
  – Täglich mehrmals das Schultergelenk der betroffenen Seite in vollem Umfang
    durchbewegen:
    • Kreisen vorn und seitlich.
    • Die Hand zu Hinterhaupt und Nacken führen (Kämmen der Haare).
    • Die Hand von unten zwischen die Schulterblätter legen (Kratzen des Rük-
      kens).
➤ **Schultermobilisation nach Trauma:** Die Schultermobilisation kann mit aktiven
  oder passiven Übungen durchgeführt werden. Eine schmerzarme Frühmobilisa-
  tion gelingt am ehesten mit hängendem Arm (passive Übung).
  – Durchführung der passiven Übung:
    • Abstützen auf einer kniehohen stabilen Unterlage (z. B. Stuhl).
    • Den betroffenen Arm hängen lassen (evtl. Armtraggurt) und die Schulter
      möglichst tief senken (Abb. 67).
    • Kreisende Schwingbewegungen ausführen; so ist ohne schmerzhafte Ak-
      tivierung der Schultermuskulatur eine Mobilisation in recht großem Um-
      fang möglich.
    • Je tiefer die Schulter abgesenkt ist, desto mehr wird der Oberarm abdu-
      ziert.
    • Noch größere Mobilisation im gleichen Sinn erreicht man durch Übungen
      in Bauchlage auf einem Tisch oder einer Untersuchungsliege.
  – Durchführung der aktiven Übung:
    • Mit den Fingern der betroffenen Seite an der Wand möglichst hoch klet-
      tern.

Hinweise für den Patienten

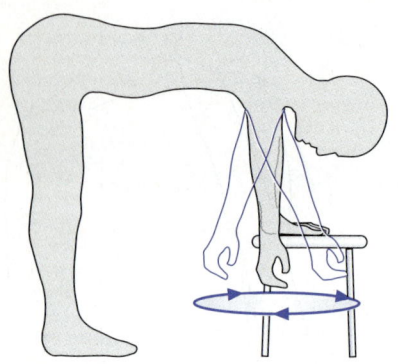

Abb. 67   Schulterpendeln

➤ **Gehen mit Gehgips:** Mit dem Gipsbein macht der Patient einen normal langen Schritt. Das gesunde Bein setzt er hingegen nur kurz vor dem Gips ab. So ist die Abrollbewegung des Gipsbeines gegen die Zehenpartie nur kurz, diese berührt den Boden nicht. Im Bereich der Hüftgelenke sind die Bewegungen beim Gehen physiologisch (s. S. 55, Merkblatt Gehgips).

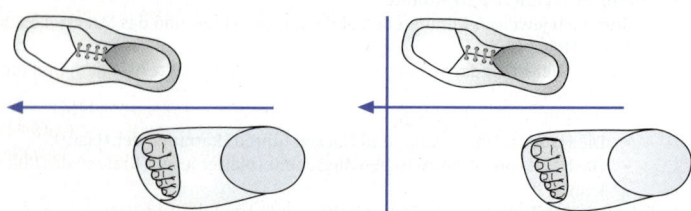

Abb. 68   Gangschema mit Gehgips

Muskeltraining

➤ **Vorbemerkung:**
  – Die Rehabilitation beginnt direkt nach der Erstversorgung; daher ist bei bettlägerigen Patienten auf eine ausreichende Muskelaktivierung zu achten.
  – Nach der Liegezeit werden meist neben einem kräftigen Standbein zwei kräftige Arme als Stütze benötigt (Stöcke). Deshalb sollten durch Gips oder Extension immobilisierte Patienten unter Anleitung ein möglichst ausgedehntes Muskeltraining aller nicht betroffenen Körperpartien betreiben.

➤ **Ziele:**
  – Thrombose- und Pneumonieprophylaxe (vor allem bei älteren Patienten).
  – Erhaltung funktionstüchtiger Muskulatur.
➤ **Übungsvorschläge im Bett:**
  – *Armübungen:*
    • Die Arme seitlich neben den Körper auf die Matratze drücken.
    • Die Arme gestreckt bis über den Kopf anheben, dabei tief einatmen. Dann die Arme langsam absenken und dabei vollständig ausatmen.
    • Die Arme seitlich soweit wie möglich über den Körper kreisen.
  – *Kraftübungen für die Arme mit einer Hantel oder einem schweren Buch:*
    • Hantel oder Buch seitlich hochheben.
    • Hantel oder Buch senkrecht hochheben.
    • Mit leicht angehobenen Oberarmen die Unterarme parallel zum Körper heben und senken.
  – *Fußübungen:*
    • Den Fuß im Sprunggelenk abwechselnd maximal strecken und beugen.
    • Den Fuß im Sprunggelenk kreisen.
    • Mit den Zehen spielen.
  – *Beinübungen mit Helfer:*
    • Der Helfer drückt den gesunden Unterschenkel auf die Matratze. Der Patient richtet den Oberkörper zum Sitzen auf und senkt ihn langsam wieder ab. Die Hände können entweder über den Kopf oder über der Brust gehalten werden.
    • Der Patient hebt den Oberschenkel und winkelt das Knie an. Der Helfer hält den Fuß von unten, der Patient stößt den Helfer weg.
  – *Beinübungen ohne Helfer:*
    • Gegen das Bettfußteil oder eine Kiste im Bett stoßen.
    • Das gestreckte Bein langsam bis zur Senkrechten anheben, das Knie beugen und wieder strecken, dann das Bein langsam wieder ablegen.
    • Das Knie auf die Matratze drücken, das Gesäß zusammenpressen und die Patella hochziehen, kurz angespannt halten, dann die Spannung langsam nachlassen.

◧ Nach jeder Ruhigstellung bestehen Bewegungseinschränkungen, denen der Patient unter *krankengymnastischer Anleitung* entgegenwirken muß.

Verbandformen

Bindenverbände

➤ Für viele Verbände werden moderne Grundmaterialien verwendet: Schlauchmull = Schlauchgaze, elastische Pflasterbinden usw.
➤ Die wenigen klassischen Verbände wie Desault-Verband, Zinkleimverband, Stützverband des Sprunggelenks werden nach alter Schule hergestellt.
➤ Die Breite des Bindenkopfes = Bindenbreite entspricht in der Regel dem dünneren Durchmesser der Extremität.

Pflasterverbände

➤ Vor Anlegen von Pflasterverbänden ist die Haut mit Benzin zu entfetten. Eine Rasur ist nur bei extrem starker Behaarung erforderlich.
➤ Eine dünn aufgetragene Schicht Tinct. Benzoe (Pharmacopoe 5) oder Sprühkleber verbessert die Haftung und vermindert Hautüberempfindlichkeit auf Pflasterklebstoffe.
➤ Extensionsheftpflaster muß in der Längsrichtung starr, in der Breite sollte es elastisch sein. Heftpflaster, das einen zu starken Zug ausübt, kann zu Hautreaktionen wie einer Rötung bis hin zur Blasenbildung führen.

Tapes

➤ **Vorbemerkung:** Tapeverbände haben zwei Funktionen:
  – Prophylaktische Funktion.
  – Therapeutische Funktion.
➤ **Prophylaktischer Verband:**
  – Schützt, stützt und entlastet selektiv.
  – Führt Bewegungen, aber vermindert Extrembewegungen.
  – Gibt Stabilität bei optimaler Mobilität.
➤ **Therapeutischer Verband:**
  – Erlaubt funktionelle Behandlung.
  – Minimiert unerwünschte Begleiterscheinungen der totalen Ruhigstellung.
  – Vermindert heilungsstörende Bewegungen bei gezielter Ruhigstellung.
  – Verlangt regelmäßige Kontrollen, damit er bei Lockerung gewechselt werden kann.
◙ *Tip:*Die Hersteller der Tape-Materialien und der Fachhandel bieten ein ausführliches Literaturangebot an (s. S. 274/275).

Gelenkschienen

> ➤ **Synonym:** Braces.
> ➤ **Ziel:** Eine aggressivere Rehabilitation unter Schutz nach konservativer oder operativer Behandlung von Kapsel-Band-Verletzungen und stabilen Knöchelbrüchen.
> ➤ **Typen:**
>   - *Prophylaktische Braces:* Sie dienen der Vorbeugung von Verletzungen insbesondere des Außenbandapparates am oberen Sprunggelenk und des medialen Seitenbandes am Kniegelenk.
>   - *Postoperative/rehabilitative Braces:* Sie dienen dem Schutz des Kapselbandapparates oder eines Transplantates vor einwirkenden Muskelkräften in der postoperativen Phase bei fixiertem Winkel oder limitiertem Bewegungsausmaß.
>   - *Funktionelle Braces:* Sie dienen zur mechanischen Stabilisierung des betroffenen Gelenkes mit kontrollierter Gelenkführung bei vollem Bewegungsausmaß.
> ➤ **Brace-Formen:**
>   - *Knie:*
>   • Scharnier-Schienen-Riemen-Typ.
>   • Scharnier-Schienen-Schalen-Typ.
>   - *OSG:* rigide (starre) und semirigide (funktionelle) Schienen.
> ➤ **Funktion:**
>   - Vermeidung von Atrophie und Tonusminderung.
>   - Vermeidung von Immobilisierungsschäden.
>   - Konditionierung der Muskulatur und der Funktionskreise.

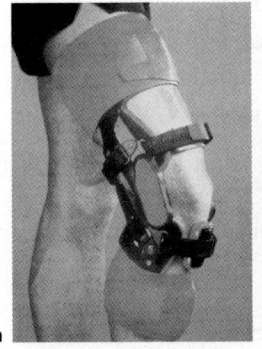 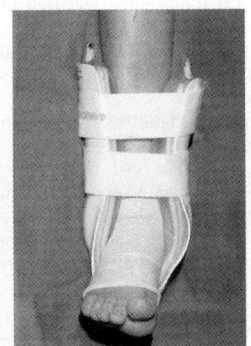

a   b

Abb. 69 a, b
a Beispiel einer Kniegelenksorthese
b Beispiel einer Orthese des OSG

- – Isometrie, propriozeptive neuromuskuläre Faziliatation (PNF), Antagonisten-Kontraktion, passives statisches Dehnen des Zielmuskels.
- – Am OSG: Peroneal-/Pronatorentraining.
➤ **Probleme:**
  - – Alle Knie-Orthesen tendieren dazu, nach unten zu wandern; hieraus resultiert eine Störung der Kniebewegung.
  - – Elastizität der Halterung.
  - – Die Anpassung an die Beinachse bereitet häufig Probleme.
  - – Bei fixiertem Winkel ist eine Bewegung im Knie-Brace bis zu + 18 Grad Extension möglich.
  - – Rigide Braces am OSG führen zu einem unphysiologischen Abrollverhalten.
  - – Druckstellen- oder Waschhautentwicklung bei fehlendem Strumpf durch direkten Kunststoffkontakt.

Schalenförmige Fixation zur konservativen-funktionellen Behandlung bei Schaftbrüchen an Ober-/Unterarm und Unterschenkel

➤ **Indikation:** Im Rahmen der konservativen Behandlung von unverschobenen Schaftfrakturen kann nach 2 – 3 Wochen Gips auf Kunststoffschienen gewechselt werden, die mit Klettverschlüssen anpaßbar sind.
➤ **Konzept:**
  - – Hydrostatische Funktion der Muskulatur im Brace. Hierfür ist eine aktive Einbeziehung der Muskeln erforderlich.
  - – Freie Beweglichkeit der angrenzenden Gelenke.
  - – Belastung bis zur Schmerzgrenze.
➤ **Besonderheiten:**
  - – Beim Oberarm-Brace sollte initial ein Tragegurt mit Schlaufe um den distalen Unterarm zur Vermeidung einer Deviation angebracht werden.
➤ **Probleme:**
  - – Mangelnde Kenntnisse über Handhabung (Anleitung!).
  - – Compliance des Patienten.
➤ **Kontraindikationen:**
  - – Fehlender oder nicht aktivierbarer Muskeltonus.
  - – Diastase im Röntgenbild.
➤ **Muskelfunktion:**
  - – Vermeidung von Atrophie und Tonusminderung:
    - • Isometrie, propriozeptive neuromuskuläre Faziliatation (PNF), Antagonistenkontraktion, passives statisches Dehnen des Zielmuskels.
    - • Konditionierung der Muskulatur, Funktionskreise.
    - • Am OSG: Peroneal-/Pronatorentraining.

Weitere Orthesen

➤ Zervikalstütze, Schanzsche Krawatte, 3 Punkt-Korsett etc. sind im Fachhandel erhältlich.

Grundsätzliches

➤ **Prinzip:** Der Muskeltonus bewirkt bei Frakturen mit verschobenen Fragmenten eine Verkürzung. Zug in achsen- und rotationsrichtiger Stellung führt durch Neutralisation des Muskelzuges (Tonus) zur Reposition.
➤ **Definition:** Ruhigstellung in geeigneter Lagerung unter Dauerzug.
➤ **Voraussetzungen:**
   – Zug ist nur möglich bei gleichzeitigem Gegenzug:
      • Das Kopf- oder Fußende des Bettes muß hochgestellt werden, so daß der Körper Gegenzug ausüben kann (s. Abb. 286, S. 258).
   – Freihängende Gewichte an langen Schnurzügen sind bei allen Extensionen Voraussetzung für minimale Drahtrotation und Achsenabweichungen bei Bewegungen. Die Zuggröße bleibt so immer konstant.
➤ Faustregel Extensionsgewichte für Erwachsene:
   – Unterschenkelextension: Zug mit ca. 5 % des Körpergewichtes (in der Regel 3 – 4 kg).
   – Oberschenkelextension: Zug mit ca. 10 % des Körpergewichtes (in der Regel 8 – 10 kg).
➤ Zu den einzelnen Extensionen s. S. 256 – 268.

Indikationen

➤ Präoperativ, wenn eine sofortige Osteosynthese nicht möglich ist.
➤ Bei instabilen Frakturen, die sich in Gips nicht retinieren lassen, aber nicht primär operativ versorgt werden sollen.
➤ Als Dauerzug, bis eine Fraktur „gefaßt" hat (federnder Kallus). Dann wird auf Gips oder Kunststoffixation gewechselt.

Systeme zur Extension

➤ **Grundsätzliches:** Eine Extension kann über den Weichteilmantel oder direkt am Knochen über ein transossär eingeführtes System ausgeführt werden.
   – Zug über den Weichteilmantel:
      • Heftpflasterextension (Frakturen bei Kleinkindern).
      • Extension über ein schaumgummibeschichtetes Band (oft präoperativ, z. B. bei Schenkelhalsfraktur).
   – Zug direkt am Knochen:
      • Kirschner-Draht mit Spannbügelvorrichtung.
      • Steinmann-Nagel mit Bügel oder Rollen.
      • Schraubenextension.
      • Crutchfield-Klammer.
➤ **Prinzip:**
   – *Kirschner-Draht:* Es handelt sich um einen Draht mit 1,8 – 2,0 mm Durchmesser, der nach dem Einbohren in einen Bügel gespannt wird. Der Zug erfolgt an diesem Bügel. Der Kirschner-Draht hat den Vorteil, daß er wenig traumatisierend ist, der Bügel kann bei der Reposition der Fraktur als Griff dienen. Nachteilig ist, daß der Draht eingebohrt werden muß, was das Zielen schwierig macht; außerdem disloziert der Draht leicht im Knochen und verursacht häufiger Infektionen.

– *Steinmann-Nagel:* Hierbei handelt es sich um einen dicken Nagel (Durchmesser 3,5 – 5,0 mm) mit scharfgeschliffener Spitze, der Zug erfolgt direkt am Nagel. Vorteilhaft beim Steinmann-Nagel ist, daß das Einführen ohne Motor durch Drehen in einem Handgriff oder durch Hammerschläge erfolgen kann, was das Zielen einfacher macht. Der Nagel disloziert auch selten. Nachteilig ist der dickere Fremdkörper.

Anlegen der Extension

➤ **Vorbemerkung:** Eine Extension mit gleichzeitiger Reposition sollte in Allgemeinanästhesie ausgeführt werden. Bei Erwachsenen oder größeren Kindern ist eine Lokalanästhesie meist ausreichend.
➤ **Durchführung:**
  – Die Extremität wird auf eine vorbereitete Schiene gelagert (S. 256).
  – Das Einbohren erfolgt unter Operationsbedingungen, d. h. Hautdesinfektion, Abdeckung und sterile Handschuhe sind erforderlich.
  – Eine Hilfsperson fixiert die Extremität distal in der richtigen Position mit Extensionsgriff (S. 26) und beobachtet die Lage des Drahtes oder Nagels in einer Ebene.

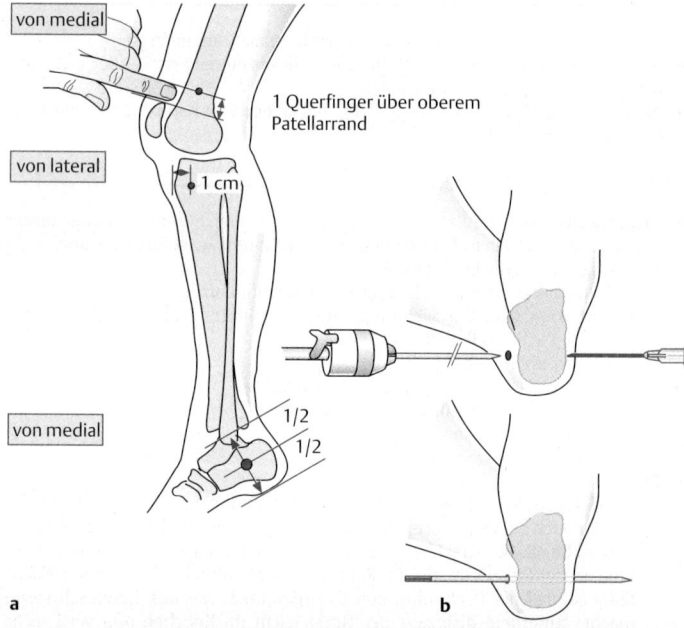

von medial

1 Querfinger über oberem
Patellarrand

von lateral

1 cm

von medial

1/2
1/2

a

b

Abb. 70 a, b   Klassische Einführungsstellen und -richtung von Extensionsdraht/-nagel an der unteren Extremität. b Siehe Tip S. 65

- Der Einstich nach Stichinzision erfolgt auf der Seite der gefährdeten Weichteile (Verlauf von Gefäßen oder Nerven), Abb. 70 Beispiel untere Extremität.
- ◙ *Tip:* Anästhesie zuerst medial dann lateral, Kanüle stecken lassen und mit dem Draht oder Nagel auf die Kanüle zielen (Abb. 70 b).
- Der Kirschner-Draht bzw. der Steinmann-Nagel wird bis zum Kontakt mit der Kortikalis eingeführt.
- Unter Zielen auf die geplante Austrittsstelle wird der Kirschner-Draht mit leichtem Druck motorisch durchgebohrt, der Steinmann-Nagel durch Drehen der scharfen Spitze oder durch Schläge mit dem Hammer durch den Knochen getrieben. Für die korrekte Lage muß der Widerstand der ersten und der zweiten Kortikalis deutlich spürbar sein.
- Auf der Gegenseite ist eine Stichinzision erforderlich, sobald die Nagelspitze die Haut vorwölbt.
- Ein- und Austrittsstelle werden desinfiziert und steril abgedeckt.
- Die Spannvorrichtung wird montiert; beim Kirschner-Draht wird der Bügel angebracht und festgeschraubt, beim Steinmann-Nagel werden Rollen aufgeschraubt und die scharfe Nagelspitze mit Kork oder Plastikkappe geschützt. Anschließend wird die Spannschnur angebracht und das Gewicht angehängt.
➤ **Gefahren:**
- Heftpflaster: Allergien, Spannungsblasen bei starkem Zug, Aufrollen des Materials (Strangulation).
- Draht: Verletzungen beim Bohren (Gefäße, Nerven, Epiphysenfuge). Infekte des Bohrkanals. Druckstellen nach Rutschen des Drahtes oder Nagels.
- Perforation der Kniegelenkskapsel.
- Hitzeschäden durch hohe Drehzahl.
➤ **Anlegen spezieller Extensionen:** siehe im roten Teil.

Beobachtung und Kontrollen

➤ Der Zug muß genau in Achsenrichtung erfolgen.
➤ Die Gewichte genau nach Verordnung montieren, immer freischwebend, nie aufstehend oder anschlagend.
➤ Aufliegen von Bettüchern/Decken verhindern (S. 257).
➤ Einen Gewichthalter montieren (vor allem wichtig für den Transport).
➤ Rotationskontrolle. (Bei Unterschenkelfraktur mit Schnur: 2. Zehe-Patella-Spina iliaca (Abb. 36 b S. 32/Abb. 285, S. 257).
➤ Aufliegen der Ferse auf dem Polster verhindern.
➤ Durchblutung, Sensibilität und Motorik wie nach dem Gipsen regelmäßig kontrollieren.
➤ Ein- und Austrittsstelle des Drahtes oder Nagels regelmäßig auf Infektionszeichen kontrollieren.
➤ Der Unterschenkel soll möglichst frei liegen, nicht mit Bandagen festgebunden sein (Druck auf Tibiakante); der Fuß nicht mit Socken überdeckt; Hautkontrollen müssen jederzeit möglich sein.
➤ Spannungsblasen sind eine mögliche Eintrittspforte für Infektionen, daher steril abdecken, evtl. Alkoholumschläge auflegen.
➤ Rücken- bzw. Kopfteil des Bettes möglichst flach. Gefahr beim Hochstellen: Druck gegen Extensionsschiene, bei alten Patienten Stauungspneumonie, Beckenvenenthrombose.
➤ Tägliche Übungsbehandlung aller nicht fixierten Gelenke und Extremitäten (s. S. 59).

◉ *Merke*: Nur wenn die Indikationsstellung, die Installation, die Überwachung und die Pflege kunstgerecht erfolgen, führt die Extensionsbehandlung zu guten Resultaten. Unter Extensionsbehandlung ist eine *wöchentliche Röntgenkontrolle* in zwei Ebenen erforderlich. Bei Erwachsenen die Hyperdistraktion oder Diastase unbedingt vermeiden!

◉ *Tricks:*
- Bei Drahtextensionen: Sicherung gegen Verrutschen des Drahtes. Flachen Wundverband um den Draht legen, darauf zweilagiges Moltonstück, ca. 8 × 10 cm.
- Mit Longuettenstücken Widerlager zwischen Polster und Bügel anmodellieren.

Prinzipien der frühfunktionellen Therapie

➤ **Koordination von Funktionsabläufen:**
  - Erhöhung des Muskeltonus.
  - Vermeidung von Kapselschrumpfung, Knorpelatrophie und konsekutiver Bewegungseinschränkung.
  - Aktive Thromboseprophylaxe.

➤ **Dynamische Muskelschienung:**
  - Am Oberarm durch Bizeps, Trizeps, Deltoideus.
  - Am Unterarm durch Extensoren und Flexoren.
  - Am Unterschenkel durch Gastrocnemius und Tibialis anterior.
  - Bewegung aller nicht fixierten Gelenke.
  - Ausübung von Co-Kontraktionen durch Diagonaltechnik mit Aktivierung der Muskelgruppe, daraus resultiert eine bessere Vaskularisation.

➤ **Passive Bewegungsschienen:**
  - Kontinuierliche Bewegung auf motorisierten Schienen zur:
    • Erhaltung der Gleitfunktion.
    • Vermeidung von Verklebung.
    • Steigerung der Knorpeldurchblutung.
  - Bei begleitenden Schmerzen evtl. Periduralkatheter.
  - Keine zirkulären Verbände über zu bewegenden Gelenken, dies führt zu Schnüreffekten und Abrasionen.

➤ **Aktive Bewegungsschienen:**
  - Einsatz der Strecker und Beuger zur Tonussteigerung unter Nutzung der Gelenkfunktion.
  - Haltearbeit durch Widerstände mittels Gewichten.
  - Fahrradergometer mit niedrigen Widerständen.
  - Schwimmen zur Erhöhung der Flexibilität und der Gewebeelastizität.

Frühfunktionelle Frakturbehandlung

➤ **Ziel:** Stabilität, Durchblutung und Fragmentkontakt gelten als wesentliche Kriterien der Frakturheilung. Von diesen 3 Faktoren wird der Stabilität eine besondere Position zugeschrieben, da man sie als Grundvoraussetzung ansieht.

➤ **Prinzip:** Das Funktionstraining kann den Knochenstoffwechsel und das Heilungsvermögen entscheidend beeinflussen:
  - Jeder arbeitende Muskel zieht arterielles Blut an und preßt es bei der Kontraktur venös aus. Ruht der Muskel längere Zeit, so fehlt diese Pumpfunktion, der Blutfluß wird geringer und es kommt zu venösen Stasen mit der Gefahr von Thrombosen.
  - Durch die venöse Druckerhöhung kann ein stärkerer extrazellulärer Fluß im Knochen nachgewiesen werden. Hieraus resultiert ein größerer periostaler und endostaler Umbau sowie verstärkte Knochenneubildung.

➤ **Bedeutung der Durchblutung für die Knochenneubildung:**
  - Das Blut transportiert nutritive Substanzen zur Frakturstelle und Stoffwechselprodukte von ihr weg.
  - Unter ausreichender Durchblutung werden mehr Fibrozyten zu Osteoplasten umgewandelt. Die Kalkeinlagerung wird ermöglicht und neuer Knochen kann entstehen.

- Unter Funktionstraining tritt eine deutliche Zunahme der Kapillarzahl und der Tätigkeit von Osteoplasten und -klasten ein. Die biologische Maschinerie zur Kallusbildung zeigt eine höhere Aktivität.
- Die periostale Heilung ist wesentlich von den umgebenden Weichteilen, vor allem von der Muskulatur abhängig. Sind diese ischämisch, verzögert sich die Revaskularisation und damit die Frakturheilung erheblich.

➤ **Auswirkungen der frühfunktionellen Therapie:**
- Die Kallusbildung ist damit quantitativ und qualitativ deutlich besser im Vergleich zu immobilisierten Frakturzonen.

➤ **Prinzipien der frühfunktionell-konservativen Frakturbehandlung:**
- Biochemische Mediatoren wie Prostaglandine (PGE2), Morphogene und Wachstumsfaktoren werden im Frakurexsudat durch Belastung des Bruches stimuliert. Dies wiederum resultiert in einer stabileren Kallusformation.
- Eine Immobilisierung sollte in der schmerzhaften posttraumatischen Phase erfolgen; danach bringt sie jedoch mehr Nachteile als Vorteile, und die Funktion des traumatisierten Extremitätenabschnittes sollte so früh wie möglich forciert werden.
- Die ruhiggestellte Extremität muß immer bis an die Schmerzgrenze beansprucht werden; an der unteren Extremität bedeutet dies frühzeitige Belastung.
- Minibewegungen der Gelenke und Fragmente sind auch im gut sitzenden Gips möglich, die Fragmente pendeln sozusagen um eine physiologische Achse; dabei sind Valgus- und Varusausschläge von 2–8 Grad und Rotationsbewegungen bis zu 10 Grad möglich.
- Ungünstige Bewegungen der Fragmente sind allerdings zu vermeiden:
  • Keine Außenrotationen bei Frakturen am Humerusschaft.
  • Keine Drehbewegungen bei Unterarmfrakturen.
  • Keine Abduktion und Rotation bei medialen Schenkelhalsfrakturen.
  • Keine Hebelbewegungen bei Unterschenkelfrakturen.
- Der Einsatz der Motorschiene erfolgt frühzeitig, um Immobilisierungsschäden durch ein proprizeptives und sensorisches Feed-Back vorzubeugen. Die Gelenkbeweglichkeit nimmt zu, Gelenkergüsse und Wundödeme nehmen ab. Bei intraartikulären Frakturen kommt es sogar zu einem modellierenden Effekt.
- Alle nicht fixierten Gelenke sind in die Bewegungsübungen einzubeziehen.

➤ **Zusammenfassung:**
- Immobilisierung über die posttraumatische Schmerzhaftigkeit hinaus ist unnatürlich!
- Schonung und Entlastung führen zu einer verzögerten Frakturheilung.
- Frühzeitige Funktion fördert dagegen nicht nur die lokalen Heilungsvorgänge, sondern bedeutet eigentlich Aktivität wie auch Leben und ist damit im weitesten Sinne von vitalem Interesse.

Vorgehen

➤ Ausschluß einer primären Nerven- und Gefäßverletzung durch Prüfen von
  – peripherem Puls,
  – Sensibilität,
  – Motorik.
➤ Röntgenkontrolle vor Reposition zum Ausschluß einer begleitenden Intraartikulären Fraktur.
◙ *Ausnahme:* Luxationsfraktur des OSG, hier muß zur umgehenden Entlastung des Weichteilmantels sofort reponiert werden.
➤ Abruptes Ziehen, Drehen oder Adduzieren muß vermieden werden.
➤ Die Reposition darf nie erzwungen werden.
➤ Nach erfolgter Reposition radiologische Stellungskontrolle in beiden Ebenen.
➤ Nach erfolgter Reposition nochmalige Überprüfung von Durchblutung, Sensibilität und Motorik.

Luxationsformen

➤ Subluxation (z.B. Schulter, Kniescheibe).
➤ Luxation (z.B. Schulter, Kniegelenk, Hüfte).
➤ Luxationsfrakturen (z.B. Ellenbogen, Knie, Wirbelsäule, Acetabulum).

Behandlungsindikationen *(Seitentext)*

Behandlungsindikationen (Tabelle 1)

Tabelle 1

überwiegend konservativ	überwiegend operativ
Kinder	
alle reponiblen und retinierbaren Frakturen	Epiphysenfrakturen intraartikuläre Frakturen mit Stufe irreponible Frakturen Frakturen mit Gefäß-/Nervenbeteiligung offene Frakturen
Erwachsene	
Fissuren, Infraktionen Frakturen ohne Dislokation Claviculafraktur Schulterblattfraktur ohne Gelenkbeteiligung unverschobene Humeruskopffraktur Humerusschaftfraktur unverschobene distale Unterarmfraktur unverschobene und reponible distale Radiusfraktur Fingerfrakturen ohne Rotationsfehler unverschobene Tibiafraktur isolierte Fibulaschaftfraktur stabile OSG-Fraktur unverschobene Fersenbeinfraktur unverschobene Fußwurzelfraktur unverschobene Mittelfußbrüche Zehenfrakturen Rippenfrakturen Wirbelfrakturen mit intakter Hinterkante, ohne Neurologie	irreponible Frakturen offene Frakturen Frakturen mit Gefäß-/Nervenbeteiligung Frakturen mit Gelenkbeteiligung oder Stufe Frakturen der langen Röhrenknochen Pathologische Frakturen Frakturen in gleicher Höhe an Unterarm und Unterschenkel verschobene Mehrsegment-Frakturen des Oberarmkopfes Abrißfrakturen mit Diastase distale intraartikuläre Radiusfraktur Frakturen mit Kompressionsdefekten oder Höhenminderung (Tibiakopf, Calcaneus) Luxationsfrakturen instabile Wirbelfrakturen

Venenthrombose

➤ **Vorbemerkung:** Die Venenthrombose, v. a. die der tiefen Beinvenen, ist eine der häufigsten und gefährlichsten Komplikationen einer Ruhigstellung.

➤ **Pathogenese:**
  – Virchowsche Trias:
    • Endothelschädigung.
    • Stase oder Strömungsverlangsamung.
    • Erhöhte Gerinnungsneigung.
  – Trauma und/oder OP.
  – Allgemeine Risiken wie Schwangerschaft, Kontrazeptiva, Adipositas, Rauchen, Varikosis.
  ◨ *Cave:* Das individuelle Thromboserisiko eines Patienten kann nicht sicher vorhergesagt werden, bei Traumapatienten ist es allerdings sehr hoch (50 – 80 %).

➤ **Lokalisation:**
  – Thrombophlebitis der oberflächlichen Venen (v. a. der Beine).
  – Phlebothrombose, v. a. der tiefen Beinvenen. Diese ist wesentlich gefährlicher, 90 % aller Lungenarterienembolien gehen von Venen unterhalb des Zwerchfells aus.

➤ **Klinik:**
  – Anfangs geringe Beschwerden, wadenkrampfartige Beinschmerzen.
  – Im späteren Stadium schmerzhafte Anschwellung des Beines und Hartspann der Muskulatur.
  – Spätstadium (sog. postthrombotisches Syndrom): chronische Beinschwellung, evtl. Unterschenkelgeschwüre.

➤ **Diagnostik:**
  – Klinische Untersuchung.
  – Dopplersonographie.
  – Phlebographie.

➤ **Komplikationen:** Die am meisten gefürchtete Komplikation einer Thrombose ist die Lungenarterienembolie (LAE), die subklinisch verlaufen kann (bei kleinen Emboli) oder massiv mit z. T. letalem Ausgang (bei großen losgerissenen Thromben).

➤ **Prophylaxe:**
  – Physikalische Maßnahmen:
    • *Erhöhung des Bettfußendes* um 20 Grad: Dies wird als Hochlagerung vom Patienten kaum bemerkt, fördert aber den venösen Rückstrom deutlich.
    • *Kompression der Beine* durch elastische Binden oder besser durch gut angepaßte Kompressionsstrümpfe; im Einzelfall kann auch eine intermittierende pneumatische Wadenkompression durchgeführt werden.
    • *Aktives Durchbewegen* der Füße und Beine, im Idealfall 2- bis 4 stündlich am Tag.
    • *Frühmobilisation:* Hierbei ist das Tragen von Kompressionsstrümpfen notwendig, um orthostatische Blutdruckabfälle zu vermeiden.
    • *Atemtherapie:* Eine Verbesserung des venösen Rückstroms zum Herzen ist hierunter nachgewiesen.

– Medikamentöse Maßnahmen: Es stehen verschiedene Substanzen zur medikamentösen Thromboseprophylaxe zur Verfügung.
  - Konventionelles Heparin (3 × 5000 I.E.) Heparin pro Tag s.c.).
  - Niedermolekulare Heparine (Dosierung 1× pro Tag s.c. ausreichend).
  - 👁 *Cave:* Rückenmarksnahe Regionalanästhesien sind in engem zeitlichem Zusammenhang mit Heparingabe kontraindiziert, in diesem Falle die Prophylaxe am besten postoperativ beginnen.
  - Acetylsalicylsäure.
  - Orale Antikoagulantien (z.B. Cumarinpräparate), diese sind am ehesten für eine Langzeittherapie geeignet (siehe aber gesonderte Regelungen in Österreich und der Schweiz).
  - 👁 *Tip:* Unter Heparingabe sollten die Thrombozyten regelmäßig kontrolliert werden (in der ersten Woche alle 3 Tage, dann wöchentlich), da es zu einer heparininduzierten Thrombozytopenie kommen kann.
➤ **Anmerkung:** Die stationäre und ambulante Thromboseprophylaxe sollte immer nach den aktuellen Standards aktualisiert werden! (s.a. Mitteilung der Deutschen Gesellschaft für Chirurgie Heft 3/1995 und Deutsches Ärzteblatt 92, 1995.)

Weitere Komplikationen

➤ Siehe S. 1.

Ulnare Kollateralbandruptur (Ski-Daumen)

➤ **Formen:** siehe Abb. 71.

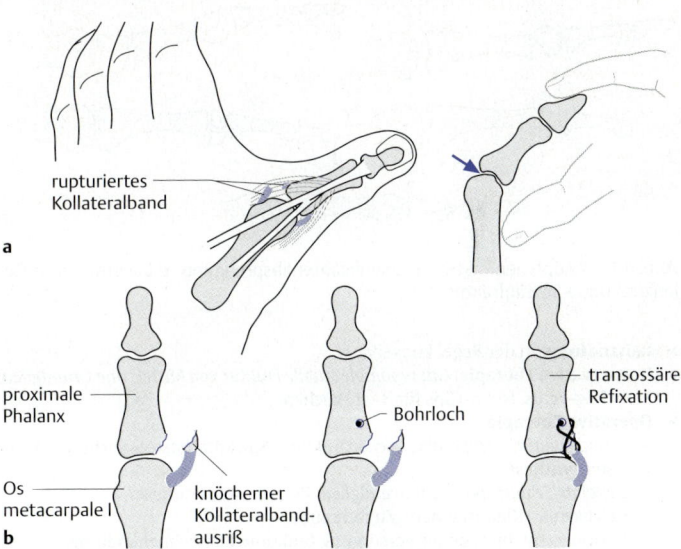

Abb. 71   Ulnare Kollateralbandruptur (Ski-Daumen)

➤ **Ursache:** Hyperabduktion des Daumens wie das Hängenbleiben am fixierten Skistock oder der forcierte Aufprall eines Balls beim Sport.
➤ **Pathomechanik:** Die ulnaren Anteile der Adduktorenaponeurose sind zwischen dem rupturierten Ende des Bandes und seiner Anheftungsstelle interponiert. Bei knöchernen Ausrissen kommt es häufig zu Dislokationen mit Verkippung des Fragmentes.
➤ **Diagnostik:**
  – Klinische Untersuchung mit seitendifferenter vermehrter Aufklappbarkeit ulnar im Daumengrundgelenk.
  – Sonographie mit einer Sensiblität von ca. 90 %.
  – Gehaltene Aufnahmen im Röntgen oder unter Bildverstärker.
➤ **Therapie:**
  – Naht oder transossäre Refixation aller ligamentären und knöchernen Bandausrisse.
  – Postoperativ: dorsoradiale Daumengipsschiene für 4 Wochen, Daumenmanschette, Soft cast.

Fraktur der Fingerglieder

➤ **Formen:** siehe Abb. 72 a – e.

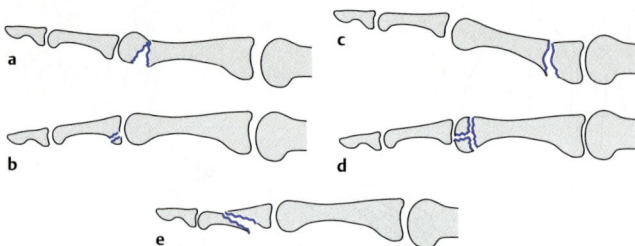

Abb. 72   a Köpfchenfraktur, b Gelenkkantenabsprengung, c Basisfraktur, d Gelenkfraktur, e Schrägfraktur

➤ **Behandlung:** In der Regel konservativ.
➤ **Konservative Therapie:** *Gut reponible stabile Fraktur von Mittel- und Grundglied:* Mehrfingergips, Iselin-Gips für 3 – 4 Wochen.
➤ **Operative Therapie:**
  – *Gelenkfraktur, irreponible Schaftfraktur:* Spickdrahtosteosynthese, Mini-Osteosynthese.
  – *Instabile Schaftfraktur am Grundglied:* Plattenosteosynthese.
  – *Gelenkstufe:* Kleinfragment-Zugschraube.
  – Postoperativ: bei stabiler Versorgung funktionelle Nachbehandlung.

Mittelhandfraktur

➤ **Formen:** Siehe Abb. 73.

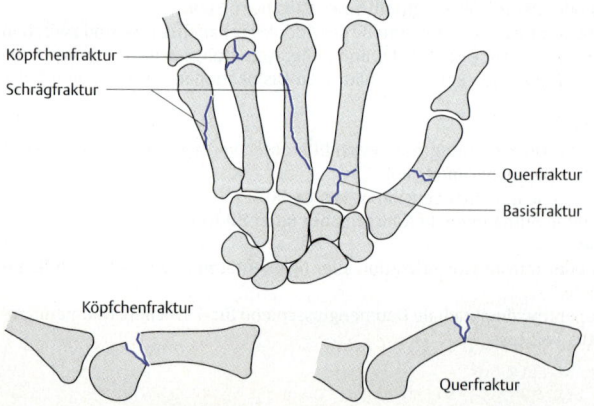

Abb. 73   Formen der Mittelhandfraktur

➤ **Behandlung:** In der Regel konservativ.
➤ **Konservative Therapie:**
   – *Isolierte Schaftfraktur:* Mehrfingergipsschiene dorsal oder palmar für 4 – 6 Wochen.
   – *Dislozierte Schaftfraktur:* Iselin-Gips für 4 Wochen.
   – *Eingekeilte Köpfchenfraktur:* Funktionelle Behandlung.
   – *Fraktur des Köpfchens des V. Mittelhandknochens:* Gipsschiene, Iselingips für 4 Wochen.
➤ **Operative Therapie:** Plattenosteosynthese, Schrauben- oder Spickdrahtosteo-synthese.
   – Indikationen:
      • Frakturen mehrerer Mittelhandknochen.
      • Intraartikuläre Frakturen.
      • Repositionshindernisse.

Basisfraktur I. Mittelhandknochen

➤ **Formen:** Siehe Abb. 74 a – c.

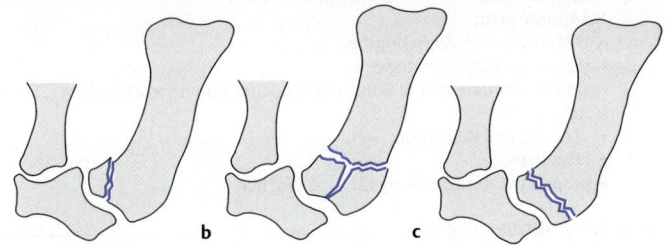

Abb. 74   a Bennett-Fraktur, b Rolando-Fraktur (Y- oder T-Fraktur), c extraartikuläre Basisfraktur (Winterstein)

➤ **Behandlung:** In der Regel operativ.
➤ **Konservative Therapie:** *Undislozierte Fraktur:* Daumengipsschiene in Abduktion und Opposition für 4 – 6 Wochen.
➤ **Operative Therapie:**
   – *Bennett-Fraktur:* Verschraubung, Spickdrahtosteosynthese.
   – *Rolando-Fraktur, Winterstein-Fraktur:* Zugschrauben, T-Platte.

Fingerluxation

➤ **Formen:** Es existieren verschiedene Luxationsformen (s. Abb. 75 a – e)
➤ **Behandlung:** In der Regel konservativ.
➤ **Konservative Therapie:**
   – *Stabile Luxation:* Iselin-Gips für 3 Wochen.
   – *Daumen-Grund- und Endgelenkluxation:* Daumengipsschiene oder Daumenrinne für 3 Wochen.
   – bei Endgliedluxationen evtl. Stack-Schiene für 3 Wochen.

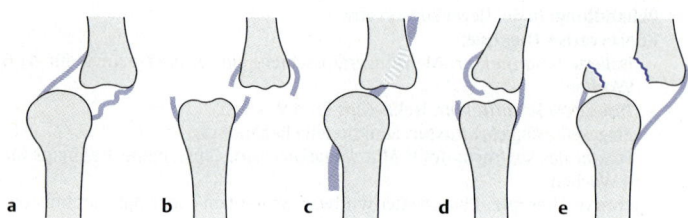

Abb. 75   a Dorsale Luxation, b seitliche Luxation, c Sehneninterposition, d Band-interposition, e Luxationsfraktur

➤ **Operative Therapie:**
   – *Instabile Luxation:*
      • Transossäre Refixation.
      • Spickdrahttransfixation.
      • Repositionshindernis: Offene Reposition.
   – *Luxationsfraktur:*
      • Kleinfragment-Zugschraube.
      • Spickdrahtosteosynthese.
   – *Instabile Luxation, ulnare Bandverletzung am Daumengrundgelenk („Skidaumen"),* s. S. 73.
      • Transossäre Refixation.
      • Bandnaht.
   – Postoperativ: Ruhigstellung für 4 – 6 Wochen.

Strecksehnenverletzung

➤ **Formen:** Siehe Abb. 76 a – d.

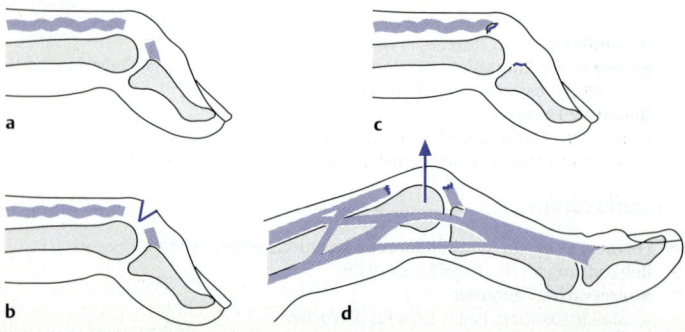

Abb. 76   Strecksehnenverletzungen.
a Geschlossene Ruptur, b offene Durchtrennung, c knöcherner Ausriß, d Knopf-lochdeformität

➤ **Behandlung:**
  – Bei *geschlossener Strecksehnenruptur am Endgelenk* in der Regel konservativ.
  – Bei *offenen Verletzungen und Rupturen über dem Mittelgelenk* in der Regel operativ.
➤ **Konservative Therapie:**
  – *Geschlossene Ruptur und gut reponibler knöcherner Ausriß am Endgelenk:* Stacksche Schiene für 5–6 Wochen.
➤ **Operative Therapie:**
  – *Geschlossene und offene Verletzung:* Sehnennaht nach Kleinert.
  – *Knöcherner Ausriß:* Drahtnaht, Kleinfragment-Zugschraube oder Spickdraht mit Transfixation.
  – Postoperativ: Palmare Gipsschiene in Intrinsic-Plus-Stellung für 4–5 Wochen mit gleichzeitiger dynamischer Schienung des betroffenen Fingers nach Kleinert (s. S. 167, Abb. 182).

Beugesehnenverletzungen

➤ **Formen:** Wichtig für die operative Versorgung ist die Lokalisation der Verletzung hinsichtlich der Sehnenscheiden, s. Abb. 77.

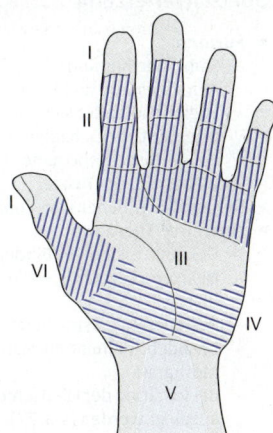

Abb. 77   Lokalisation der Sehnenscheiden auf der Palmarseite der Hand

➤ **Behandlung:** Operativ.
➤ **Operative Therapie:**
  – *Glatte Verletzung, saubere Wundverhältnisse:* Sehnennaht nach Kessler, Bunnell oder Lengemann.
  – *Durchtrennung des Sehnenansatzes:* Reinsertion durch Ausziehnaht.
  – *Ungünstige Wundverhältnisse:* Sekundäre Rekonstruktion.
  ☑ *Cave:* In schraffierten Zonen erhöhte Verwachsungsgefahr, daher Primärnaht nur durch besonders erfahrenen Operateur.
  – Postoperativ: Mehrfingergipsschiene für 3–4 Wochen, nach Kessler-Naht dynamische Schienung nach Kleinert für 3–4 Wochen.

Nervenverletzungen

➤ **Formen:**
- *Neurapraxie:* Leitungsunterbrechung ohne anatomische Veränderung.
- *Axonotmesis:* Axonunterbrechung mit Erhaltung des Hüllgewebes.
- *Neurotmesis:* Durchtrennung aller Strukturen.
➤ **Behandlung:**
- Bei Neurapraxie und Axonotmesis in der Regel konservativ.
- Bei Neurotmesis stets operativ.
➤ **Konservative Therapie:**
- *Neurapraxie oder Axonotmesis:*
  • Ruhigstellung in Funktionsstellung bis zur Wiederkehr der Funktion.
  • Elektrotherapie und passive Bewegungsübungen.
➤ **Operative Therapie:**
- *Neurotmesis:* Mikroskopische perineurale faszikuläre Naht.
- *Ausbleiben der Regeneration bei Neurapraxie oder Axonotmesis:* Neurolyse.
- Postoperativ: Gips in Funktionsstellung bis zur Wundheilung, in der Regel für 3 Wochen.

Quetschverletzung

➤ **Formen:**
- Sämtliche Kombinationen von Verletzungen an Haut, Nerven, Gefäßen, Sehnen, Gelenken und Knochen sind möglich.
- Begleitend findet sich meist ein erhebliches Ödem, das ohne Dekompression zu einer Druckschädigung führt.
- Sonderform: Subcutanes Decollement mit Abscherung des Unterhautfettgewebes von der Faszie.
➤ **Behandlung:** In der Regel operativ.
➤ **Operative Therapie:**
- Dekompression der Bindegewebsräume.
- Nekrosen sorgfältig entfernen, das devitalisierte Unterhautfettgewebe exzidieren.
- Postoperativ ausreichende Drainage und Kompression.
- Nachdebridement einplanen, ggf. Nekrektomie und plastische Deckung mit Meshgraft.
- Bei Irritation der Gleitschichten sollte postoperativ eine palmare Gipsschiene angelegt werden (s. S. 77).

Handinfektionen

➤ **Formen:** siehe Abb. 78.
➤ **Behandlung:** In der Regel operativ.
➤ **Konservative Therapie:**
- Unterarmgipsschiene unter Einbezug der Finger bis zum Abklingen der Symptome, bei Sehnenscheidenentzündung zusätzlich Antiphlogistika und Antibiotika.
- Ein Oberarmgips ist nur bei begleitender Lymphangitis über das Ellenbogengelenk hinaus erforderlich.

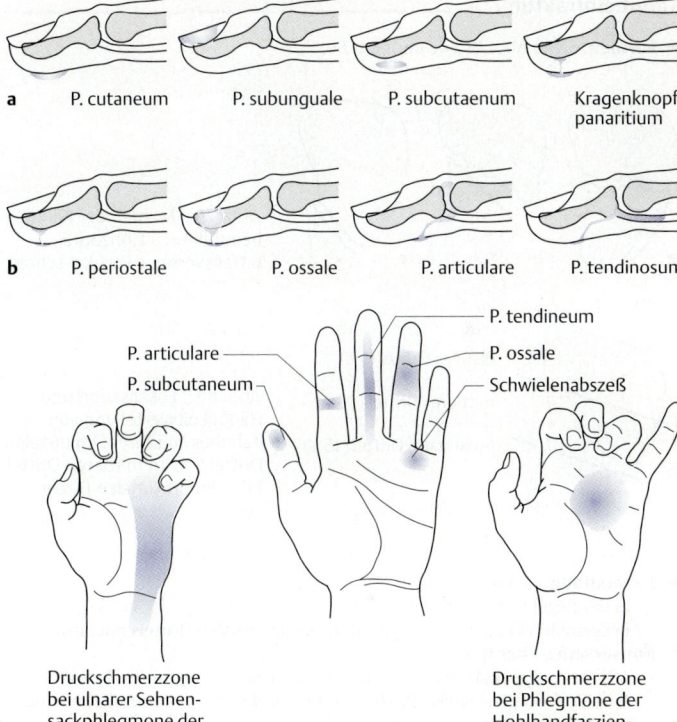

a   P. cutaneum   P. subunguale   P. subcutaenum   Kragenknopf-panaritium

b   P. periostale   P. ossale   P. articulare   P. tendinosum

P. articulare

P. subcutaneum

P. tendineum

P. ossale

Schwielenabszeß

Druckschmerzzone bei ulnarer Sehnen-sackphlegmone der Hohlhand

Druckschmerzzone bei Phlegmone der Hohlhandfaszien-räume

c

Abb. 78   Formen der Handinfektion. a Oberflächliche Panaritien der Finger, b tiefe Panaritien der Finger, c Panaritien der Hand

▶ **Operative Therapie:**
- Abszeßinzision und Drainage (keine Gegeninzision und Durchzugsdrainage!).
- *Sehnenscheideninfekt:* Spüldrainage mit täglicher Wiederholung bis zur Symptombesserung.
- *Fortgeschrittenes Gelenkempyem:* Gelenkresektion oder Arthrodese.
- Postoperativ: Ruhigstellung in Funktionsstellung bis zum Abklingen der Symptome.

Kahnbeinfraktur

➤ **Formen:** Siehe Abb. 79 a – c und Abb. 80.

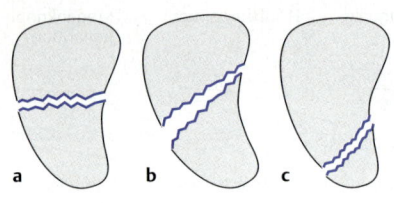

a b c

Abb. 79 Formen der Kahn-
beinfraktur. a Horizontal,
b transversal, c vertikal-schräg

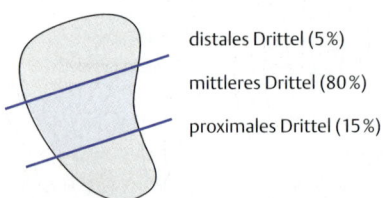

distales Drittel (5 %)

mittleres Drittel (80 %)

proximales Drittel (15 %)

Abb. 80 Lokalisation und
Häufigkeitsverteilung von
Kahnbeinfrakturen: im distalen
Drittel 5 %, im mittleren Drittel
80 %, im proximalen Drittel
15 %

➤ **Behandlung:**
 – In der Regel konservativ.
 – Bei primärer Diastase und Frakturen des proximalen Drittels operativ.
➤ **Konservative Therapie:**
 – *Alle Frakturtypen:* Unterarm- oder Oberarm-Kahnbeingips für 6 – 8 Wochen.
 – *Frakturen im proximalen Drittel, Trümmerfrakturen:* Unterarmkahnbeingips
 für 6 – 10 Wochen.
➤ **Operative Therapie:**
 – *Dislozierte Fraktur, Luxationsfraktur, vertikal-schräge Fraktur, verzögerte Kno-
 chenbruchheilung:* Verschraubung.
 – Postoperativ:
 • Bei einfachen Querfrakturen funktionelle Nachbehandlung.
 • Bei den anderen Frakturformen 6 Wochen Kahnbeingips.
➤ **Röntgenkontrollen:** 1. Woche, 4. Woche, 6. Woche, 8. Woche oder bei Abschluß
 der Behandlung.

Handgelenksluxationsfraktur

➤ **Formen:** Siehe Abb. 81.
➤ **Behandlung:** Bei Retention nach der Reposition konservativ, sonst operativ.
➤ **Konservative Therapie:**
 – *Gut reponible Luxationen ohne Fragmentdislokation:* Gespaltener Unterarm-
 gips, bei reiner Luxation für 4 Wochen, bei Luxationsfraktur für 8 – 12 Wo-
 chen.

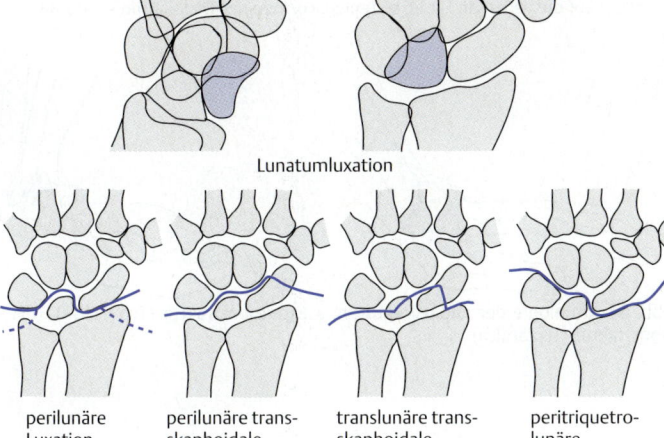

Lunatumluxation

| perilunäre Luxation | perilunäre trans-skaphoidale | translunäre trans-skaphoidale | peritriquetro-lunäre |

Abb. 81   Luxationsformen an der Handwurzel

➤ **Operative Therapie:**
  – *Gelenkstufe:* Verschraubung.
  – *Instabile Luxation:* Spickdrahtfixation für 6 Wochen.

Luxation des distalen Radioulnargelenkes

➤ **Formen:** Siehe Abb. 82 a – c.
➤ **Behandlung:** In der Regel operativ.
➤ **Operative Therapie:**
  – *Galeazzi-Fraktur:* s. S. 85.
  – *Reine Luxation:* Bandnaht, eventuell Transfixation.
  – *Knöcherner Ausriß:* Verschraubung.
  – Postoperativ: Oberarmgips für 4 – 6 Wochen.

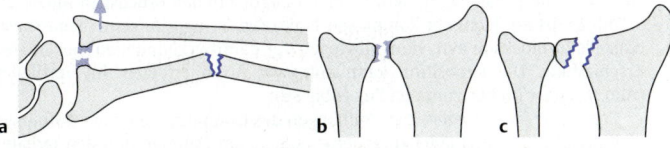

Abb. 82   Luxationsformen des distalen Radioulnargelenkes. a Kombination einer Luxation des distalen Radioulnargelenkes mit einer Radiusfraktur (Galeazzi-Fraktur), b reine Luxation, c Luxation mit knöchernem Ausriß

Radiusfraktur loco typico

> **Formen:** Radiusfrakturen werden unterteilt nach Ätiologie (s. Abb. 83) in Frakturen vom Extensionstyp (Sturz auf die gestreckte Hand) und vom Flexionstyp (Sturz auf die gebeugte Hand, seltener). Formen der Dislokation s. Abb. 84.

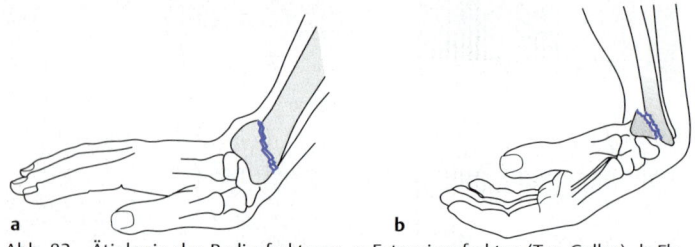

a   b

Abb. 83   Ätiologie der Radiusfrakturen. a Extensionsfraktur (Typ Colles), b Flexionsfraktur (Typ Smith)

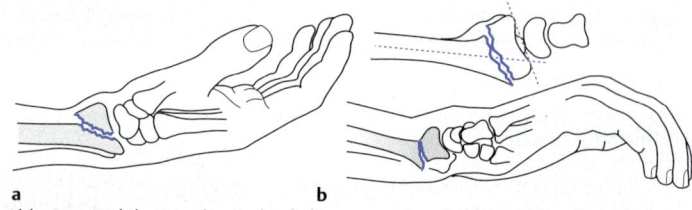

a   b

Abb. 84   Dislokation der Radiusfrakturen. a Fourchette-Stellung (bei Flexionsfraktur), b Bajonett-Stellung

> **Behandlung:**
>   – Bei unverschobenen und gut reponiblen Frakturen konservativ.
>   – Instabile, nicht retinierbare extra- und intraartikuläre Frakturen operativ.
>   – Dislozierte Epiphysenfraktur und -lösung operativ.
>   – Palmare Brüche (Smith) immer operativ.
> **Reposition:** Die Reposition kann bei einfachen Frakturen in Bruchspaltanästhesie (10 – 20 ml Lokalanästhetikum von dorsoradial in den Bruchspalt injizieren, s. Abb. 85 b) erfolgen, bei komplexen Frakturen ist eine Allgemeinanästhesie oder Plexusblockade evtl. sinnvoll wegen der damit verbundenen muskulären Erschlaffung. Die Reposition kann auf zwei Arten erfolgen, im vertikalen Zug (Abb. 85) oder im horizontalen Zug (Abb. 86):
>   – *Reposition im vertikalen Zug:* Aufhängen des Unterarms (an einer Aufhängeeinrichtung) mit „Mädchenfängern" (s. S. 9), am Daumen und den radialen Langfingern. Der Zeigefinger verlängert die Unterarmachse, dadurch ist die Hand nach ulnar abduziert (s. Abb. 85).

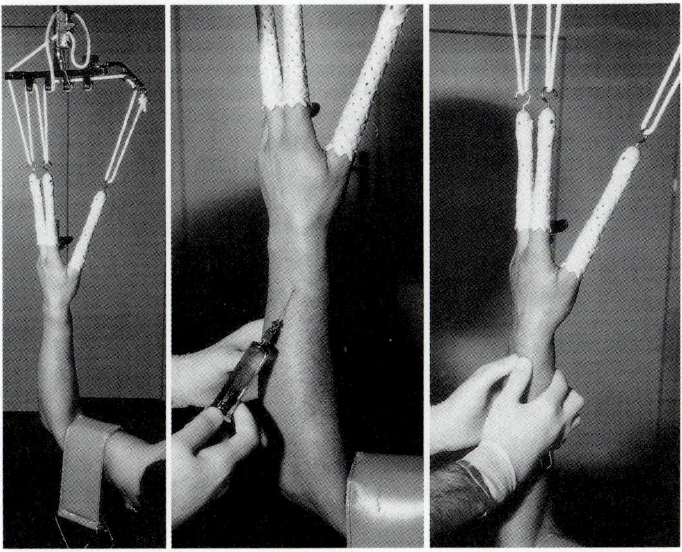

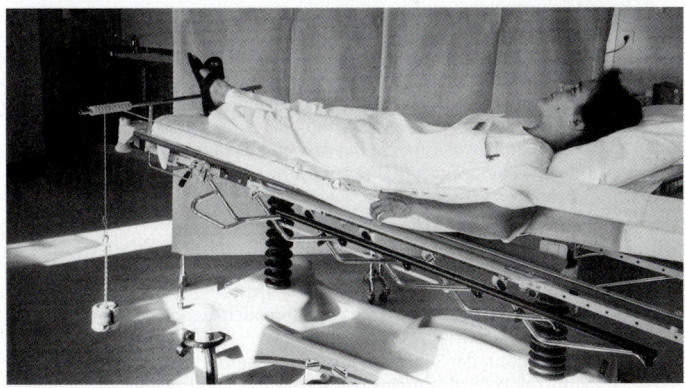

Abb. 85 Reposition der Radiusfraktur im vertikalen Zug. a Aufhängen mit 1 kg Zug (Muskelentspannung bewirkt Schmerzminderung), b Bruchspaltanaesthesie ins Frakturhaematom nach Kontrollaspiration, c Reposition in Extension mit modellierendem Repositionsgriff, d horizontale Extensionslagerung

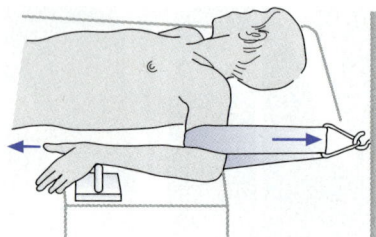

Abb. 86   Reposition der Radiusfraktur durch horizontalen Zug

– An einer über den Oberarm gelegten Gegenzugmanschette wird mit einem
  Gewicht von 4 – max. 6 kg kurz extendiert (20 min). Stellt sich die Fraktur
  nicht spontan ein (s. Abb. 85 b), wird mit „modellierendem" Druck reponiert
  (s. Abb. 85 c).
– *Reposition im horizontalen Zug:* Der Oberarm wird mit einem breiten Gurt ge-
  gen die Wand fixiert.
– Die Extension erfolgt in ähnlicher Art wie bei der vertikalen Technik, mit
  Mädchenfängern und einer Zugvorrichtung (Abb. 85 d).
– Die Reposition geschieht ebenfalls mit modellierendem Repositionsgriff.

➤ **Konservative Therapie:**
– *Stabile Frakturen:* gespaltener Unterarmgips.
– *Extensionsfraktur mit Redislokationstendenz*: Radiusgipsschiene in Extensionslagerung Abb. 85 a mit Gipsschluß am 4. bis 7. Tag, Ruhigstellung für
  4 – 6 Wochen.

➤ **Operative Therapie:**
– *Irreponible Fraktur:* Modifizierte Spickdraht-Osteosynthese nach Kapandjii
  mit gespaltenen Unterarmgips oder Fixateur externe.
  ◨ *NB:* Bei solider Knochenstruktur ist auch eine Osteosynthese mit T-Platte
  und anschließender kurzer Gipsimmobilisation möglich.
– *Instabile Fraktur, Flexionsfraktur mit palmarer Abkippung, Gefäß-/Nervenscha-
  den, Defektfraktur, sekundäre Dislokation:* Modifizierte Spickdraht-Osteosynthese, Schrauben-Osteosynthese oder Spongiosaplastik und T-Platte, Fixateur extern.
– *Trümmer- oder Defektfrakturen:* Fixateur externe für 6 – 8 Wochen.

➤ **Komplikationen:**
– Sekundäre Dislokationen innerhalb von 14 Tagen.
– Wanderung von Spickdrähten mit resultierendem Repositionsverlust.
– Infekte an den Eintrittsstellen von Spickdrähten und Fixateur.
– Sekundäre Ruptur der Sehne des Musculus extensor pollicis longus.
– Sympathische Reflexdystrophie (M. Sudeck).

➤ **Röntgenkontrollen:**
– Standardisierte Röntgenkontrollen des Handgelenkes in 2 Ebenen nach Re-
  position und Gips, dann am 1., 4. und 7. Tag sowie nach 2 und 4 Wochen.
– Keine Röntgenkontrolle unter Extension!

Galeazzi-Fraktur

➤ **Formen:** Siehe Abb. 87.

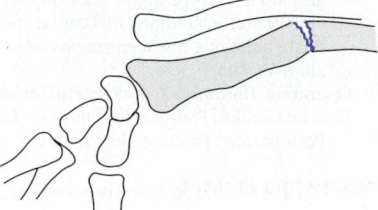

Abb. 87 Galeazzi-Fraktur (Fraktur des Radiusschaftes mit gleichzeitiger Luxation des distalen Radioulnargelenkes)

➤ **Behandlung:** Operativ.
➤ **Operative Therapie:**
– *Radiusfraktur:* Plattenosteosynthese (LC-DCP) mit anschließender funktioneller Nachbehandlung.
– *Irreponible Ulnaköpfchenluxation:* Bandnaht, Zuggurtungsosteosynthese mit anschließender Ruhigstellung im Oberarmgips für 3–4 Wochen (wegen der distalen Luxation).

Unterarmschaftfraktur

➤ **Formen:** Möglich ist die komplette Unterarmschaftfraktur (Ulna und Radius, s. Abb. 88 a) oder die isolierte Fraktur von Ulna oder Radius (s. Abb. 88 b).

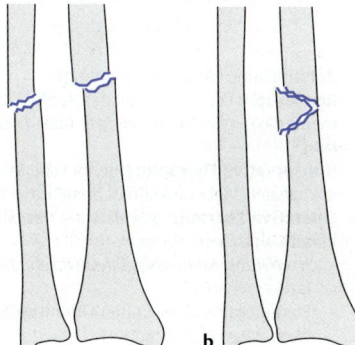

Abb. 88 Formen der Unterarmschaftfraktur. a Fraktur von Ulna und Radius, b isolierte Fraktur Ulna oder Radius

➤ **Behandlung:** Vorwiegend operativ.
➤ **Konservative Therapie:** Bei *undislozierter oder reponibler stabiler Fraktur* sowie bei *isolierter Fraktur eines Unterarmknochens* ohne Verschiebung um mehr als Kortikalisbreite bestehen zwei Möglichkeiten der konservativen Therapie:
  – gespaltener Oberarmgips oder Doppel-U-Schiene für 2 Wochen, danach ist eine Weiterbehandlung im Unterarmbrace für 4–6 Wochen möglich.
  – Ausbehandlung im Oberarmgips oder geschlossenen Kunststoffverband bis zur 6. Woche.
➤ **Operative Therapie:** *Komplette Fraktur, dislozierte oder isolierte Frakturen von Ulna und Radius:* Plattenosteosynthese (LC-DCP).
  – Postoperativ: Funktionelle Weiterbehandlung.

Monteggia-Fraktur

➤ **Formen:** Siehe Abb. 89.

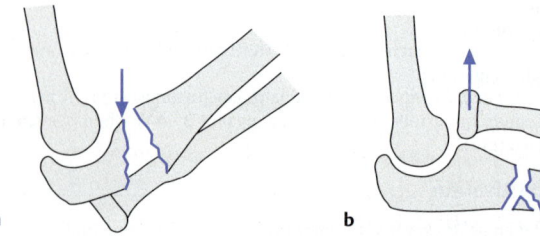

a   **b**

Abb. 89 Monteggia-Fraktur (Ulnaschaftfraktur mit Luxation des Radiusköpfchens im proximalen Radioulnargelenk). a Luxation des Radiusköpfchens nach dorsal (selten), b Luxation des Radiusköpfchens nach ventral

➤ **Behandlung:** Vorwiegend operativ.
➤ **Reposition:** Die Reposition des Radiusköpfchens erfolgt in Regional- oder Allgemeinanästhesie durch Druck auf das Radiusköpfchen bei gleichzeitiger Supination.
➤ **Konservative Therapie:** *Unverschobene Ulnafraktur, stabile Reposition des Radiusköpfchens:* Oberarmgipsschiene für 4 Wochen.
➤ **Operative Therapie:** Verplattung der Ulnafraktur, die Radiusköpfchenluxation behebt sich meist spontan.
  – *Irreponible Radiusköpfchenluxation:* Offene Reposition mit Naht des Lig. anulare.
  – Postoperativ: Gespaltener Oberarmgips oder Doppel-U-Schiene für 3–4 Wochen wegen der Luxation.

Proximale Ulnafraktur/Olecranonfraktur

➤ **Formen:** Siehe Abb. 90 a – c.

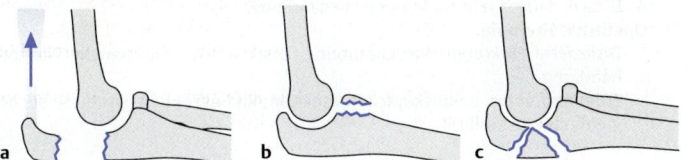

Abb. 90   3 Formen der proximalen Ulnafraktur. a Olekranonquerfraktur, b Abriß des Processus coronoideus, c Mehrfachfraktur

➤ **Behandlung:** In der Regel operativ.
➤ **Konservative Therapie:** *Undislozierte Fraktur:* Oberarmgipsschiene für 4 – 6 Wochen.
➤ **Operative Therapie:**
– *Querfraktur:* Zuggurtungsosteosynthese oder Spongiosazugschraube.
– *Mehrfachfraktur:* Zuggurtung oder Platte.
– *Abrißfraktur des Proc. coronoideus:* Transossäre Refixation mit anschließender Stabilitätskontrolle.
– Postoperativ:
  • *Quer- und Mehrfachfrakturen:* Funktionelle Nachbehandlung.
  • *Abrißfrakturen:* Oberarmgips oder Doppel-U-Schiene für 4 Wochen.

Radiusköpfchenfrakturen

➤ **Formen:** Siehe Abb. 91 a – d.

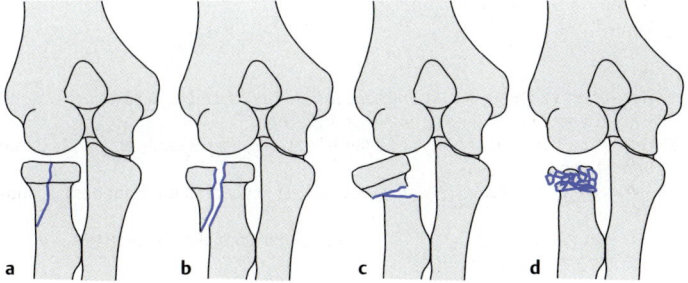

Abb. 91   Formen der Radiusköpfchenfraktur. a Meißelfraktur ohne Dislokation, b Meißelfraktur mit Dislokation, c Halsfraktur, d Trümmerfraktur

➤ **Behandlung:**
  – Konservativ bei undislozierten Frakturen.
  – Operativ bei Dislokationen.
➤ **Konservative Therapie:** *Undislozierte Meißelfraktur:* Oberarmgipsschiene für 4 – 6 Tage, danach rein funktionelle Behandlung.
➤ **Operative Therapie:**
  – *Dislozierte Frakturen:* Verschraubung, anschließend funktionelle Nachbehandlung.
  – *Trümmerfraktur:* Radiusköpfchenresektion; Radiusköpfchenprothese bei begleitender Instabilität.

Ellenbogenluxation

➤ **Formen:** Es sind reine Luxationen wie auch Luxationen mit Abriß des Proc. coronoideus möglich (s. Abb. 92).

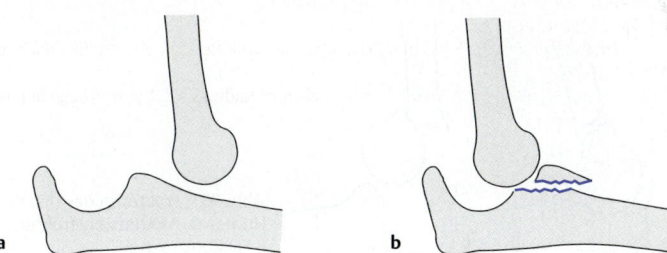

Abb. 92   Ellenbogenluxationen. a Reine posterolaterale Luxation, b Luxation mit Abriß des Processus coronoideus

➤ **Behandlung:** Abhängig von der Stabilität nach erfolgter Reposition.
➤ **Reposition:** Die Reposition sollte so schnell wie möglich erfolgen, evtl. in Narkose. Möglich ist die Reposition im vertikalen Dauerzug oder die Reposition nach *Böhler* durch Überstreckung des Ellenbogengelenks bei gleichzeitigem Zug; hierbei ist jedoch Vorsicht geboten, es kann zu Muskelzerreißungen kommen.
➤ **Konservative Therapie:** *Nach Reposition stabile Luxation:* Frühfunktionelle Behandlung.
➤ **Operative Therapie:**
  – *Luxationsfraktur:* Refixation des Proc. coronoideus (bei großen Fragmenten Verschraubung, bei kleinen Fragmenten transossäre Refixation).
  – Postoperativ: Immobilisation mit Oberarmgips- oder einer Doppel-U-Schiene für maximal 3 Wochen, dann funktionelle Nachbehandlung.
  – *Seitenbandruptur:* Bandnaht mit anschließender Oberarmgipsschiene für maximal 3 Wochen.

Distale Humerusfrakturen ———————————————————

➤ **Formen:** Die Einteilung erfolgt in Extensions- und Flexionsfrakturen (s. Abb. 93), weitere Formen s. Abb 94.

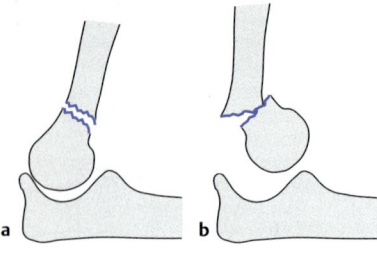

Abb. 93   Frakturen des distalen Humerus. a Extensionsfraktur, b Flexionsfraktur

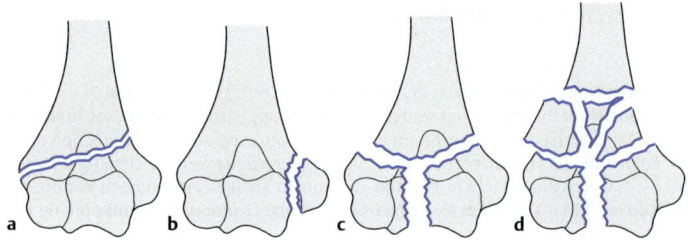

Abb. 94   Frakturen des distalen Humerus. a Ohne Gelenkbeteiligung, b epikondyläre Fraktur, c mit Gelenkbeteiligung, d Trümmerfraktur

➤ **Behandlung:** In der Regel operativ.
➤ **Konservative Therapie:** *Extraartikuläre Frakturen ohne Dislokation:* Oberarmgips oder Doppel-U-Schiene für 4–6 Wochen.
➤ **Operative Therapie:** *Alle dislozierten Frakturen, Frakturen mit Gelenkbeteiligung oder Gefäß-Nerven-Schäden:* Schrauben- oder Plattenosteosynthese.
  – Postoperativ: Funktionelle Nachbehandlung.

Humerusschaftfraktur ———————————————————

➤ **Formen:** Siehe Abb. 95.
➤ **Behandlung:** Vorwiegend konservativ.
➤ **Konservative Therapie:** *Alle stabilen Frakturen (Querbruch, kurzer Schrägbruch):* 2 Wochen U-Schiene/Oberarmfixationsverband, anschließend einen Oberarmbrace (mit Gurt außerhalb der funktionellen Therapieübungen) für 4 bis max. 6 Wochen anlegen.

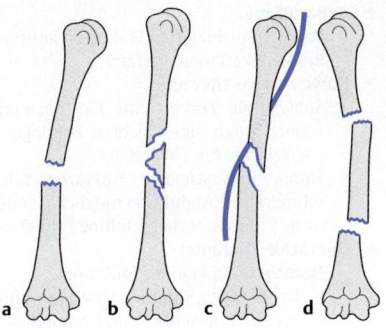

Abb. 95 Humerusschaftfrakturen. a Querfraktur, b Fraktur mit Biegungskeil (mobil), c Schrägfraktur mit Nervenschaden (meist stabil), d Mehretagenfraktur (mobil)

➤ **Operative Therapie:**
  – *Mobile Frakturen im mittleren und proximalen Schaftdrittel, Mehretagenfraktur, Gefäß-Nerven-Schäden:* Antero- oder retrograde Verriegelungsnagelung.
  – *Weit proximal oder distal gelegene Schaftfrakturen:* Plattenosteosynthese (evtl. proximale T-Platte).
  – *Pathologische Frakturen:* Verbundosteosynthese mittels Nagel oder Platte.
  – Postoperativ: Funktionelle Nachbehandlung.

Humeruskopffrakturen

➤ **Formen:** Siehe Abb. 96.

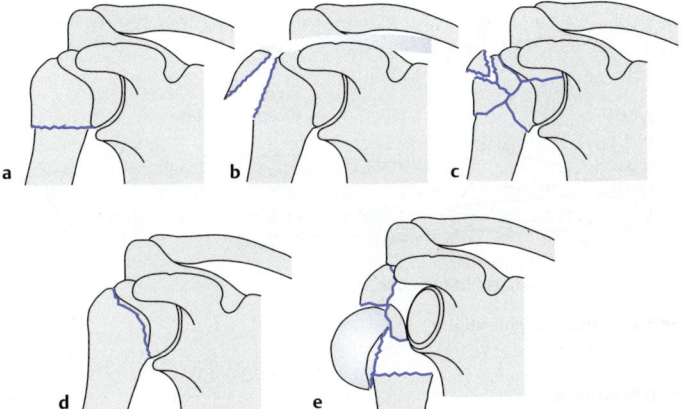

Abb. 96 Humeruskopffrakturen. a Subkapitale Fraktur mit Einstauchung, b Abriß des Tuberculum majus, c Mehrsegmentfraktur, d Fraktur durch das Collum anatomicum, e Luxationsfraktur

➤ **Behandlung:**
  – Bei nicht dislozierten Frakturen konservativ.
  – Bei Dislokationen operativ.
➤ **Konservative Therapie:**
  – *Subkapitale Fraktur mit Einstauchung:* Frühfunktionelle Therapie unter Schutz durch eine Gilchrist-Bandage oder einen Schulterfixationsverband nach Härter für 3 Wochen.
  – *Stabile, unverschobene Frakturen:* Gilchrist-Bandage oder Mitella, bis die schmerzfreie Abduktion möglich ist oder bis zur Kallusbildung (Röntgenkontrolle), die Weiterbehandlung erfolgt funktionell.
➤ **Operative Therapie:**
  – *Dislozierte subkapitale Frakturen:*
    • Bei Kindern, Heranwachsenden und älteren Patienten: Spickdrahtosteosynthese, anschließend Immobilisation im Desault-Verband für 4–6 Wochen.
    • Bei jungen Patienten mit guter Knochenstruktur: Zugschraubenosteosynthese oder T-Platte, anschließend funktionelle Nachbehandlung.
  – *Abriß des Tuberculum majus:* Verschraubung oder Zuggurtung.
  – *Instabile Mehrsegmentfrakturen, Frakturen mit Interposition der langen Bizepssehne oder Gefäß-Nerven-Schäden, Luxationsfraktur:* T-Platten-Osteosynthese oder Endoprothese mit funktioneller Nachbehandlung.
  – *Luxationsfraktur älterer Patienten:* primäre Oberarmkopfprothese.

Bizepssehnenriß

➤ **Formen:** Möglich ist eine Ruptur der langen Bizepssehne im Sulcus intertubercularis (proximal) oder eine Ruptur der distalen Bizepssehne am Tub. radii (s. Abb. 97).

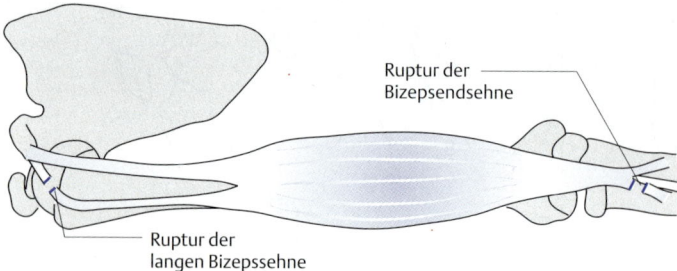

Abb. 97   Bizepssehnenruptur

➤ **Behandlung:**
  – In der Regel konservativ bei Ruptur der langen Bizepssehne proximal.
  – Operativ bei Ruptur der distalen Bizepssehne (Boyd-Andersen).
➤ **Konservative Therapie:**
  – *Proximale Ruptur bei älteren Patienten:* Funktionelle Übungsbehandlung (die Ruptur bedeutet eine Kraftverlust von maximal 20%).

➤ **Operative Therapie:**
  – *Ruptur der distalen Bizepssehne:* Transossäre Refixation an der Tuberositas radii, postoperativ eine Oberarmgipsschiene/Doppel-U-Schiene in 120 Grad für 2 Wochen, dann in 90 Grad für weitere 2 Wochen, anschließend in 60 Grad für weitere 2 Wochen.
  – *Proximale Ruptur bei Sportlern und Überkopf-Arbeitern:* Einflechten der langen in die kurze Bizepssehne oder Schlüssellochtechnik mit anschließender transossärer Verankerung des gerissenen langen Bizepssehnenanteils in einer Nut. Postoperativ Gilchrist-Verband oder Oberarmgipsschiene für 4 bis max. 6 Wochen.

Radialislähmung

➤ **Formen:**
  – Durchtrennung oder direkte Verletzung.
  – Drucklähmung bei einer Oberarmkopffraktur oder als Operationsfolge (z. B. unvorsichtige Lagerung, Blutleere).
◨ *Cave:* Besonders gefährdet ist der N. radialis bei einer Metallentfernung am Humerusschaft.
➤ **Behandlung:**
  – Bei Durchtrennung immer operativ.
  – Bei Drucklähmung in der Regel konservativ.
➤ **Konservative Therapie:**
  – *Drucklähmung:* Palmare Unterarmgipsschiene unter 30° Dorsalextension bis zur Wiederkehr der motorischen Funktion. Eine begleitende Elektrotherapie der gelähmten Muskeln mit neurologischer Verlaufskontrolle ist sinnvoll.
➤ **Operative Therapie:**
  – *Durchtrennung:* Nervennaht.
  – *Durchtrennung mit Defekt:* Transplantation mit Interposition des N. suralis.
  – *Drucklähmung:* Neurolyse und Dekompression.
  – *Mißerfolg einer Rekonstruktion:* Radialisersatzplastik, ggf. Transposition.

Schultergürtel

Scapulafraktur

➤ **Formen:** Siehe Abb. 98.

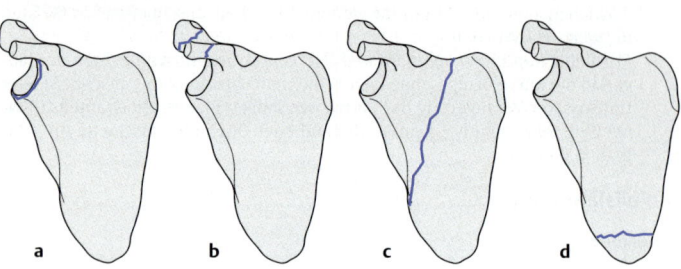

Abb. 98 Scapulafrakturen. a Pfannenhalsfraktur, b Fraktur von Korakoid und Akromion, c Korpusfraktur, d Kantenabsprengung

➤ **Behandlung:** In der Regel konservativ.
➤ **Konservative Therapie:** *Korpus- und Kantenfraktur, undislozierte Fortsatz- und Halsfraktur:* Desault-Verband, Armtraggurt oder Gilchrist-Verband bis zur schmerzfreien Mobilisation.
➤ **Operative Therapie:**
  – *Dislozierte Korpus- und Pfannenhalsfraktur:* Plattenosteosynthese.
  – *Dislozierte Fortsatz- und Gelenkfraktur:* Verschraubung, Plattenosteosynthese.
  – Postoperativ: Funktionelle Nachbehandlung.

Claviculafraktur

➤ **Formen:** Die häufigste Form ist die Fraktur im mittleren Drittel (Abb. 99 c), weitere Formen s. Abb. 99.

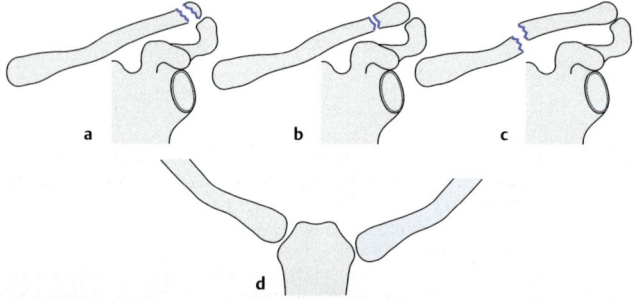

Abb. 99 Claviculafrakturen. a Fraktur ins Akromioklavikulargelenk, b Fraktur im distalen Drittel, c Fraktur im mittleren Drittel, d Luxation im Sternoklavikulargelenk (selten)

➤ **Behandlung:** In der Regel konservativ.
➤ **Konservative Therapie:**
  – *Fraktur im mittleren oder distalen Drittel:* Rucksackverband für 3 – 4 Wochen.
  ◙ *Tip:* Der Rucksackverband muß anfangs alle 2 Tage nachgespannt werden.
  – *Polytraumatisierte Patienten:* Lagerungsbehandlung ohne Verband.
  – *Kleinkind, Infraktion, Grünholzfraktur:* Funktionelle Behandlung.
➤ **Operative Therapie:**
  – *Offene Fraktur, erhebliche Dislokation mit Interponat, drohende Perforation, Gefäß- und Nervenbeteiligung:* Rekonstruktions-Plattenosteosynthese und Spongiosaplastik.
  – *Gelenkstufe, laterale Claviculafraktur:* Hakenplatte.
  – Postoperativ: Desault-Verband oder Gilchrist-Verband für 1 – 2 Wochen.

Schulterluxation

➤ **Formen:** Eine Einteilung erfolgt nach der Form der Luxation:
  – Nach unten (Luxatio axillaris mit oder ohne Tuberkulumabriß, Abb. 100 a).
  – Nach vorn (Luxatio anterior, Abb. 100 b).
  – Nach hinten (Luxatio posterior, Abb. 100 c; diese kommt selten vor).
  – Sonderform: Luxatio erecta (Abb. 100 d).

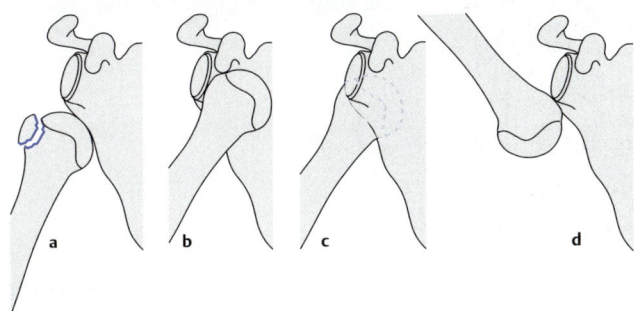

Abb. 100   Schulterluxationen. a Luxatio axillaris mit Tuberkulumabriß, b Luxatio anterior, c Luxatio posterior, d Luxatio erecta

➤ **Behandlung:** In der Regel konservativ.
➤ **Reposition:** Generell kann vor der Reposition von dorsal in die leere Gelenkpfanne 10 – 20 ml Lokalanästhetikum instilliert werden (positive blutige Aspiration). Bei schmerzhaftem muskulärem Gegenzug des Patienten ist eine i.v.-Kurzanalgesie oder eine Kurznarkose erforderlich.
Es gibt verschiedene Repositionsformen:
  – *Reposition nach Arlt:* Der Patient sitzt seitlich auf einem Stuhl und läßt die luxierte Schulter über die gepolsterte Stuhllehne hängen. Der an der gleichen Seite sitzende Arzt übt am flektierten Ellenbogengelenk einen kontinuierlichen Zug nach unten aus. Bei Entspannung des Patienten ist so eine schonende Reposition möglich.

– *Reposition nach Hippokrates:* Zug am Arm und Einhebeln des Humeruskopfes mit der in die Axilla gesteuerten Ferse.
– *Reposition nach Kocher* (nur bei vorderer Luxation): Der Arm des Patienten wird an Handgelenk und Ellbogen gehalten und in Adduktion, dann Außenrotation, dann Elevation, dann Innenrotation geführt.
– *Reposition nach Neer:* Ein gerolltes Tuch wird von einem Assistenten unter der Axilla schräg zum Körper gezogen, während der Arzt unter kontinuierlichem Zug den Arm graduell abduziert. Kleine Rotationsbewegungen sind eventuell hilfreich.
– *Reposition nach Tumi* s. Abb. 104: Selbstreposition: Pat. sitzt mit auf der luxierten Seite angezogenem Knie. Die Hände sind hinter dem Knie fixiert. Ein Helfer fixiert das gebeugte Bein auf der Unterlage. Der Patient lehnt sich entspannt zurück.

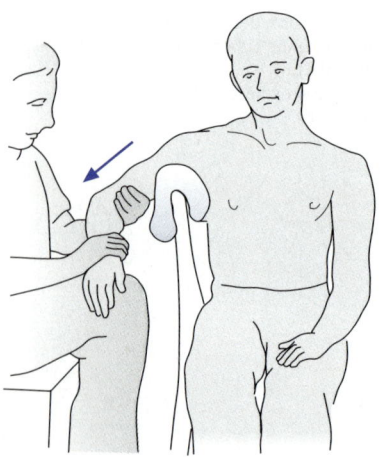

Abb. 101   Reposition nach Arlt

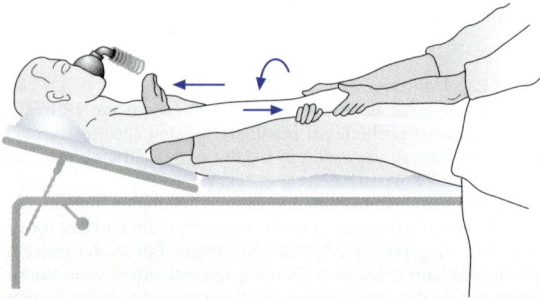

Abb. 102   Reposition nach Hippokrates

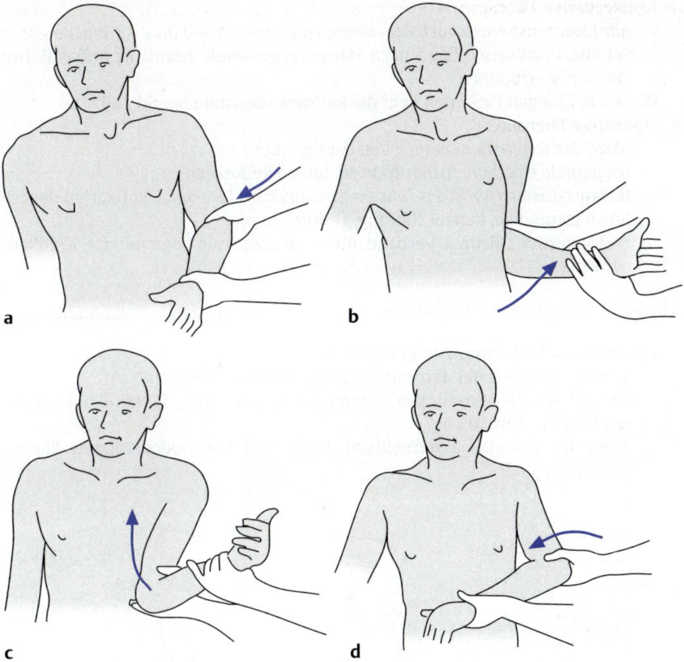

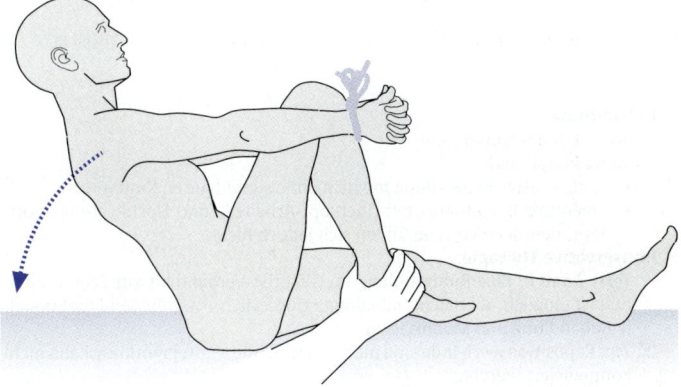

a b c d

Abb. 103 Reposition nach Kocher

Abb. 104 Reposition nach Tumi (gelegentlich nur bei chronisch rezidivierenden oder habituellen Schulterluxationen möglich)

➤ **Konservative Therapie:**
– *Alle Luxationsformen nach Reposition:* Desault-Verband für 2 – 3 Wochen oder Schulterluxationsverband nach Härter, begleitende Krankengymnastik mit „Butterfly"-Übungen.
◎ *NB:* Bei jungen Patienten liegt die Redislokationsrate bei 60 – 80 %.

➤ **Operative Therapie:**
– *Abriß des Tuberculum majus:* Verschraubung.
– *Irreponible Luxation, Axillarisparese:* offene Reposition.
– *Bankart-Läsion (Abriß des Labrum glenoidale bei Lux. ant.):* Refixation des Labrum glenoidale, Kapsel-Raffung, T-Shift.
– Postoperativ: Gilchrist-Verband für 3 Wochen mit begleitender Krankengymnastik.

Akromioklavikuläre Luxation

➤ **Formen:** Die Einteilung erfolgt nach Tossy:
– Tossy I: Dehnung der akromioklavikularen Bänder (Abb. 105 a).
– Tossy II: Riß der akromioklavikularen Bänder, Dehnung der korakoklavikularen Bänder (Abb. 105 b).
– Tossy III: Riß der akromioklavikularen und korakoklavikularen Bänder (Abb. 105 c).

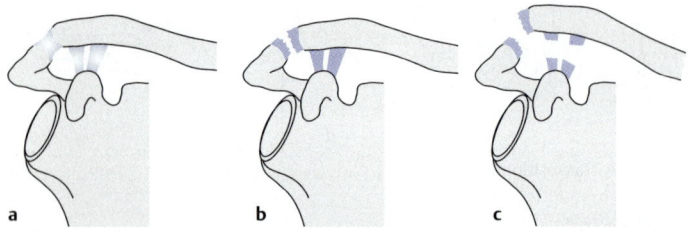

a   b   c

Abb. 105   Akromioklavikalurgelenkluxation. a Tossy I, b Tossy II, c Tossy III

➤ **Behandlung:**
– Tossy I und II konservativ.
– Tossy III optional:
   • Konservative Behandlung möglich ohne signifikanten Kraftverlust.
   • Operative Behandlung bei Überkopf-Arbeitern und Hochleistungssportlern; deutliche Vorteile finden sich jedoch nicht.

➤ **Konservative Therapie:**
– *Tossy I und II:* Eine Ruhigstellung im Gilchrist-Verband bis zur Schmerzfreiheit ist möglich, aber nicht unbedingt erforderlich. Anschließend funktionelle Behandlung und Mobilisation.
◎ *Tip:* Repositionsverbände sind nicht sinnvoll; die Krafteinwirkung kann nicht kompensiert werden.

➤ **Operative Therapie:**
– *Tossy III bei Überkopf-Arbeitern und Sportlern:*
  • Bandnaht oder PDS-Banding.
  • OP nach Weaver-Dunn mit lateraler Clavicularesektion und Transposition des knöchern abgelösten Lig. coracoacromiale.
  • AC-Platte möglich.
– Postoperativ: funktionelle Nachbehandlung unter 90° Abduktion für 2–3 Wochen.

Ruptur der Rotatorenmanschette

➤ **Formen:** Siehe Abb. 106.

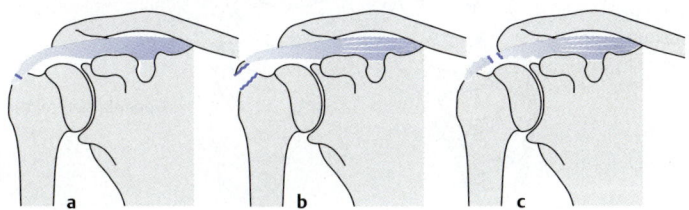

Abb. 106   Rupturformen im Rotatorenmanschettenbereich. a Ruptur der Rotatorenmanschette, b Ausriß des Sehnenansatzes am Humerus, c Ruptur der Supraspinatussehne

➤ **Behandlung:** Vorwiegend konservativ, vor Therapiebeginn sollte die Funktion unter Schmerzfreiheit geprüft werden. Hierfür wird Lokalanästhetikum unter das Akromion injiziert.
➤ **Konservative Therapie:**
– *Teilrisse und Risse ohne funktionelle Ausfälle:* Schulterluxationsverband nach Härter oder Gilchrist-Verband und funktionelle Weiterbehandlung.
➤ **Operative Therapie:**
– *Risse mit funktionellem Ausfall, totale Ruptur:*
  • Bei jungen Patienten Naht und transossäre Refixation.
  • Bei älteren Patienten anteriore Dekompression mit und ohne Refixation der Rotatorenmanschette.
– *Knöcherner Ausriß:* transossäre Refixation.
– Postoperativ: Abduktionsschiene für 2 Wochen, bis der Arm aktiv um 20° angehoben werden kann.

Rippenfraktur

➤ **Formen:** Man unterscheidet solitäre Rippenfrakturen, Rippenserienfrakturen, Rippernstückfrakturen und Rippenbogenfrakturen (s. Abb. 107).

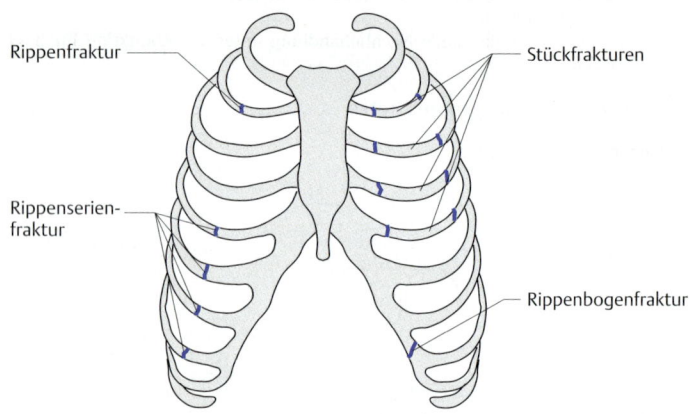

Rippenfraktur

Stückfrakturen

Rippenserien-
fraktur

Rippenbogenfraktur

Abb. 107   Rippenfrakturen

➤ **Behandlung:** In der Regel konservativ.
◧ *Cave:* Rippenserienfrakturen bedingen in der Regel eine deutliche Beeinträchtigung der Atemmechanik und müssen kontinuierlich überwacht werden!
➤ **Konservative Therapie:**
 – Rippengürtel.
 – Einseitiger Dachziegelverband.
 – Interkostale Leitungsanästhesie.
 – Intubation, Beatmung als „innere Schienung" bei instabilem Thorax und Rippenserienfrakturen.
➤ **Operative Therapie (selten):**
 – *Instabiler Thorax („Ribstruts", „flailed chest"):* Plattenosteosynthese möglich.
 – *Intrathorakale Blutung, Lungenverletzung:* Thorakotomie.

Sternumfraktur

➤ **Formen:** Siehe Abb. 108.
➤ **Behandlung:** In der Regel konservativ.
➤ **Konservative Therapie:**
 – *Undislozierte Fraktur:* Atemtherapie.
 – *Instabiler Thorax:* Intubation und Beatmung.
➤ **Operative Therapie:** In Ausnahmefällen bei *dislozierter Körperfraktur, Aussprengung des Sternum:* Plattenosteosynthese, Cerclagen.

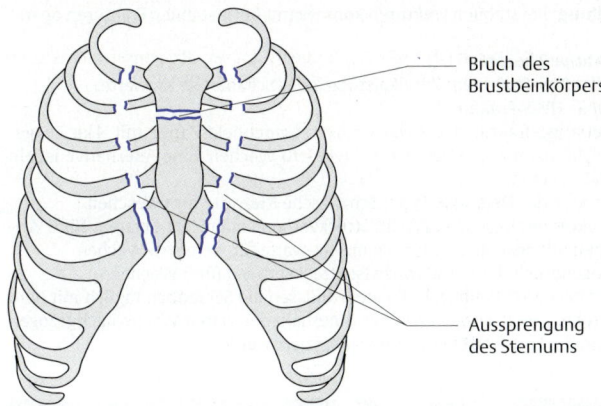

Bruch des
Brustbeinkörpers

Aussprengung
des Sternums

Abb. 108   Sternumfrakturen

Wirbelkörperfraktur

➤ **Formen:** Wichtig ist die Unterscheidung zwischen stabilen und instabilen Frakturen. Ventrale Kantenabbrüche und Kompressionsfrakturen < 15° sind stabil, Kompressionsfrakturen > 15°, Trümmerfrakturen und Bandscheibenverletzungen sind instabil (s. Abb. 109).
  – Einteilung der Frakturen des Dens axis (*Anderson*):
    • Typ I: Fraktur der Densspitze.
    • Typ II: Basisnahe Densfraktur.
    • Typ III: Densfraktur mit Beteiligung der Spongiosa des Wirbelkörpers.

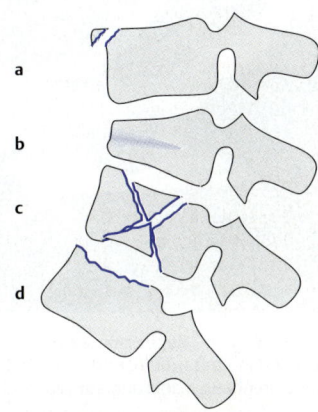

a

b

c

d

Abb. 109   Wirbelkörperfrakturen.
a Ventraler Kantenabbruch, b Kompressionsfraktur, c Trümmerfraktur,
d Bandscheibenverletzung

Wirbelsäule

- ➤ **Behandlung:** Bei stabilen Frakturen konservativ, bei instabilen Frakturen operativ.
- ➤ **Konservative Therapie:**
  - *Stabile HWS-Frakturen:* Zervikalstütze oder Schanzsche Krawatte.
  - *Instabile HWS-Fraktur:*
    - Berstungsfraktur des 1. Halswirbels: Crutchfield-Zange mit 4 kg Zuggewicht, dann Kopf-Brust-Gips für 12 – 16 Wochen. Eine Alternative ist ein Halo-Fixateur.
    - Fraktur des Dens axis Typ I: Schanzsche Krawatte für 6 Wochen.
    - Fraktur des Dens axis Typ III: Streckverband oder Halo-Fixateur für 6 Wochen mit anschließender Schanz-Krawatte für weitere 6 Wochen.
    - Bogenbruch des II. Halswirbels: Streckverband für 6 Wochen.
    - ◯ *Anmerkung:* Beim Halo-Fixateur müssen die Schrauben täglich mit dem Drehmomentschraubenzieher innerhalb der ersten Woche nachgezogen und die Eintrittsstellen täglich inspiziert werden.

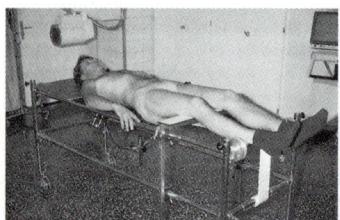
a

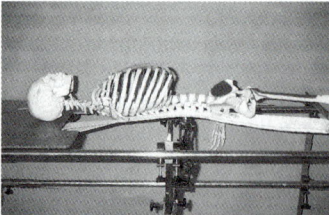
b

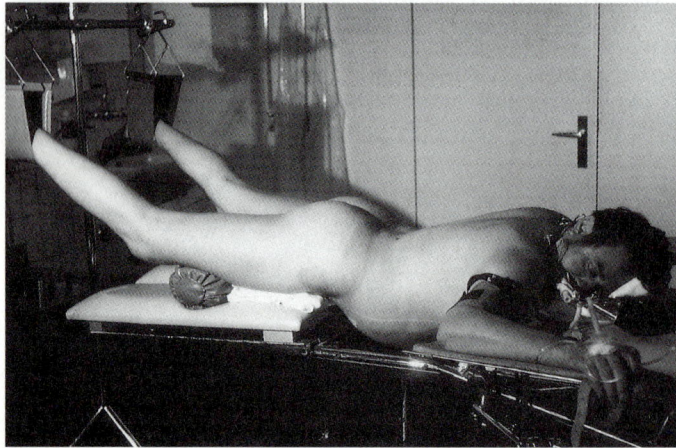
c

Abb. 110 a – c   Reposition einer Wirbelkörperfraktur im Durchhang. a Dorsaler Durchhang mit modifizierten Rieser-Cotrel-Rahmen, b Funktionsprinzip, c ventraler Durchhang, Lagerung auf Gipstisch mit entferntem Mittelteil

- *Stabile Fraktur der oberen Brust- und unteren Lendenwirbelsäule:* Frühmobilisation.
- *Stabile Fraktur der mittleren oder unteren Brust- und der oberen Lendenwirbelsäule:* 3-Punkt-Korsett.
- *Instabile Fraktur:* Bei intakter Wirbelkörperhinterwand Reposition im dorsalen oder ventralen Durchhang zur Hyperlordisierung mit Anlegen eines Gipskorsettes für 8 – 12 Wochen (Hüftbeugung im Gipsmieder muß bis 80° möglich sein!)
➤ **Operative Therapie:**
  - *Instabile Frakturen:* Dorsale Spondylodese, vordere Plattenosteosynthese, interkorporale Spongiosaplastik.
  - *Erhebliche Keilform beim jungen Patienten:* Aufrichtung, Spongiosaplastik und Plattenosteosynthese oder Fixateur interne.
  - *Densfraktur Typ II:* Verschraubung mit anschließender Ruhigstellung in Schanzscher Krawatte für 6 Wochen.

Wirbelluxation

➤ **Formen:** Siehe Abb. 111.

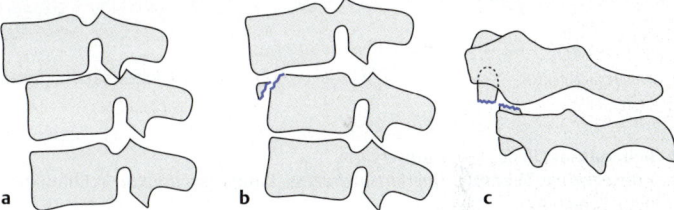

Abb. 111   Wirbelluxationen. a Reitende Luxation, b instabile Abscherfraktur, c transdentale Atlasluxation

➤ **Behandlung:** In der Regel operativ.
➤ **Operative Therapie:**
  - *Atlasluxation:* Verschraubung des Dens.
  - *Instabile Luxation:* Vordere und/oder hintere Wirbelfusion mittels Plattenosteosynthese, Zuggurtung oder Fixateur interne.
➤ **Konservative Therapie:**
  - *Distorsion der HWS:* Schanzscher Verband.
  - *Stabile, reponierte Luxation der HWS:* Kopf-Brust-Gips (Minerva-Gips).
  - *Instabile HWS-Luxation:* Extension (Crutchfield-Zange), dann Umwandlung in Halo-Weste oder Kopf-Brust-Gips; besser: Operation!

Wirbelsäule

Wirbelfortsatzfraktur ⎯⎯⎯⎯⎯⎯⎯⎯⎯⎯⎯⎯⎯⎯⎯⎯⎯

➤ **Formen:** Siehe Abb. 102.

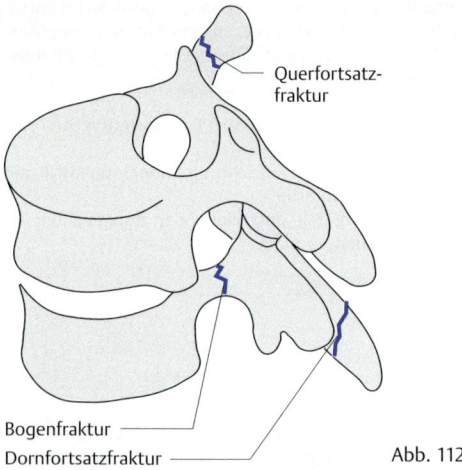

Querfortsatz-
fraktur

Bogenfraktur
Dornfortsatzfraktur

Abb. 112   Wirbelfortsatzfrakturen

➤ **Behandlung:** In der Regel konservativ.
➤ **Konservative Therapie:** *Querfortsatzfraktur, Dornfortsatzfraktur:* Frühfunktionelle Behandlung.
➤ **Operative Therapie:** *Bogenfraktur mit Dislokation:* Verschraubung.

Zehen- und Mittelfußfraktur

➤ **Formen:** Siehe Abb. 113.

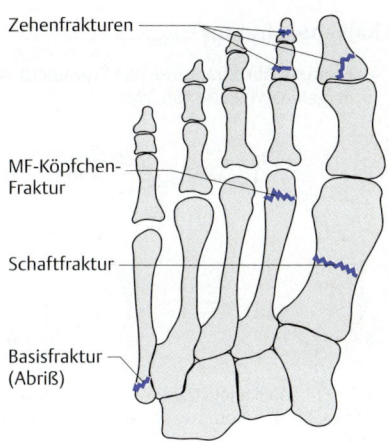

Zehenfrakturen

MF-Köpfchen-Fraktur

Schaftfraktur

Basisfraktur
(Abriß)

Abb. 113 Frakturen an Zehen
und Mittelfuß

➤ **Behandlung:** Konservativ oder operativ.
➤ **Konservative Therapie:**
  – *Zehenfraktur:* Pflasterverband bis zur weitgehenden Schmerzfreiheit.
  – *Großzehenfraktur, undislozierte Mittelfußfraktur:* Gipsschuh oder Unter-
    schenkelgehgips für 4 – 6 Wochen.
➤ **Operative Therapie:**
  – *Luxationsfraktur (Lisfranc), Mittelfußköpfchenfraktur, Luxationsfraktur der er-
    sten Mittelfußbasis (Benett-Bruch des Fußes):* Spickdrahtosteosynthese.
  – *Frakturen mehrerer Mittelfußknochen:* Plattenosteosynthese.
  – *Freie Gelenkfraktur der Großzehe:* Verschraubung.
  – *Dislozierter Abriß der Basis des 5. Mittelfußknochen:* Zuggurtungsosteosyn-
    these oder Zugschraube.
  – Postoperativ: Unterschenkelgehgips bzw. Gipsschuh für 4 – 6 Wochen.

Frakturen der kleinen Fußwurzelknochen

➤ **Formen:**
  – Ossäre Ausrisse.
  – Intraartikuläre Mehrfragment- und Trümmerfrakturen.
  – ⊙ *Cave:* Meist sind mehrere Knochen betroffen.
➤ **Behandlung:** In der Regel konservativ.
➤ **Konservative Therapie:** *Undislozierte Frakturen:* Gespaltener Unterschenkellie-
  gegips für 2 Wochen, danach Gipsschuh oder Unterschenkelgehgips mit gut mo-
  dellierter Fußsohle für 4 Wochen.

➤ **Operative Therapie:**
  – *Dislozierte Fraktur einzelner Fußwurzelknochen:* Verschraubung oder Spickdrahtosteosynthese, ggf. Transfixation. Postoperativ Immobilisation im Liegegips für 2 – 3 Wochen, danach Unterschenkelgehgips mit gut modellierter Fußsohle für 4 – 6 Wochen oder ein angepaßter Kunststoffschuh.

Kalkaneusfraktur

➤ **Formen:** Abrißfrakturen und Trümmerfrakturen mit Aufhebung des Böhler-Tubergelenkwinkels (Abb. 114).

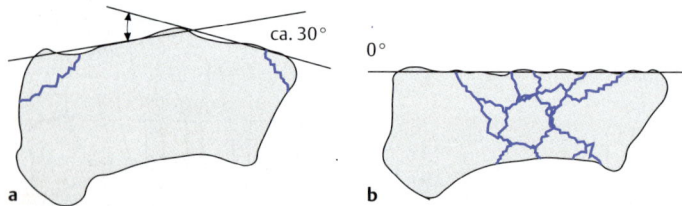

ca. 30°   0°

a   b

Abb. 114 Kalkaneusfrakturen. a Abrißfrakturen am Kalkaneus (Tubergelenkwinkel erhalten), b Kompressionsfraktur (Tubergelenkwinkel abgeflacht bis aufgehoben)

➤ **Behandlung:**
  – *Konservativ:* Undislozierte Frakturen bis zu einem Tubergelenkwinkel von 20°.
  – *Operativ:* Abrißfrakturen und Kompressionsfrakturen, Dislokation des Sustentaculum tali sowie Aufhebung des Tubergelenkwinkels.
➤ **Konservative Therapie:**
  – *Undislozierte Frakturen, Tubergelenkwinkel ≥ 20°* Gespaltener Unterschenkelliegegips für 1 – 2 Wochen, hieraus funktionelle Therapie; im Anschluß hieran Unterschenkelliegegips mit Entlastung des Fußes oder Kalkaneusentlastungsgips für 6 Wochen, anschließend Belastung bis zur Schmerzgrenze und Rezeptur von Einlagen.
➤ **Operative Therapie:**
  – *Abrißfraktur:* Verschraubung mit anschließender Entlastung bis zur 4. Woche postoperativ, danach ist volle Belastung möglich.
  – *Kompressions- und Trümmerfrakturen:* Aufrichtung des Tubergelenkwinkels, Spongiosaplastik und Verplattung. Postoperativ gespaltener Unterschenkelliegegips für 1 – 2 Wochen, anschließend für 10 – 12 Wochen Entlastung unter funktioneller Therapie (bei fehlender Compliance: Kalkaneusgips unter Entlastung).

Talusfraktur

➤ **Formen:** Siehe Abb. 115.

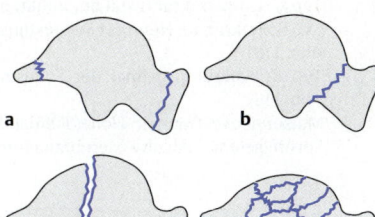

Abb. 115 Talusfrakturen.
a Kopf- und Fortsatzfraktur,
b Halsfraktur, c Korpusfraktur,
d Trümmerfraktur

➤ **Behandlung:** In der Regel operativ.
◉ *Cave:* Der Talus neigt infolge der schlechten Gefäßversorgung zu Nekrosen, bei dislozierten Frakturen ist daher die sofortige Reposition nötig.
➤ **Reposition:** Die Reposition der dislozierten Halsfraktur erfolgt am besten in Narkose; die Ferse ist auf einer harten Unterlage gelagert, dann wird der Fuß ruckartig plantarflektiert.
➤ **Konservative Therapie:**
  – *Nicht dislozierte Korpusfraktur:* Unterschenkelgipsschale ohne Belastung für 4 Wochen, dann funktionelle Weiterbehandlung unter Entlastung bis zur 12. Woche.
  – *Fortsatzfraktur, Kompressionstrümmerfraktur:* Entlastung und funktionelle Behandlung (eine sog. Thomas-Schiene mit Tuberaufsatz ist nur noch in Ausnahmefällen erwägenswert).
➤ **Operative Therapie:**
  – *Dislozierte Fraktur:* Verschraubung.
  – *Einstauchung der Gelenkfläche:* Spongiosaplastik.
  – Postoperativ: Bei übungsstabiler Fixation frühfunktionelle Behandlung unter Entlastung für 6 Wochen.

Oberes Sprunggelenk

Knöchelfrakturen

➤ **Formen:** Die Einteilung der Knöchelfrakturen erfolgt nach Weber:
  – Typ A: Fibulafraktur distal der intakten Syndesmose (s. Abb. 116 a).
  – Typ B: Fraktur auf Höhe der Syndesmose (meist gerissen oder Abrißfraktur, s. Abb. 116 b).
  – Typ C: Fraktur proximal der Sydesmose mit Syndesmosenverletzung (s. Abb. 116 c).
  – Maisonneuve-Trauma: Hohe Fibulafraktur, totaler Bänderriß am oberen Sprunggelenk inklusive Membrana interossea (s. Abb. 116 d).

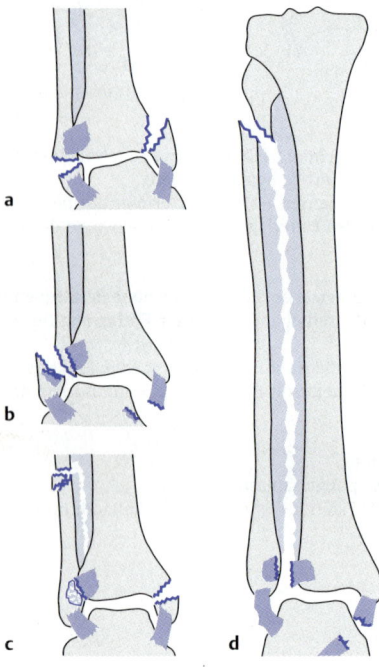

Abb. 116 Frakturen des oberen Sprunggelenks. a Typ Weber A, b Typ Weber B, c Typ Weber C, d Maisonneuve-Trauma

➤ **Behandlung:** Stabile Frakturen konservativ, instabile Frakturen operativ.

◉ *Grundsatz:* Verschiebungen von mehr als 2 mm können nicht akzeptiert werden, da dann die Kontaktfläche zwischen Talus und Tibia um 53 % reduziert ist, was mit einer hohen posttraumatischen Arthroserate einhergeht.

➤ **Reposition:** Die Reposition einer dislozierten Knöchelfraktur erfolgt in Lokalanästhesie oder Allgemeinnarkose unter Bildwandlerkontrolle. Im Prinzip erfolgt das Repositionsmanöver in umgekehrter Reihenfolge wie der Unfallablauf. Die Hand am Außenknöchel des Patienten zieht nach distal und führt gleichzeitig eine leichte Innenrotation des Fußes durch; die Hand an der Innenseite drückt oberhalb des Innenknöchels dagegen. Muß ein hinteres Volkmannsches Dreieck (Absprengung der hinteren Kante der Tibia) reponiert werden, so wird ein Griff wie beim Ausziehen eines Schuhs verwendet.

➤ **Konservative Therapie:** *Stabile Frakturen:* Gespaltener Unterschenkelgips bis zum Abschwellen (ca. 1 Woche), dann Unterschenkelgehgips für 4–6 Wochen mit sofortiger Vollbelastung oder funktionelle Behandlung in einem OSG-Brace (s. S. 61) mit Belastung bis zur Schmerzgrenze.

➤ **Operative Therapie:**
  – *Alle nicht perfekt reponierbaren oder retinierbaren Frakturen:* Osteosynthese mit Drittelrohrplatte. Postoperativ ist bei kooperativen Patienten eine funktionelle Nachbehandlung mit OSG-Brace (s. S. 61) möglich, bei fehlender Compliance oder Unsicherheit empfiehlt sich die Versorgung mit einem Unterschenkelgehgips für 4–6 Wochen.
  – *Luxationsfrakturen (Typ Weber C), Maisonneuve-Frakturen:* Osteosynthese mit Drittelrohrplatte und Stellschraube (muß bis zur äußeren Kortikalis der Tibia reichen). Postoperativ Entlastung bis zur 6. Woche im Unterschenkelgips. Nach Entfernung der Stellschraube(n) volle Belastung unter funktioneller Beanspruchung.

Bandverletzungen

➤ **Formen:** Siehe Abb. 117.

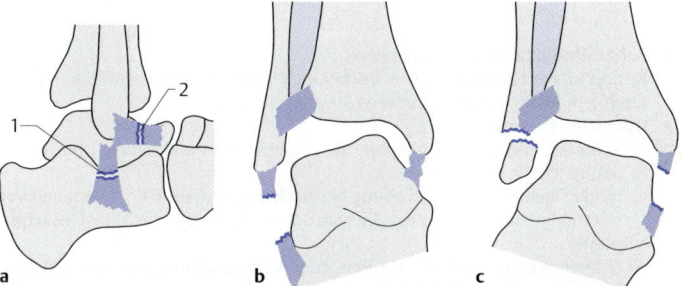

Abb. 117 Bandverletzungen am oberen Sprunggelenk. a Bänder des oberen Sprunggelenks in der Ansicht von fibular (1 = Lig. calcaneofibulare, 2 = Lig. talofibulare ant.), b Außenbandruptur, c Innenbandruptur mit Fraktur Typ Weber C

➤ **Behandlung:** In der Regel konservativ, operativ nur bei Sportlern oder erheblicher Instabilität.

➤ **Konservative Therapie:** Funktionelle Therapie mit OSG-Softcast oder semirigiden Orthesen (z.B. Aircast-Schiene) für 4–6 Wochen bei gleichzeitiger abschwellender Therapie (Eis, Antiphlogistika); eine Immobilisation ist nicht erforderlich, Belastung und begleitendes Training der Pronatoren bis zur Schmerzgrenze.

Oberes Sprunggelenk

➤ **Operative Therapie:**
  – *Dislozierte knöcherne Ausrisse:* transossäre Refixation. Postoperativ zunächst gespaltener Unterschenkelliegegips bis zum Abklingen der Schwellung, dann einen Unterschenkelgehgips anlegen (volle Belastung ist möglich) oder funktionelle Nachbehandlung im OSG-Brace (s. S. 61).

Knorpelschaden

➤ **Formen:** Siehe Abb. 118.

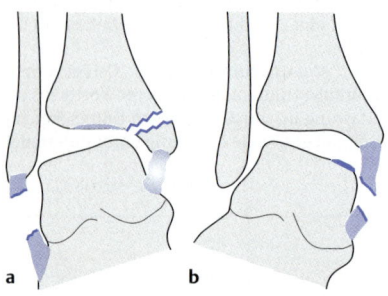

Abb. 118   Knorpelschäden am oberen Sprunggelenk. a Kompressionsfraktur der Tibiagelenkfläche, b „flake fracture" der vorderen inneren Taluskante

➤ **Behandlung:** In der Regel operativ.
➤ **Konservative Therapie:** *Kleine Abscherung ohne Dislokation:* Funktionelle Therapie, ggf. Arthroskopie des oberen Sprunggelenkes.
➤ **Operative Therapie:**
  – *Kompressionsfraktur:* Anhebung der Gelenkfläche und Unterfütterung mit Spongiosa.
  – *„Flake fracture":* Knorpelklebung bei großem fixierbarem Fragment und Verschraubung unter das Knorpelniveau oder arthroskopische Abrasionsarthroplastik.
  – *Osteochondrale Fraktur:* Ethi-Pins oder Verschraubung mit subchondraler Versenkung des Implantates.
  – Postoperativ funktionelle Behandlung unter Entlastung des oberen Sprunggelenkes für 6 – 8 Wochen.

Achillessehnenruptur

➤ **Formen:** Siehe Abb. 119.

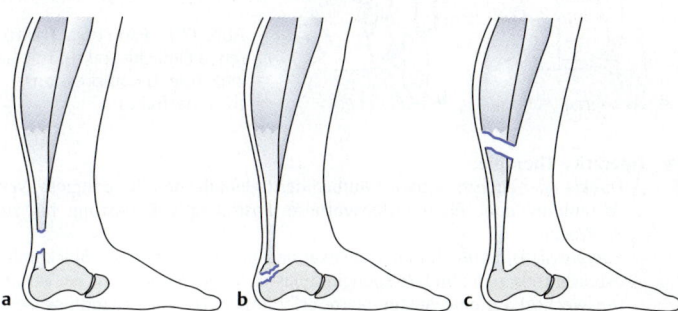

Abb. 119   Achillessehnenruptur. a Ruptur im sehnigen Anteil, b Ausrißfraktur, c Ruptur am tendinomuskulären Übergang

➤ **Behandlung:**
  – In der Regel operativ.
➤ **Konservative Therapie:** *Ruptur mit guter Adaptation der Sehnenstümpfe unter Plantarflexion in der Sonographie:*
  – Unterschenkelgips in 20°-Spitzfußstellung für 2 Wochen, dann langsame Redression auf einen Unterschenkelgehgips mit Vollbelastung in Rechtwinkelstellung.
  – Eine Alternative ist die funktionelle Therapie im Redressionsschuh mit überhöhter Ferse zur Spitzfußeinstellung und langsamer Redressionsmöglichkeit für 6 – 8 Wochen.
➤ **Operative Therapie:**
  – *Rupturen im Sehnen- und tendinomuskulären Anteil:* Primäre Naht.
  – *Ausrißfraktur:* Verschraubung, transossäre Refixation mit Nähten oder Ankern.
  – Postoperativ: Gespaltener Unterschenkelgips für 1 Woche in maximal 20° Sitzfußstellung, dann Unterschenkelgehgips in Funktionsstellung unter Vollbelastung bis zur 6. Woche.

Distale Unterschenkelstauchungsfraktur (Pilon tibial)

➤ **Formen:** Die Einteilung erfolgt nach der AO (Arbeitsgemeinschaft Osteosynthese):
  – Typ A: Extraartikuläre Frakturen.
  – Typ B: Partielle intraartikuläre (Pilon tibial) Frakturen.
  – Typ C: Totale intraartikuläre (Pilon tibial) Frakturen (s. Abb. 120).
➤ **Behandlung:** In der Regel operativ.
➤ **Konservative Therapie:** Hat nur noch Berechtigung als überbrückende Therapie bis zu endgültigen stabilisierenden und transfixierenden Maßnahmen; Anlegen einer Fersenbeinextension (s. S. 258) mit einem Extensionsgewicht von 2 – 4 kg.

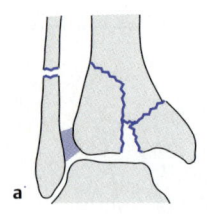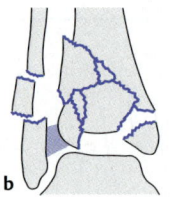

Abb. 120 Pilon tibial Frakturen. a Einfache Fraktur mit Gelenkstufe, b Kompressionstrümmerfraktur

➤ **Operative Therapie:**
  - *Direkte oder einfache Fraktur:* Aufbau der Gelenkfläche mit Spongiosa, Verschraubung oder Plattenosteosynthese. Postoperativ Entlastung bis zur 12. Woche.
  - *Kompressionsfraktur:* Initial Transfixation und/oder temporäre Spickdrahtosteosynthesen, sekundäre Spongiosaplastik. Möglicherweise ist ein Verfahrenswechsel auf eine Abstützplatte erforderlich. Die Ausbehandlung postoperativ erfolgt entweder in Extension für 8–12 Wochen oder im Unterschenkelgips unter Entlastung für 12 Wochen.

Tibiaschaftfraktur

➤ **Formen:** Siehe Abb. 121.

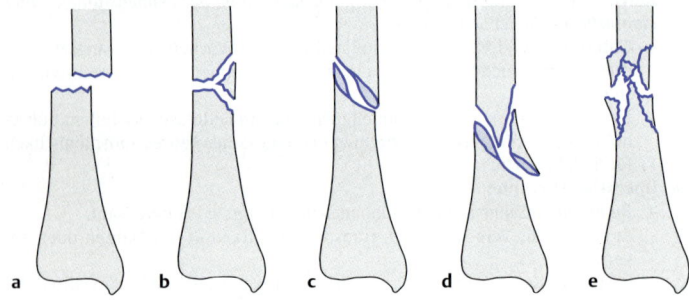

Abb. 121 Tibiaschaftfrakturen. a Querfraktur, b Querfraktur mit Biegungskeil, c Torsionsfraktur, d Drehkeilfraktur, e Trümmerfraktur

➤ **Behandlung:** In der Regel operativ.
➤ **Konservative Therapie:** *Einfache undislozierte Fraktur:*
  - Gespaltener Oberschenkelgips bis zum Abschwellen, danach (meist nach 6 Tagen) Oberschenkelgehgips unter Vollbelastung für 10–12 Wochen.
  - Die Alternative ist eine funktionelle Behandlung in einem Unterschenkel-Brace (s. S. 61) mit Belastung bis zur Schmerzgrenze.
➤ **Operative Therapie:**
  - *Torsionsfraktur:* Cerclage oder Verriegelungsmarknagel.
  - *Lange Schrägfraktur:* Schraubenosteosynthese oder Verriegelungsmarknagel.

- *Querfraktur/Drehkeilfraktur:* Verriegelungsmarknagel oder unaufgebohrter Tibiamarknagel (UTN).
- *Offene Trümmerfraktur I. bis II. Grades:* unaufgebohrter Tibiamarknagel (UTN).
- *Offene Trümmerfraktur III. Grades:*
  • Initial Fixateur extern.
  • Nach Weichteilkonsolidierung ab 2 Wochen Verfahrenswechsel auf Marknagel aus Titan möglich.
- *Primärer Knochen-/Substanzdefekt:*
  • Fixateur externe unter Kompression zur Entlastung der Weichteile (sog. Ziehharmonikaprinzip), nach 2 Wochen kann mit der Distraktion um 1 mm pro Tag auf die ursprüngliche Länge begonnen werden.
  • Ilizarow-Ringfixateur mit Transportkortikotomie.

Tibiakopffraktur

➤ **Formen:** Siehe Abb. 122.

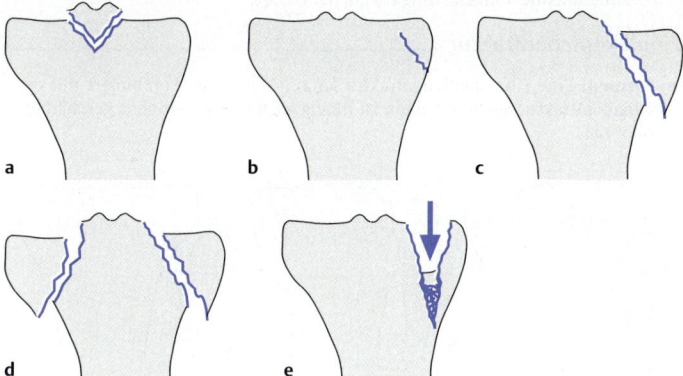

Abb. 122 Tibiakopffrakturen. a Eminentiaausriß, b undislozierte Spaltfraktur, c monokondyläre Depressionsfraktur, d bikondyläre Fraktur, e Impressionsfraktur

➤ **Behandlung:** In der Regel operativ.
➤ **Konservative Therapie:**
- *Eminentia intercondylaris-Ausriß bei Jugendlichen:* Gering dislozierte Ausrisse werden in einer Gipshülse (Tutor) in 0° Streckung immobilisiert, dislozierte Ausrisse werden durch Überstreckung reponiert und mit Kniehülse immobilisiert. Bei persistierender Dislokation muß operativ refixiert werden.
- *Gering dislozierte Fraktur (bis zu 3 mm):* Immobilisation mit Kniehülse unter Varus- oder Valgusstreß zum Ausgleich der Achse mit Entlastung für 6–8 Wochen. Alternativ ist auch eine funktionelle Behandlung auf passiver und aktiver Bewegungsschiene möglich.

– *Gering dislozierte Fraktur bei älteren Patienten:* Ruhigstellung mit Kniehülse, für 6 Wochen 20 kg Teilbelastung, dann langsame Steigerung bis zur Vollbelastung. Alternativ dazu ist eine funktionelle Behandlung mit abnehmbarer Knieschiene oder abnehmbarer Kniehülse möglich, wobei das Bein durch Unterarmgehstützen entlastet wird.

– *Trümmerfrakturen bei Osteoporose, schlechten Weichteilen und Durchblutungsstörungen:* Fersenbeinextension mit 1 – 3 kg Extensionsgewicht für 1 – 2 Wochen, dann Kniehülse mit Vollbelastung ab der 6. Woche.

➤ **Operative Therapie:**

– *Eminentia intercondylaris-Ausriß:* Verschraubung oder transossäre Refixation.

– *Depressionsfraktur:* Verschraubung oder Abstützplatte.

– *Impressionsfraktur:* Abstützplatte, ggfs. Unterfütterung mit Spongiosa.

– *Luxationsfraktur:* Rekonstruktion, Spongiosaplastik, transossäre Zugschraubenosteosynthese mit oder ohne Abstützplatte.

– Postoperativ: Frühfunktionelle Behandlung auf der passiven und aktiven Motorschiene, Entlastung des Gelenkes bis zur 6. Woche postoperativ, danach zunehmende Vollbelastung bis zur 12. Woche.

Fibulaköpfchenfraktur

➤ **Formen:** Eine Fibulaköpfchenfraktur kann isoliert oder kombiniert mit einer Tibiakopffraktur auftreten, dann ist häufig auch der N. peroneus geschädigt (s. Abb. 123).

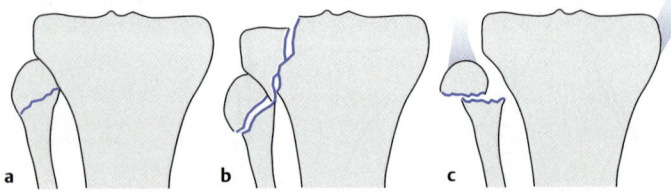

Abb. 123 Fibulaköpfchenfraktur. a Isolierte Fibulaköpfchenfraktur, b Tibiakopffraktur mit Fibulaköpfchenfraktur, c Abrißfraktur mit begleitender Außenbandinstabilität

➤ **Behandlung:**

– Bei undislozierter Fraktur in der Regel konservativ.

– Bei Abrißfraktur mit oder ohne Nervenläsion in der Regel operativ.

➤ **Konservative Therapie:** *Undislozierte Fraktur:* Möglich ist die funktionelle Behandlung unter Belastung bis zur Schmerzgrenze (ggfs. Zinkleimverband) oder alternativ die Ruhigstellung in einer Kniehülse (Tutor) mit Belastung bis zur Schmerzgrenze für 2 – 3 Wochen.

➤ **Operative Therapie:**

– *Abrißfraktur:* Zuggurtung oder Zugschraube.

– *Erhebliche Dislokation mit Nervenstörung:* Verschraubung mit Dekompression unter Freilegung des Nervus peroneus.

– Postoperativ: Funktionelle Nachbehandlung.

Knieluxation

➤ **Formen:** Siehe Abb. 124.

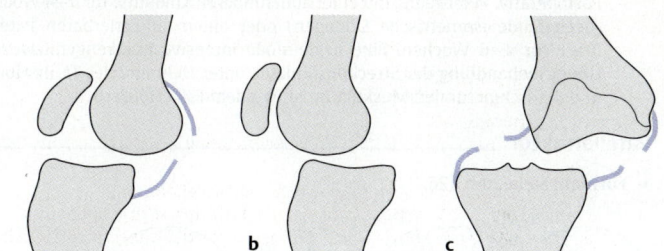

Abb. 124 Knieluxation. a Vordere Luxation, b hintere Luxation, c totale Luxation

➤ **Behandlung:** Immer operativ.
➤ **Operative Therapie:** *Knieluxation:* Kapsel-Band-Nähte, temporäre Transfixation mittels Fixateur externe.
⊙ *Cave:* Ausgeschlossen werden müssen begleitende Verletzungen der A. poplitea (treten in 16 – 32 % der Fälle auf) mit Pulsdefizit oder Ischämiezeichen und begleitende Nervenverletzungen (treten in 14 – 35 % der Fälle auf).
  – Postoperativ: Oberschenkelgips in 45° Flexion für 6 – 8 Wochen, dann eine Knieführungsschiene mit vorwiegend hinterer Stabilisation für weitere 6 Wochen.

Patellaluxation

➤ **Formen:** S. Abb. 125.

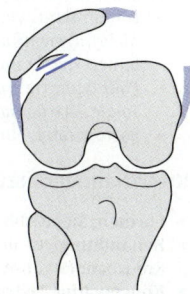

Abb. 125 Patellaluxation

➤ **Behandlung:** In der Regel operativ.
➤ **Operative Therapie:**
  – *Patellaluxation:* Arthroskopie mit arthroskopischer Entfernung von chondralen Flakes und Abrasion der Defekte, Refixation osteochondraler Flakes mit Schraube oder Ethi-Pins. Eine Retinaculum-Naht in Kombination mit „Lateral-Release" sollte bei Rissen erfolgen, die länger als 1,5 cm sind.

– *Rezidivierende Patellaluxationen:* Möglich ist entweder ein dynamischer Transfer des M. vastus medialis mit „Lateral-Release" oder Medialisierung und Distalisierung der Tuberositas tibiae mit „Lateral-Release".
– Postoperativ: Versorgung mit einer abnehmbaren Kniehülse für 3–4 Wochen (begleitende isometrische Übungen) oder einem adjustierbaren Patella-Brace für 4–6 Wochen. Eine begleitende intensive krankengymnastische Übungsbehandlung der Streckmuskulatur unter Dehnung des Tr. iliotibialis und der ischiocruralen Muskulatur ist in jedem Fall erforderlich.

Patellafraktur

➤ **Formen:** Siehe Abb. 126.

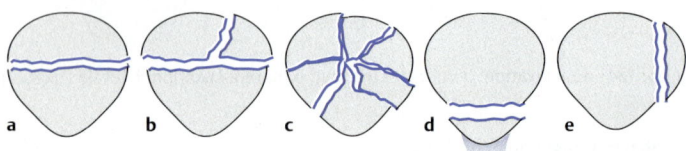

Abb. 126 Patellafrakturen. a Querfraktur, b Mehrfragmentfraktur, c Trümmer-fraktur, d Polfraktur, e Längsfraktur

➤ **Behandlung:** In der Regel operativ.
➤ **Konservative Therapie:** *Nicht dislozierte stabile Fraktur* (erhaltener Streckappa-rat mit möglicher gestreckter Anhebung des Beines): Gipshülse (Tutor) für 4–6 Wochen.
➤ **Operative Therapie:**
– *Querfraktur:* Zuggurtung oder gegenläufige Zugschraubenosteosynthese.
– *Längsfraktur:* Verschraubung.
– *Mehrfragmentfraktur:* Zuggurtungsosteosynthese oder Hohlschrauben kom-biniert mit Drahtcerclagen.
– *Polfraktur:* transossäre Refixation, partielle Patellektomie.
– *Totale Zertrümmerung:* Patellektomie.
– Postoperativ: Funktionelle Nachbehandlung.

Kreuzbandverletzungen

➤ **Formen:** Siehe Abb. 127 und 128.
➤ **Behandlung:** In der Regel operativ, bei intermediärer Ruptur des hinteren Kreuzbandes konservativ, da keine Stabilitätsverbesserung zu erzielen ist.
➤ **Konservative Therapie:** Meist geht der rein funktionellen Therapie ein arthro-skopisches Debridement voran. Eine besondere Schienenbehandlung ist nicht erforderlich, die Streckmuskulatur muß jedoch gezielt auftrainiert werden. Bei Dekompensation ist eine operative Rekonstruktion zu erwägen.

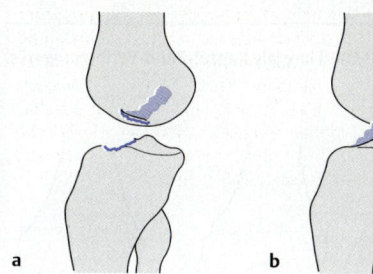 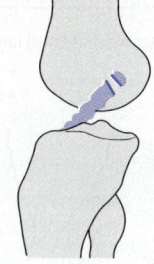 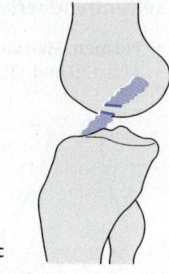

Abb. 127 Rupturen des vorderen Kreuzbandes. a Tibialer Ausriß, b femoraler Ausriß, c intermediärer Riß

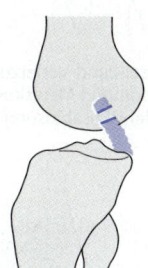 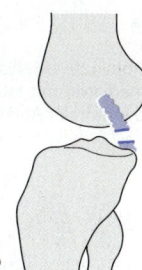

Abb. 128 Rupturen des hinteren Kreuzbandes. a Femoraler Riß, b tibialer Riß

➤ **Operative Therapie:**
  – *Knöcherner Ausriß des vorderen Kreuzbandes:* Transossäre Reinsertion.
  – *Intermediärer Riß des vorderen Kreuzbandes:* Arthroskopisches Debridement, funktionelle Weiterbehandlung bei Kniegelenksbeweglichkeit Ext./Flex. von 0–0–90°; bei Bewegungseinschränkung sekundäre vordere Kreuzbandersatzplastik.
  – *Rein femoraler oder tibialer Riß des hinteren Kreuzbandes (selten):* Transossäre Refixation.
  – *Rotationsinstabilität bei hinterer Kreuzbandruptur:* Primäre Naht der medialen und lateralen Strukturen mit Versorgung des Arcuatum-Komplexes.
  – Postoperativ: Für 1 Woche Knie-Streckschiene (knee-immobilizer) mit voller Belastung und Training auf der Motorschiene zur Vermeidung der Verklebung von Gleitschichten in Ext./Flex. 0–0–90°. Danach bis zur 6. Woche konfektionierte Knieschiene in 0–0–90° unter Teilbelastung von 20 kg. Für weitere 6 Wochen Knieschiene ohne Begrenzung unter Belastung bis zur Schmerzgrenze, ab der 12. Woche Knieschiene nur noch bei sportlichen Aktivitäten. Bei sekundärer, nicht kompensierbarer hinterer Instabilität wird zweizeitig vorgegangen und das hintere Kreuzband durch Patellar- oder Achillessehne ersetzt.

Seitenbandverletzung

➤ **Formen:** Man unterscheidet mediale und laterale Kapsel-Band-Verletzungen (s. Abb. 129 und 130).

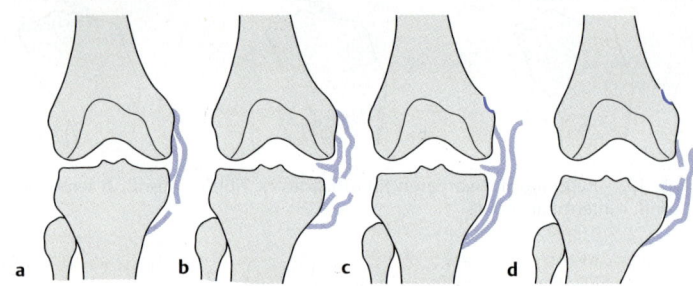

Abb. 129   Mediale Kapsel-Band-Verletzungen. a Tibialer Ausriß, b totaler Intermediärriß mit Interposition und Meniskusablösung, c isolierter femoraler Ausriß, d femoraler Abriß mit Meniskusablösung

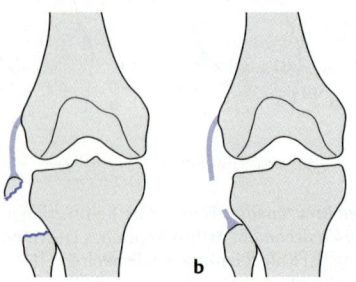

Abb. 130   Laterale Kapsel-Band-Verletzungen. a Laterales Kapselzeichen, b Kollateralbandriß

➤ **Behandlung:**
  – In der Regel konservativ.
  ◙ *NB:* Drittgradige Rupturen des medialen Seitenbandes und das laterale Kapselzeichen sind immer mit einer vorderen Kreuzbandruptur kombiniert und werden mit dieser operativ versorgt.
➤ **Konservative Therapie:** *Mediale Seitenbandruptur I° und II°:* Funktionelle Therapie, bei starken Schmerzen kann eine abnehmbare Knieschiene oder Kniehülse für maximal 1 – 2 Wochen angelegt werden.
➤ **Operative Therapie:**
  – *Knöcherne Abrisse:* Transossäre Reinsertion oder Verschraubung, kurzfristige Immobilisation für 3 Wochen, ansonsten frühfunktionelle Behandlung.

Meniskusverletzungen

➤ **Formen:** Siehe Abb. 131.

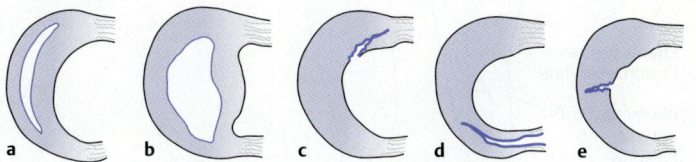

Abb. 131   Typische Meniskusrisse in Aufsicht. a Längsriß, b Korbhenkelriß, c Hinterhornriß, d Vorderhornriß, e Querriß

➤ **Diagnostik:** Bei unklarer Symptomatik sollte eine kernspintomographische oder arthroskopische Abklärung erfolgen.

➤ **Behandlung:** In der Regel operativ.

➤ **Operative Therapie:**
– *Schwere Degeneration:* Arthroskopische partielle oder subtotale Meniskektomie.
– *Lappenriß, Korbhenkelriß, Fischmaulriß, kleine zentrale Einrisse:* Arthroskopische partielle Meniskektomie.
– *Randständiger kapselnaher Riß:*
  • Am Innenmeniskus: Arthroskopische Reinsertion mittels Ankernaht.
  • Am Außenmeniskus: Arthroskopisch assistierte halboffene (Kontrolle des N. peroneus!) Reinsertion.
– Postoperativ:
  • *Lappenriß, Korbhenkelriß, kleine zentrale Einrisse:* Belastung bis zur Schmerzgrenze.
  • *Degenerative Hinterhornrisse und Längsrisse:* 2 Wochen Teilbelastung mit zunehmender Vollbelastung.
  • *Arthroskopische Reinsertion von kapselnahen Rissen:* Schutz durch eine abnehmbare Kniehülse für 4–6 Wochen unter 20 kg Teilbelastung; keine forcierten Beugeübungen.

Strecksehnenverletzungen

➤ **Formen:** Siehe Abb. 132.

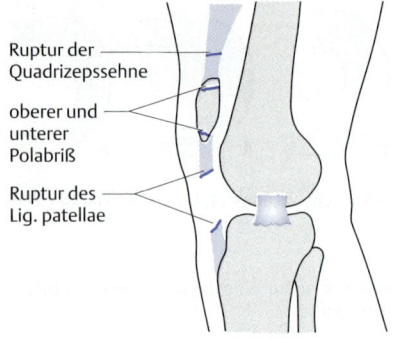

Ruptur der
Quadrizepssehne

oberer und
unterer
Polabriß

Ruptur des
Lig. patellae

Abb. 132 Ruptur des Streck-
apparates

➤ **Behandlung:** In der Regel operativ.
➤ **Operative Therapie:**
  – *Quadrizepssehnenruptur:* Durchgreifende Naht, zusätzliche Naht des M. va-
    stus lateralis und medialis.
  – *Ruptur des Lig. patellae:* Transossäre Sehnennaht, Drahtschlinge zwischen Pa-
    tella und Tuberositas tibiae, ggfs. Augmentation mit Semitendinosus-Sehne.
  – *Polabriß:* Zuggurtung, Verschraubung.
  – *Veraltete Fälle:* Remobilisation der Gleitschichten und Augmentation mit Se-
    mitendinosus-Sehne.
  – Postoperativ: Kniehülse in voller Streckung für 6 Wochen unter Belastung bis
    zur Schmerzgrenze.

Distale Femurfraktur

➤ **Formen:** Siehe Abb. 133.

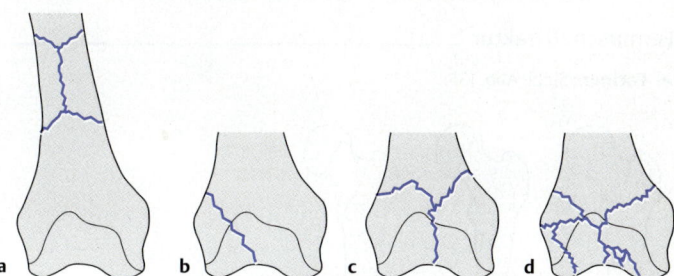

a   b   c   d

Abb. 133   Distale Femurfrakturen. a Suprakondyläre Fraktur, b monokondyläre Fraktur, c diakondyläre Fraktur, d Trümmerfraktur des Gelenkes

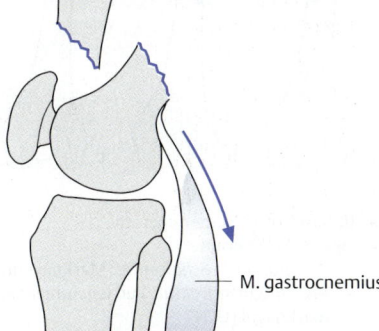

Abb. 134   Typische Dislokation einer distalen Femurfraktur durch Muskelzug des M.
gastrocnemius

M. gastrocnemius

➤ **Behandlung:** Vorwiegend operativ.
➤ **Konservative Therapie:**
  – *Spaltbruch ohne Dislokation:* Frühfunktionelle Therapie mit Teilbelastung für 6 Wochen.
  – *Suprakondyläre Fraktur ohne Dislokation:* Kniehülse in 0°-Streckung mit 20 kg Teilbelastung für 4 Wochen, danach volle Belastung.
➤ **Operative Therapie:**
  – *Einfache, wenig dislozierte Kondylenfraktur:* Schraubenosteosynthese.
  – *Suprakondyläre Quer- oder Schrägfraktur:* Dynamische Kondylenschraube (DCS), suprakondylärer Femurmarknagel oder Kondylenplatte.
  – *Intraartikuläre Trümmerfraktur:* Kondylenabstützplatte, ggfs. Transfixation sowie Spongiosaplastik.

– Postoperativ:
- *DCS und Kondylenplatte:* Für 6 Wochen 20 kg Teilbelastung mit allmählicher Steigerung bis zur 12. Woche.
- *Seligson-Nagel:* Belastung bis zur Schmerzgrenze.

Femurschaftfraktur

➤ **Formen:** Siehe Abb. 135.

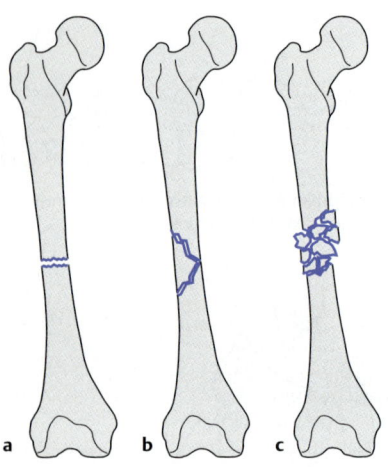

Abb. 135 Femurschaftfrakturen. a Querfraktur, b Fraktur mit Biegungskeil, c Trümmerfraktur

➤ **Behandlung:** Immer operativ.
➤ **Operative Therapie:**
- *Querfraktur in Schaftmitte:* Marknagelung.
- *Mehrfragmentfraktur:* Verriegelungsmarknagel, ggfs. unaufgebohrter Femurmarknagel (UFN).
- *Schräg- und Drehfraktur:* Verriegelungsnagel (UFN).
- *Trümmerfraktur im Schaftbereich:* Unaufgebohrter Femurmarknagel (UFN).
- *III° offene Frakturen:* Temporär lateraler Klammerfixateur, ggfs. nach 2 Wochen Verfahrenswechsel auf UFN.
- *Distale Oberschenkelfrakturen:* Versorgung mit retrograder Marknagelung (UFN), Seligson-Nagel oder dynamischer Kondylenschraube (DCS).
- Postoperativ: Bei allen Verfahren ist Belastung bis zur Schmerzgrenze möglich.

Subtrochantäre Fraktur

➤ **Formen:** Siehe Abb. 136.
➤ **Behandlung:** Operativ.
➤ **Operative Therapie:** Osteosynthetische Versorgung mit Gamma-Nagel, unaufgebohrtem Femurnagel mit „Twisted Plate" oder dynamischer Kondylenschraube (DCS).

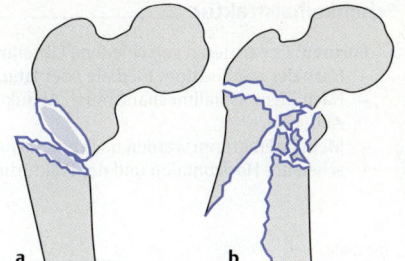

Abb. 136 Subtrochantäre Femurfrakturen. a Schrägfraktur (Drehbruch), b Trümmerfraktur

- Ältere Patienten mit begleitender Coxarthrose: Primäre zementierte Totalendoprothese.
- Postoperativ: Belastung bis zur Schmerzgrenze.

Pertrochantäre Fraktur

➤ **Formen:** Siehe Abb. 137.
➤ **Behandlung:** Operativ.
➤ **Operative Therapie:**
  - *Stabile Fraktur:* Dynamische Hüftschraube (DHS).
  - *Instabile Fraktur:* Gamma-Nagel, proximaler Femurnagel (PFN).
  - *Mediale Trümmerzone:* Gamma-Nagel oder unaufgebohrter Femurmarknagel (UFN) mit „Twisted Plate".
  - *Begleitende Coxarthrose oder eingeschränkte Aktivität/Pflegebedürftigkeit:* Zementierte Endoprothese oder Totalendoprothese.
  - Postoperativ: Belastung bis zur Schmerzgrenze möglich.

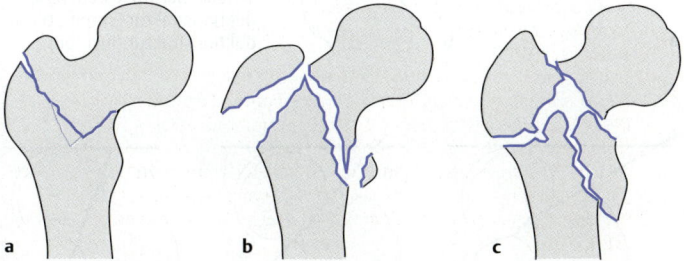

Abb. 137 Pertrochantäre Oberschenkelfrakturen. a Stabile Fraktur, b Mehrfragmentfraktur (instabil infolge Abriß des Trrochanter major und minor), c Mehrfragmentfraktur mit medialer Trümmerzone (höchster Grad der Instabilität)

Hüftgelenk

Schenkelhalsfraktur

➤ **Formen:** Es existieren verschiedene Einteilungen:
  – Nach der Lokalisation: mediale oder laterale Fraktur (s. Abb. 138).
  – Nach dem Unfallmechanismus: Abduktions- oder Adduktionsfraktur (s. Abb. 139).
  – Mediale Frakturen werden noch einmal nach *Pauwels* eingeteilt (Winkel zwischen der Horizontalen und der Frakturlinie), s. Abb. 140.

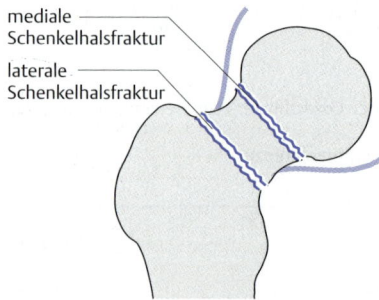

mediale Schenkelhalsfraktur

laterale Schenkelhalsfraktur

Abb. 138 Lokalisation der Schenkelhalsfrakturen

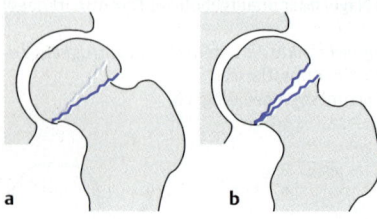

a

b

Abb. 139 Mechanismus der Schenkehalsfrakturen. a Abduktionsfraktur (stabil), b Adduktionsfraktur (instabil)

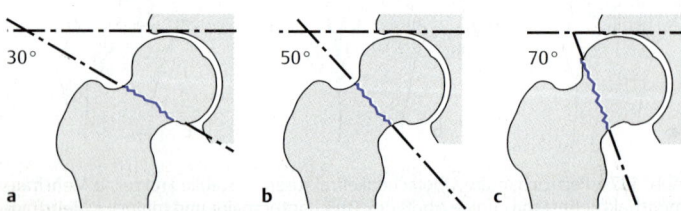

30°

50°

70°

a

b

c

Abb. 140 a – c Einteilung der medialen Schenkelhalsfrakturen nach Pauwels. a Pauwels I, b Pauwels II, c Pauwels III

- ➤ **Behandlung:** In der Regel operativ.
- ➤ **Konservative Therapie:** *Eingekeilte Abduktionsfraktur:* Funktionelle Behandlung, Teilbelastung mit 20 kg für 6 Wochen. Röntgenkontrolle 1 × pro Woche bis zur Konsolidierung.
- ➤ **Operative Therapie:**
  - *Jüngere Patienten, Patienten mit guter Knochenstruktur:* Verschraubung, dynamische Hüftschraube (DHS).
  - *Ältere Patienten, Osteoporose:* Zementierte Totalendoprothese.
  - *Immobile Patienten:* Zementierte Kopfendoprothese.
  - Postoperativ:
    - *Nach Schraubenosteosynthese:* Teilbelastung für 4–6 Wochen.
    - *Nach Totalendoprothese:* Sofortige Vollbelastung möglich.

Femurkopffraktur

- ➤ **Formen:** Die Einteilung der Femurkopffrakturen erfolgt nach *Pipkin*:
  - Pipkin I: Kalottenfraktur kaudal der Fovea capitis femoris (s. Abb. 141 a).
  - Pipkin II: Kalottenfaktur kranial der Fovea capitis femoris (s. Abb. 141 b).
  - Pipkin III: I oder II kombiniert mit einer medialen Schenkelhalsfraktur (s. Abb. 141 c).
  - Pipkin IV: I oder II kombiniert mit einer Azetabulumfraktur (s. Abb. 141 d).

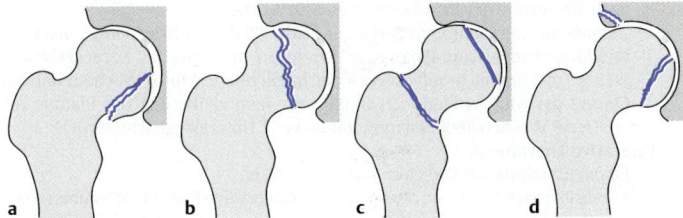

Abb. 141   Femurkopffrakturen (Einteilung nach **Pipkin** s. Text). a Pipkin I, b Pipkin II, c Pipkin III, d Pipkin IV

- ➤ **Behandlung:** Vorwiegend operativ.
- ➤ **Konservative Therapie:** *Undislozierte Fraktur:* Frühfunktionelle Behandlung unter Entlastung des Beines für 6 Wochen.
- ➤ **Operative Therapie:**
  - *Dislozierte Frakur bei jungen Patienten:* Verschraubung.
  - *Dislozierte Fraktur bei älteren Patienten bis ca. 75 Jahre:* Zementierte Totalendoprothese.
  - *Dislozierte Fraktur bei eingeschränkter Aktivität/Pflegebedürftigkeit:* Zementierte Kopfendoprothese.
  - Postoperativ:
    - *Nach Kopf- oder Totalendoprothese:* Sofortige Vollbelastung möglich.
    - *Nach Schraubenosteosynthese:* 20 kg Teilbelastung für 6 Wochen, dann zunehmende Belastung bis zur Schmerzgrenze.

Hüftgelenk

Azetabulumfraktur

➤ **Formen:** Siehe Abb. 142.

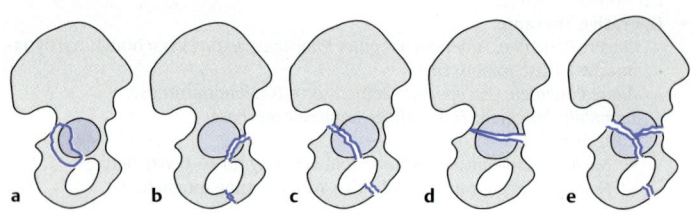

Abb. 142 Azetabulumfrakturen. a Fraktur des dorsalen Pfannenrandes, b Fraktur des ventralen Pfeilers, c Fraktur des dorsalen Pfeilers, d Querfraktur des Pfannenbodens, e Fraktur des dorsalen und ventralen Pfeilers

➤ **Behandlung:** Vorwiegend operativ.
➤ **Konservative Therapie:**
 – *Undislozierte Fraktur des ventralen oder dorsalen Pfeilers:* Frühfunktionelle Behandlung auf der Motorschiene, Teilbelastung von 20 kg für 6 Wochen, danach Steigerung der Belastung bis zur 12. Woche.
 – *„Inoperable" Zertrümmerung, Fraktur beider Pfeiler bei Osteoporose, massiver Weichteilschaden:* suprakondyläre Extension mit 1/10 des Körpergewichts (keine Trochanterschraube wegen der Infektgefahr!) für 6 Wochen; danach Einsatz der Motorschiene (0 – 0 - 90°) zur Remodellierung der Pfanne, für weitere 6 Wochen Teilbelastung mit 20 kg (2 Unterarmgehstützen).
➤ **Operative Therapie:**
 – *Pfannenrandfraktur:* Verschraubung und Platte.
 – *Alle dislozierten Frakturen des ventralen und dorsalen Pfeilers:* Schrauben-Platten-Osteosynthese.
 – Postoperativ: Frühfunktionelle Behandlung auf der passiven und aktiven Motorschiene, 20 kg Teilbelastung bis zur 12. Woche.

Hüftluxation

- ➤ **Formen:** Siehe Abb. 143.
- ➤ **Behandlung:** In der Regel konservativ, bei Kombination von Frakturen und Luxation operativ.
- ➤ **Reposition:** Die Reposition erfolgt in Narkose und Muskelrelaxation.
  - *Hintere Luxation:* Knie und Hüfte sind 90° gebeugt, das Becken des Patienten wird von einem Helfer fixiert, dann erfolgt ein kräftiger Zug in Femurlängsachse bei gleichzeitiger Außenrotation im Hüftgelenk.
  - *Vordere Luxation:* Das Bein des Patienten ist gestreckt, es erfolgt ein kräftiger Zug in der Femurlängsachse bei gleichzeitiger Innenrotation des Hüftgelenks.

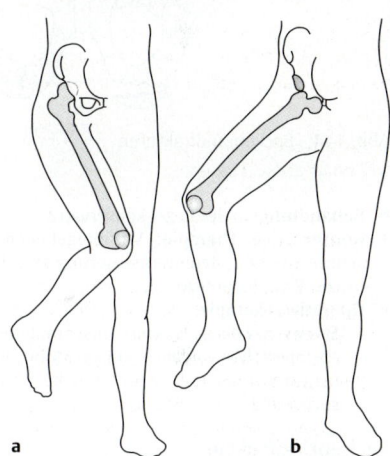

Abb. 143　Fehlstellung des Beines bei Hüftluxation. a Hintere Luxation, b vordere Luxation　**a**　**b**

- ➤ **Konservative Therapie:**
  - *Reine Luxation:* Die Reposition ist meist ausreichend, nach Luxation einer Totalendoprothese ist auch ein temporärer Antirotationsgips möglich.
  - *Luxation in Kombination mit kleinem, unverschobenem Pfannenfragment:* Entlastung bis zur 12. Woche.
- ➤ **Operative Therapie:**
  - *Hüftkopffraktur (Pipkin), Pfannenfraktur (großes Fragment):* Verschraubung, Plattenosteosynthese.
  - *Gefäß-Nerven-Läsion, Repositionshindernis:* Offene Reposition, Osteosynthese.
  - Postoperativ: Frühfunktionelle Behandlung unter Entlastung bis zur 12. Woche.

Becken

Beckenrandfraktur

➤ **Formen:** S. Abb. 144.

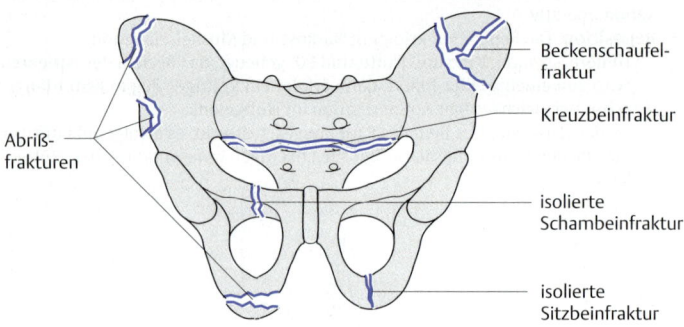

Beckenschaufel-
fraktur

Kreuzbeinfraktur

Abriß-
frakturen

isolierte
Schambeinfraktur

isolierte
Sitzbeinfraktur

Abb. 144 Beckenrandfrakturen

➤ **Behandlung:** In der Regel konservativ.
➤ **Konservative Therapie:** Vorübergehende Bettruhe bis zur weitgehenden Schmerzfreiheit, dann Mobilisierung an 2 Unterarmgehstützen mit Belastung bis zur Schmerzgrenze.
➤ **Operative Therapie:**
  – *Stark verschobene Fraktur:* Verschraubung, Plattenosteosynthese.
  – *Postoperatives Vorgehen:* zügige Mobilisierung an Gehstützen mit Belastung bis zur Schmerzgrenze für 6 Wochen; danach steigernde funktionelle Beanspruchung.

Beckenringfraktur

➤ **Formen:** Siehe Abb. 145.

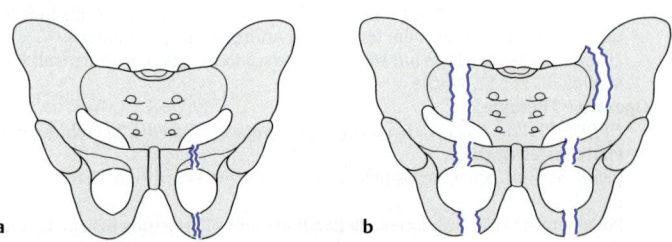

a   b

Abb. 145 Beckenringfrakturen. a Einseitige Beckenringfrakturen, b doppelseitige Beckenringfraktur

> **Behandlung:**
>   – Bei dislozierten Frakturen operativ.
>   – Bei undislozierten Frakturen konservativ.
> **Konservative Therapie:** *Undislozierte Frakturen:* Entlastung bis zur weitgehenden Schmerzfreiheit, dann Frühmobilisation an 2 Unterarmgehstützen mit 20 kg Teilbelastung bis zur 6. Woche.
> **Operative Therapie:**
>   – *Instabile Beckenringfraktur, Begleitverletzung:* Verschraubung, Plattenosteosynthese.
>   – *Polytraumatisierte oder schockige Patienten:* Beckenzwinge, ggfs. Fixateur externe.
>   – *Iliosakralsprengung:* Ventral 2–3-Loch-Plattenosteosynthese, dorsal Zugschraubenosteosynthese (offen oder perkutan unter Bildwandlerkontrolle), am besten in Bauchlage.
>   – Postoperativ: Teilbelastung mit 20 kg für 6–8 Wochen.

Symphysensprengung

> **Formen:** Siehe Abb. 146.

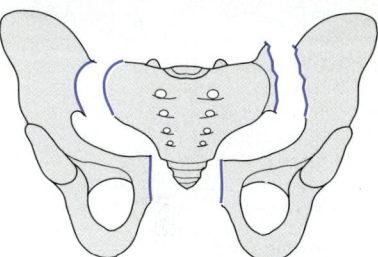

Abb. 146   Symphysensprengung, kombiniert mit Sprengung der Iliosakralfuge (linke Bildseite) und mit hinterer Beckenringfraktur (rechte Bildseite)

> **Behandlung:** In der Regel operativ.
> **Konservative Therapie:** *Geringe Dislokation der Symphyse (≤ 1 cm):* Funktionelle Behandlung mit Belastung bis zur Schmerzgrenze.
> **Operative Therapie:**
>   – *Dislokation der Symphyse ≥ 2 cm, sowie Begleitverletzung:* Plattenosteosynthese oder Zuggurtung.
>   – *Symphysensprengung und Sprengung der Iliosakralfuge:* Verschraubung oder Plattenosteosynthese.
>   – Postoperativ: Frühfunktionelle Behandlung, Teilbelastung mit 20 kg an 2 Unterarmgehstützen für 4–6 Wochen.

Unterarmfraktur

➤ **Formen:** S. Abb. 147.

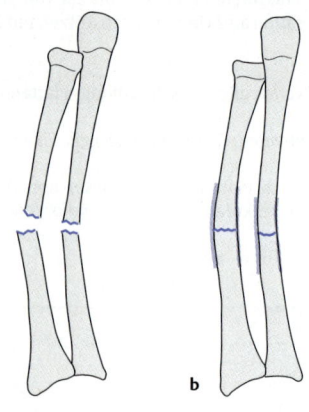

Abb. 147 Unterarmfrakturen.
a Komplette Fraktur, b Grünholzfraktur

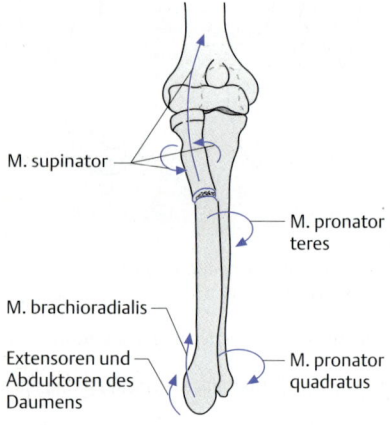

M. supinator

M. pronator
teres

M. brachioradialis

Extensoren und
Abduktoren des
Daumens

M. pronator
quadratus

Abb. 148 Deformierende Mus-
kelkräfte am Unterarm

➤ **Behandlung:** In der Regel konservativ.
➤ **Reposition:** Für das Gelingen der Reposition ist eine ausreichende Distraktion der Fraktur zum Lösen des Periosts und eine Vergrößerung der Frakturdeformität hilfreich. Radius und Ulna werden separat reponiert. Das abgeknickte distale Segment wird in Längsrichtung gezogen, gleichzeitig drückt der Daumen auf das proximale Segment, und die Pro- oder Supinationsstellung wird korrigiert (s. Abb. 149). Nach erfolgreicher Reposition sollte zur Stabilisierung der Retention manueller Druck auf der Seite des intakten Periosts erfolgen.

➤ **Konservative Therapie:**
  – *Reponible und retinierbare Frakturen:* Oberarmgips für 4, maximal für 6 Wochen (s. Abb. 149). Innerhalb der ersten 3 Wochen Röntgenkontrolle einmal pro Woche zum Ausschluß einer Redislokation.

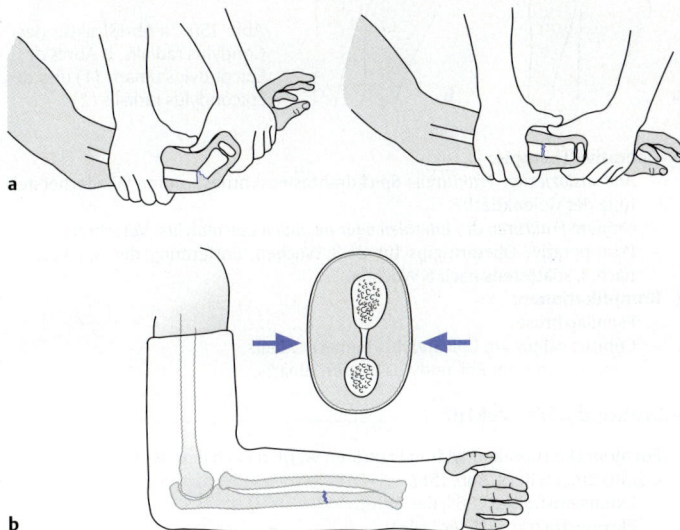

Abb. 149   a Repositionstechnik einer Unterarmfraktur, b ideale Stellung im Oberarmgips nach Reposition

➤ **Operative Therapie:**
  – *Irreponible Frakturen und Redislokationen, offene Frakturen:*
    • Kinder unter 10 Jahren: Intramedulläre Schienung mit 2,4 mm Spickdrähten.
    • Kinder über 10 Jahren: 3,5er Plattenosteosynthese (LC-DCP).
  ◎ *Beachte:* Die proximalen Epiphysenfugen des Unterarmes sind nur zu 20%, die distalen Epiphysenfugen zu 80% am Längenwachstum beider Unterarmknochen beteiligt!

Fraktur der Kondylen und Epikondylen

➤ **Formen:** Siehe Abb. 150.
➤ **Behandlung:** In der Regel operativ.
➤ **Konservative Therapie:** *Undislozierte Frakturen:* Primär gespaltener Oberarmgips, nach Abschwellung Oberarmgips für 3 Wochen, während dieser Zeit einmal pro Woche Röntgenkontrolle zum Ausschluß einer sekundären Dislokation.

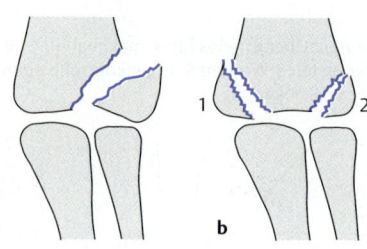

Abb. 150 a Abrißfraktur des Condylus radialis, b Abriß des Epicondylus ulnaris (1) und des Epicondylus radialis (2)

➤ **Operative Therapie:**
  – *Alle dislozierten Frakturen:* Spickdrahtosteosynthese unter Wiederherstellung der Gelenkfläche.
  – *Größere Frakturen des lateralen oder medialen Epicondylus:* Verschraubung.
  – Postoperativ: Oberarmgips für 2 – 3 Wochen, Entfernung der Spickdrähte nach 4, spätestens nach 6 Wochen.

➤ **Komplikationen:**
  – Pseudarthrose.
  – Cubitus valgus am Epicondylus humeri radialis.
  – Cubitus varus am Epicondylus humeri ulnaris.

Suprakondyläre Fraktur

➤ **Formen:** Die suprakondylären Frakturen werden nach dem Verletzungsmechanismus eingeteilt (s. Abb. 151):
  – Extensionsfraktur (96 % der Fälle).
  – Flexionsfraktur (4 % der Fälle).
  – Begleitend sind Nervenverletzungen in 7 – 15 % der Fälle möglich (N. radialis 45 %, N. medianus 32 %, N. ulnaris 23 %), Gefäßverletzungen (A. brachialis) sind allerdings mit 1 % selten.

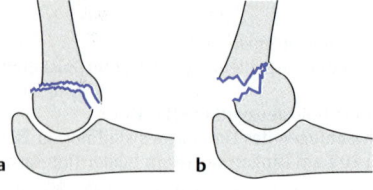

Abb. 151 Suprakondyläre Humerusfraktur. a Extensionsfraktur, b Flexionsfraktur

➤ **Behandlung:** Geschlossene Reposition und perkutane Spickung.
➤ **Reposition:** Die Reposition erfolgt in Allgemeinnarkose unter kontinuierlichem Zug am gestreckten Arm. Dann wird das Ellenbogengelenk unter Pronation über 90° flektiert. Pronation des Unterarms und Einbringen des radialen Kirschnerdrahtes von leicht posterior perkutan in einem Winkel von 35 – 45°. Der ulnare Kirschnerdraht wird unter Aussparung des Sulcus ulnaris eingebracht, abschließend sollte eine intraoperative Röntgenkontrolle erfolgen (Ausschluß eines „Rotationssporns"). Postoperativ für 4 Tage einen gespaltenen Oberarmgips anlegen.

➤ **Konservative Therapie:**
  – *Undislozierte Fraktur:* Oberarmgips für 3 – 4 Wochen.
  – *Reponible Frakturen ohne Redislokation:* Blountsche Schlinge bei Kindern bis 5 Jahren, sonst Oberarmgips.
➤ **Operative Therapie:**
  – *Nicht retinierbare suprakondyläre Oberarmfraktur, interponiertes Periost:* Spickdrahtosteosynthese von radial und ulnar unter Bildwandlerkontrolle.
  – *Nicht reponierbare Fraktur:* Offene Reposition und Spickdrahtosteosynthese von radial und ulnar.
  – Postoperativ: Oberarmgips für 3 Wochen, anschließende Entfernung der Spickdrähte.
➤ **Komplikationen:**
  – Irritation des N. interosseus anterior, dies erholt sich meist spontan.
  – Cubitus varus infolge persistierender posteriorer Rotation des ulnaren Anteiles.

Kindliche Monteggia-Frakturen

➤ **Formen:** S. Abb. 152. Typ I–IV.

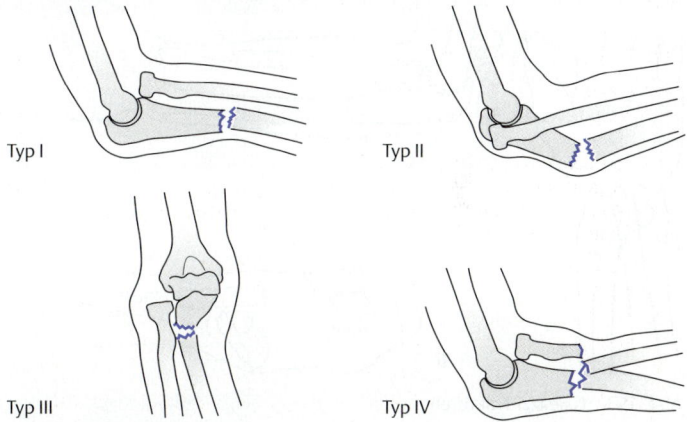

Typ I

Typ II

Typ III

Typ IV

Abb. 152   Monteggia-Frakturen
Typ I: Anteriore Luxation des Speichenköpfchens und Bruch des Ulnaschaftes (häufigste Frakturform)
Typ II: Posteriore oder posterolaterale Luxation des Speichenköpfchens und Bruch der Ulna mit posteriorer Angulation (selten bei Kindern)
Typ III: Laterale oder anterolaterale Luxation des Speichenköpfchens mit Fraktur der Ulna (häufiger bei Kindern als bei Erwachsenen)
Typ IV: Anteriore Luxation des Speichenköpfchens mit Fraktur von Radius und Ulna im proximalen Drittel auf gleicher Höhe

➤ **Behandlung:** In der Regel operativ.
➤ **Konservative Therapie:** *Retinierbare Fraktur:* Immobilisierung im Oberarmgips für 6 Wochen; in den ersten 3 Wochen einmal pro Woche Röntgenkontrolle zum Ausschluß einer Redislokation.
➤ **Operative Therapie:** Intramedulläre Schienung der Ulna mit einem 2,4 mm Draht; postoperativ Ruhigstellung im Oberarmgips für 6 Wochen. Beim extrem seltenen Typ IV kann bei Kindern über 10 Jahren eine Plattenosteosynthese (LC-DCP) mit anschließender funktioneller Nachbehandlung durchgeführt werden.
➤ **Komplikationen:**
  – Verspätete Diagnostik der Radiusköpfchenluxation.
  – Redislokation.

Kindliche Galeazzi-Fraktur

➤ **Formen:**
  – Reine Galeazzi-Fraktur (s. Abb. 153 a).
  – Galeazzi-äquivalente Fraktur mit Separation der distalen Ulnaepiphyse oder Fraktur der distalen Ulna (s. Abb. 153 b).

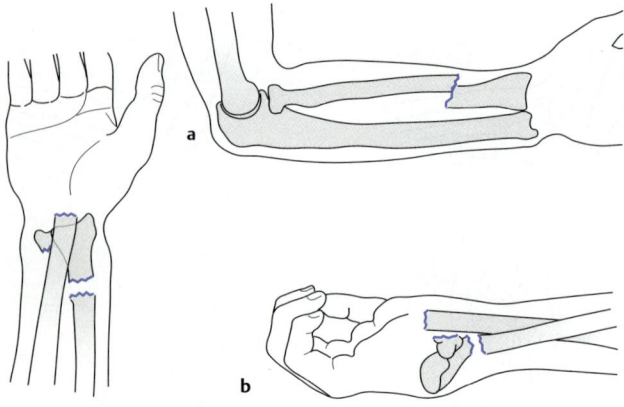

Abb. 153   Galeazzi-Frakturen

➤ **Behandlung:** Vorwiegend konservativ.
➤ **Reposition:** Die Reposition erfolgt unter Zug in Längsachse des Unterarms bei gleichzeitiger Supination.
➤ **Konservative Therapie:** Ruhigstellung im Oberarmgips für 6 Wochen; wöchentliche Röntgenkontrollen, bis Kallusbildung erkennbar ist.
➤ **Operative Therapie:** Sie ist indiziert bei einer Verkürzung des Radius > 4 mm oder einer Deviation des distalen Radius ≥ 10° und erfolgt als intramedulläre Schienung mit einem 2,4 mm Draht oder als Plattenosteosynthese (LC-DCP).

Proximale Humerusfraktur

➤ **Formen:** Siehe Abb. 154.

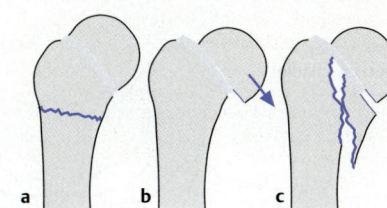

Abb. 154 Proximale Humerus-
frakturen. a Sukapitale Fraktur,
b Epiphysenlösung, c Epiphysenlösung mit metaphysärem Keil

a   b   c

➤ **Behandlung:** In der Regel konservativ.
➤ **Konservative Therapie:** *Subkapitale Fraktur, Epiphysenlösung:* Desault-Verband
für 3 Wochen.
➤ **Operative Therapie:** *Dislozierte Epiphysenlösung, Interposition der langen Bizeps-
sehne:* Offene Reposition und Spickdrahtosteosynthese, postoperativ Desault-
Verband für 3 – 4 Wochen.

Untere Extremität

Beckenfraktur

➤ **Formen:** Siehe Abb. 155.

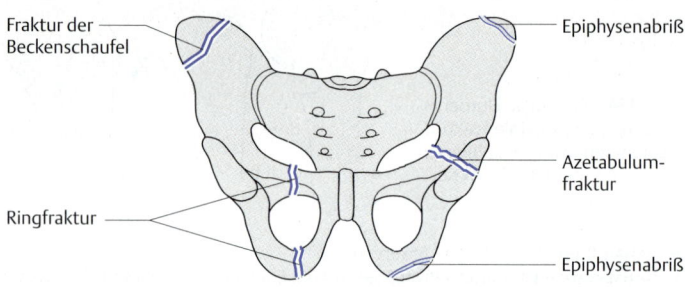

Fraktur der Beckenschaufel

Ringfraktur

Epiphysenabriß

Azetabulumfraktur

Epiphysenabriß

Abb. 155   Beckenfrakturen

➤ **Behandlung:** In der Regel konservativ.
➤ **Konservative Therapie:**
  – *Nicht oder mäßig dislozierte Beckenfrakturen, Epiphysenabriß:* Bettruhe für 2 – 4 Tage, dann Belastung bis zur Schmerzgrenze an 2 Unterarmgehstützen.
➤ **Operative Therapie:**
  – *Erhebliche Dislokation, Verschiebung einer Beckenhälfte:* Schraubenosteosynthese oder Plattenosteosynthese.
  – *Vertikale Scherfraktur:* Suprakondyläre Extension am Femur.
  – Postoperativ: Langsame Mobilisation an Unterarmgehstützen (4 – 6 Wochen).

Verletzung oberes Sprunggelenk

➤ **Formen:** Die Verletzungen werden eingeteilt nach *Salter-Harris* Typ I–V (diese Einteilung entspricht *Aitken* 0 –IV), s. Abb 156.
  – Salter-Harris I: Reine Epiphysenlösung (s. Abb. 156 a).
  – Salter-Harris II: Fraktur, die das Stratum germinativum der Epiphysenfuge nicht betrifft (s. Abb. 156 b).
  – Salter-Harris III: Fraktur distal der Epiphysenfuge mit Beteiligung (s. Abb. 156 c).
  – Salter-Harris IV: Fraktur durch die Epiphysenfuge (s. Abb. 156 d).
  – Salter-Harris V: Kompressionsfraktur der Epiphysenfuge (s. Abb. 156 e).

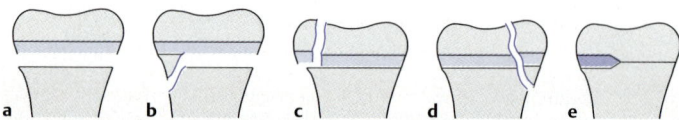

a   b   c   d   e

Abb. 156   Frakturformen nach Salter-Harris. a Typ I, b Typ II, c Typ III, d Typ IV, e Typ V

➤ **Behandlung:**
  – *Salter-Harris Typ I und II:* In der Regel konservativ.
  – *Salter-Harris Typ III bis V:* Operativ.
➤ **Konservative Therapie:** Nach Reposition gespaltener Unterschenkelliegegips für 2 Wochen, danach Unterschenkelgehgips für weitere 2 Wochen.
➤ **Operation:**
  – *Kleines Epiphysenfragment:* Kleinfragment-Zugschraube oder transossäre Refixation.
  – *Großes Fragment:* Verschraubung.
  – *Postoperativ:* Gespaltener Unterschenkelliegegips für 2 Wochen, danach Unterschenkelgehgips für weitere 2 Wochen.

Unterschenkelfraktur

➤ **Formen:** Siehe Abb. 157.

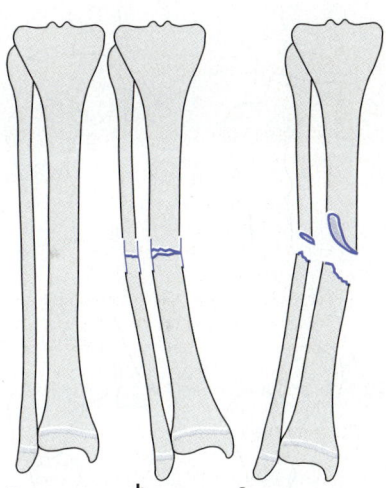

Abb. 157 Kindliche Unterschenkelfrakturen. a Isolierte Tibiafraktur (Fissur), b Querfraktur (Periost erhalten), c Torsionsfraktur (instabil) **a** **b** **c**

➤ **Behandlung:** In der Regel konservativ.
➤ **Konservative Therapie:**
  – *Stabile Fraktur:* Oberschenkelgips gespalten bis zur Abschwellung, nach spätestens einer Woche Oberschenkelgehgips für 3 – 4 Wochen unter voller Belastung.
    • Proximale Unterschenkelfrakturen werden in 0° Streckung bis 10° Flexion eingegipst (Röntgen-Kontrolle der Fraktur wegen Ante- oder Rekurvation!).
    • Distale Unterschenkelfrakturen können zur Aufrechterhaltung der erzielten Korrektur für 3 Wochen in leichter Spitzfußstellung eingegipst werden; danach Korrektur auf 90° im oberen Sprunggelenk für weitere 3 Wochen.

➤ **Operative Therapie:** *Instabile und offene Frakturen:* Versorgung mit einem ventralen Klammer-Fixateur oder elastischer Markraumschienung mittels Nägeln außerhalb der Epiphysenfugen. Postoperativ funktionelle Nachbehandlung mit Belastung bis zur Schmerzgrenze.

Proximale Femurfrakturen

➤ **Formen:** Die proximalen Femurfrakturen werden nach der *Delbet*-Klassifikation eingeteilt:
- Typ I: Transepiphysäre Fraktur (s. Abb. 158 a).
- Typ II: Transzervikale Fraktur (s. Abb. 158 b).
- Typ III: Zervikotrochantäre Fraktur (s. Abb. 158 c).
- Typ IV: Intertrochantäre Fraktur (s. Abb. 158 d).

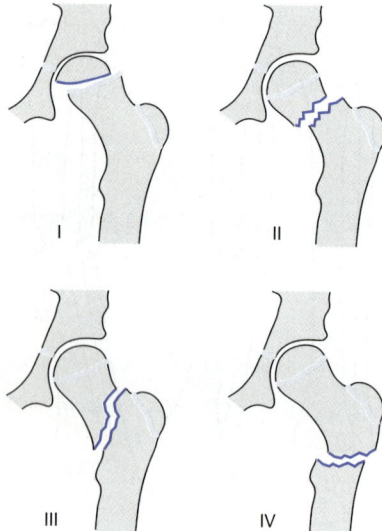

Abb. 158 Proximale Femurfrakturen, Einteilung nach Delbet. a Typ I, b Typ II, c Typ III, d Typ IV

➤ **Behandlung:** In der Regel operativ.
➤ **Operative Therapie:**
- *Delbet Typ I:* Anteriore Kapsulotomie und Fixation mit Spickdrähten sowie Spica-Hose für 8–10 Wochen, Entfernung der Spickdrähte nach 4–6 Monaten.
- *Delbet Typ II und III:* Anteriore Kapsulotomie, 2–3 Zugschrauben unterhalb der Epiphyse, postoperativ Spica-Hose für 8–10 Wochen.
- *Delbet Typ IV:*
  • Kinder jünger als 6 Jahre: geschlossene Reposition und Spica-Hose für 6–8 Wochen.

- Kinder älter als 6 Jahre: Extension für 3 – 4 Wochen mit suprakondylärem Draht oberhalb der distalen Epiphysenfuge, anschließend Spica-Hose für 8 Wochen.
- Kinder ab dem 8. Lebensjahr: Zugschrauben, Kondylenplatte, postoperativ Teilbelastung für 6 Wochen; Metallentfernung 6 – 12 Monate postoperativ.

Femurschaftfraktur

➤ **Formen:** Siehe Abb. 159.

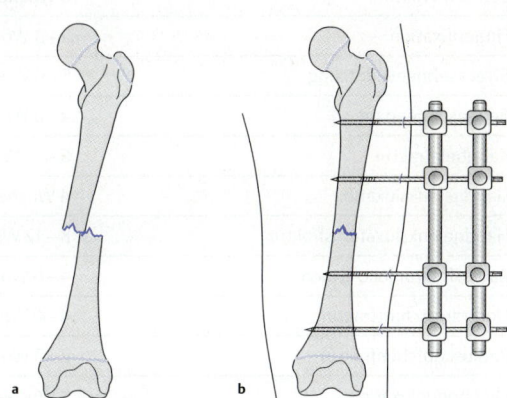

Abb. 159 a Femurschaftfraktur im mittleren Drittel, b stabile Versorgung mit einem unilateralen Klammer-Fixateur

➤ **Behandlung:** Bis zum 6. Lebensjahr eher konservative Behandlung, ab dem 6. Lebensjahr eher operativ.
➤ **Konservative Therapie:**
  – *Schaftfraktur bis zum 3. Lebensjahr:* Overhead-Extension für 3 – 4 Wochen.
  – *Schaftfraktur 3. bis 5. Lebensjahr:* Weber-Extensions-Tisch für 2 – 3 Wochen, anschließend unilaterale Spica-Hose für 4 – 6 Wochen.
  – *Gut reponible und retinierbare proximale Oberschenkelfraktur:* Becken-Bein-Gips oder Gips- bzw. Kunststoff-Fixation wie eine „Bermuda-Hose" für 6 – 8 Wochen.
  ◉ *NB:* Sparsame Röntgenkontrollen, eine Stellungskontrolle der Fraktur ist auch durch Sonographie möglich.
➤ **Operative Therapie:**
  – *Schaftfrakturen ab 10. Lebensjahr:*
    • Lateraler Klammer-Fixateur.
    • Elastische stabile Markraumschienung mit simultaner Positionierung der 3,5 mm und 4,5 mm Nägel unter Schonung der distalen Femurepiphyse.
    • Bei offenen Frakturen: Plattenosteosynthese (LC-DCP).
  ◉ *NB:* Als einziger Knochen am kindlichen Skelett kann der Femur Rotationsfehler von 10° bis maximal 20° ausgleichen.

Konservative Therapie

Tabelle 2 Immobilisationsdauer bei konservativer Therapie

Verletzung	Dauer der Immobilisation
Fingerfraktur	3 – 4 Wochen
Mittelhandfraktur, Basis	3 – 5 Wochen
Mittelhandfraktur, Schaft	4 – 6 Wochen
Bennett-Fraktur	6 Wochen
Fingerluxation	2 – 3 Wochen
Strecksehnenverletzung	5 – 6 Wochen
Beugesehnennaht	4 – 6 Wochen
Kahnbeinfraktur	6 – 10 Wochen
Handgelenksluxation	4 Wochen
Handgelenksluxationsfraktur	8 – 12 Wochen
Radiusfraktur loco typico	4 – 6 Wochen
Unterarmschaftfraktur	4 – 6 Wochen
Radiusköpfchenfraktur	2 – 3 Wochen
Ellenbogenluxation	3 Wochen
Distale Humerusfraktur	4 Wochen
Humerusschaftfraktur	4 – 6 Wochen
Humeruskopffraktur	2 – 4 Wochen
Skapulafraktur	funktionell
Schulterluxation (alter Patient)	2 – 3 Tage
Schulterluxation (junger Patient)	2 – 3 Wochen
Mittelfußfraktur	6 – 8 Wochen
Fußwurzelfraktur	4 – 8 Wochen
Knöchelfraktur	6 Wochen
Tibiafraktur	6 – 8 Wochen
Tibiakopffraktur	6 – 8 Wochen
Fibulaköpfchenfraktur	funktionell

Tabelle 2 Fortsetzung

Verletzung	Dauer der Immobilisation
Patellaluxation	3–4 Wochen
Patellafraktur	6 Wochen
Distale Femurfraktur	6–8 Wochen
Kindliche Femurschaftfraktur	8 Wochen
Undislozierte pertrochantäre Femurfraktur	4–6 Wochen
Valgisch impaktierte mediale Schenkelhalsfraktur	4–6 Wochen
Undislozierte Azetabulumfraktur	4–6 Wochen

Indikationen der einzelnen Fixationen

Obere Extremität

➤ **Daumenrinne:**
- Ulnare Bandruptur am Daumengrundgelenk.
- Postoperativ bei dorsalen Verletzungen.

➤ **Palmare Daumengipsschiene:**
- Starke Schwellung im Bereich des Daumens und Daumenballens bei Kapsel-Band-Verletzungen.
- Erstversorgung Kahnbeinfraktur.
- Prä- und postoperativ bis zur gesicherten Wundheilung.

➤ **Kahnbeingips oder Kunststofffixation:**
- Kahnbeinfraktur nach ausreichendem Abschwellen.

➤ **Daumenmanschette, Kunststoff (Soft-Cast^{TM}):**
- Verletzungen und nach Operationen des ulnaren Bandapparates im Grundgelenk des Daumens (Skidaumen).

➤ **Stacksche Schiene:**
- Subkutane Strecksehnenruptur am Fingerendgelenk.

➤ **Dorsale Dreifingergipsschiene:**
- Verletzung im Bereich der Mittelhand und der Finger (beugeseits).
  • Schiene vom II. – IV. Finger bei Verletzung von Strahl II und evtl. III.
  • Schiene vom III. –V. Finger bei Verletzung von Strahl III bis V.

➤ **Palmare Dreifingergipsschiene:**
- Starke Schwellung im Bereich der Mittelhand und der Finger (streckseits).
- Strecksehnenverletzung (Intrinsic-Plus-Stellung).
  • Schiene vom II. – IV. Finger bei Verletzung von Strahl II und evtl. III.
  • Schiene vom III. – V. Finger bei Verletzung von Strahl III bis V.

➤ **Palmare Vierfingergipsschiene:**
- Ausgedehnte Verletzung im Bereich der Mittelhand und der Finger.
- Mehrfingerverletzung.
- Postoperativ bei streckseitiger Wunde.
- Tendovaginitis.

➤ **Palmare Vierfingergipsschiene, Soft-Cast^{TM}-Kombination:**
- Frakturen im Bereich der Mittelhand und der Finger.
- Infektionen und Phlegmonen im Handbereich.
- Schwere Quetschungen oder Prellungen.
- Rheumatische Erkrankungen.

➤ **Iselin-Gips:**
- Dislozierte Fraktur des Fingergrund- und Fingermittelglieds.
- Dislozierte Metakarpalfraktur.

➤ **Dynamische Schienung nach Kleinert:**
- Beugesehnenverletzung nach Naht.

➤ **Dorsale Unterarmgipsschiene:**
- Verletzung im Handbereich (Wunde palmar).
- Handgelenksdistorsion.
- Postoperativ bis zur Wundheilung oder Abschwellung.

➤ **Palmare Unterarmgipsschiene:**
- Verletzungen im Bereich des Handgelenks (Wunde dorsal).
- Handgelenksdistorsion.
- Radialisschiene (als Nachtschiene).

➤ **Radiusgipsschiene, palmar gespalten:**
– Distale Radiusfraktur.
– Abriß des Processus styloideus ulnae.

➤ **Unterarmgips gespalten:**
– Stabile, undislozierte Radiusfraktur, handgelenknahe Grünholzfraktur, schwere Handgelenksdistorsion.

➤ **Unterarmgips, geschlossen/Kunststoffunterarmfixation, geschlossen:**
– Handgelenksdistorsion.
– Fraktur des Radius oder der Handwurzelknochen (außer Kahnbein).
– Handwurzelluxation. Sekundärversorgung nach ausreichendem Abschwellen.

➤ **Dorsale Oberarmgipsschiene:**
– Weichteilverletzungen im Bereich des Unterarms und Ellenbogens.
– Infekt, Lymphangitis, evtl. mit Einschluß der Finger.
– Erstversorgung von Frakturen im Bereich des Unterarms.
– Reponierte Ellenbogen-Luxation.
– Postoperativ bis zur gesicherten Wundheilung, falls erforderlich.
– Postoperativ nach Bursektomien.

➤ **Oberarm-U-Schiene mit Fixationsverband:**
– Vorläufige Fixation einer Oberarmfraktur zur Vermeidung von Bewegungsschmerzen, wenn die vorgesehene Operation nicht sofort möglich ist.
– Erstversorung einer Humerusschaftfraktur bis eine Brace-Fixation möglich ist.

➤ **Oberarmgips, gespalten (Doppel-U-Schiene):**
– Konservative Behandlung von Frakturen des Unterarms und Ellenbogens.
– Distale Unterarm- oder Radiusfraktur, wenn die Drehbeweglichkeit ausgeschlossen werden muß.
– Selten mit Schulterkappe bei Humerusschaftfraktur.

➤ **Oberarmgips, abnehmbar (Soft-Cast™):**
– Nach Ellbogenoperationen (z.B. Bursektomie).
– Nicht dislozierte Radiusköpfchenfraktur.

➤ **Sarmiento-Brace:**
– Humerusschaftfraktur im mittleren bis proximalen Drittel.

➤ **Thoraxabduktionsgips oder konfektionelle Schiene:**
– Postoperativ nach Schulterrekonstruktionen.
– Postoperativ nach Arthrolyse.
– Evtl. bei Pfannenhalsfraktur der Skapula.

➤ **Abduktionsfixation, abnehmbare Kunststoffschiene:**
– Temporär Immobilisation nach rekonstruktiven Eingriffen am Schultergürtel (z.B. Rotatorenmanschettenrefixation).

➤ **Schulter-Desault-Verbände:**
– Verletzungen im Bereich der Schulter.
– Schulterluxationen nach Reposition.
– Erstversorgung bei Humerus- und Humeruskopffraktur.
– Postoperative Ruhigstellung.

➤ **Gilchrist-Verband:**
– Schulterluxation.
– Initial zur Schmerzlinderung bei Schultereckgelenkssprengung.
– Akromioklavikuläre Luxationen.
– Postoperative Ruhigstellung der oberen Extremität.

Indikationen der einzelnen Fixationen

- ➤ **Verband bei hoher Humerusfraktur:**
  - – Speziell bei hoher Humerusfraktur.
- ➤ **Verband nach Schulterluxation:**
  - – Speziell nach Schulterluxation.
  - – Auch bei Rotatorenmanschettenverletzung.
- ➤ **Rucksackverband:**
  - – Claviculafraktur.

Rumpf

- ➤ **Liegeschale:**
  - – Konservative Therapie einer instabilen Fraktur der Wirbelkörper mit Hinterkantenbeteiligung.
  - – Spontanfraktur bei Wirbelmetastasen.
- ➤ **Dreipunktgips:**
  - – Stabile Fraktur im Bereich der mittleren und unteren Brustwirbelsäule.
  - – Stabile Fraktur im Bereich der oberen Lendenwirbelsäule.
- ➤ **Kopf-Brust-Gips:**
  - – Stabile Fraktur der Halswirbelsäule.
  - – Z. n. Luxation im Bereich der Halswirbelsäule.
- ➤ **Kleiner Kopf-Brust-Gips:**
  - – Als zweiter Gips bei beginnender Konsolidierung.
- ➤ **Dachziegelverband:**
  - – Halbseitige Rippenfrakturen.

Untere Extremität

- ➤ **Zehenpflasterverband:**
  - – Frakturen einzelner Zehen (II–V).
  - – Nach Hammerzehenoperation.
- ➤ **Gipsschuh/Kunststoffschuh:**
  - – Gehgips nach Großzehen- und Mittelfußfraktur, Fußwurzelknochenfraktur und nach Hallux valgus-Operation.
- ➤ **Stützverband oberes Sprunggelenk und Unterschenkel:**
  - – Sprunggelenksdistorsion mit geringer Schwellung.
  - – Stützverband nach Gipsabnahme.
- ➤ **Tapeverband oberes Sprunggelenk:**
  - – Leichte Sprunggelenkdistorsion.
- ➤ **Zinkleimverband:**
  - – Fibula- und Fibulaköpfchenfraktur.
  - – Schwellneigungen nach Gipsbehandlungen.
  - – Therapie des Lymphödems.
- ➤ **Sprunggelenkfixation, Soft-Cast™:**
  - – Bandläsionen des oberen Sprunggelenkes.

➤ **Unterschenkelliegeschale:**
- Präoperativ:
  - Knöcherne Verletzungen im Bereich von Vorfuß und Sprunggelenk.
  - Distale Unterschenkelfraktur.
  - Indirekte Pilon-tibial-Fraktur.
- Spitzfußprophylaxe.
- Nachtschiene.

➤ **Unterschenkelliegegips, gespalten:**
- Erstversorgung von Weichteil- und Bandverletzungen im Bereich von Vorfuß und Sprunggelenk.
- Postoperativ nach Osteosynthesen bei Malleolarfrakturen.

➤ **Unterschenkelliegegips, gespalten bei Frakturerstversorgung:**
- Malleolarfraktur. Dislozierte Fersenbeinfraktur, Fußwurzelfraktur.

➤ **Unterschenkelgips mit Zehenschutz, geschlossen:**
- Sprunggelenksfraktur.
- Schwere Sprunggelenksdistorsion.
- Bei konservativer und nach operativer Therapie mit Gehfläche als Gehgips.

➤ **Unterschenkelgips ohne Zehenschutz, geschlossen:**
- Postoperativ nach Malleolarosteosynthese (als Gehgips nach gesicherter Wundheilung).
- Kurzfristig nach Sprunggelenksdistorsion zur Abschwellung.

➤ **Kalkaneusentlastungsgips:**
- Kalkaneusfraktur.

➤ **Spitzfußfixationen:**
- Achillessehnenverletzung präoperativ und kurzfristig postoperativ.

➤ **Antirotationsgips:**
- Luxationsgefährdete Endo- und Totalendoprothese des Hüftgelenks.

➤ **Sarmiento-Gehgips:**
- Undislozierte Tibiaschaftfraktur ohne Verkürzungstendenz.
- Nach Abnahme des Fixateur extern bis zur knöchernen Konsolidierung.

➤ **Sohle bei Fixateur extern:**
- Redression von Fußfehlstellungen und Spitzfußprophylaxe.

➤ **Kniehülse (Tutor):**
- Schwere Kniegelenksdistorsion.
- Bandverletzungen und knöcherne Verletzungen im Bereich des Knies.

➤ **Abnehmbare Kniehülse:**
- Bandläsionen.
- Bursitis oder Bursektomie.
- Nach Patellaluxationen.
- Nach konservativ und operativ behandelter Patellafraktur.
- Möglichkeit der Übungsbehandlung.

➤ **Oberschenkelliegeschale (U-L-Schiene):**
- Infekte im Knie-Unterschenkelbereich.

➤ **Gespaltener Oberschenkelgips:**
- Weichteil- und Bandverletzung im Bereich von Unterschenkel und Knie.
- Transportgips.

Indikationen der einzelnen Fixationen

➤ **Oberschenkelgips zur Frakturerstversorgung:**
  – Knöcherne Verletzung im Bereich von Unterschenkel und Knie.
  – Grünholzfraktur des Unterschenkels.
  – Ggfs. nach Tibiakopffraktur.
➤ **Geschlossener Oberschenkelgips:**
  – Verletzung im Bereich von Unterschenkel und Knie nach Abschwellen.
  – Fraktur von Unterschenkel und Tibiakopf nach Abschwellen.
  – Mit Gehfläche als Gehgips.
➤ **Kalkaneusextension:**
  – Konservative Frakturbehandlung an Azetabulum und Femur.
  – Erstversorgung, wenn eine Operation nicht sofort möglich ist (zu starke Schwellung oder Kontraindikation).
➤ **Tuberositas-Femurkondylenextension:**
  – Konservative Frakturbehandlung an Azetabulum und Femur.
  – Bei Polytrauma infolge verzögerter Versorgung.
➤ **Femurkondylenextension:**
  – Einseitige Beckenfraktur.
  – Azetabulumfraktur.
  – Mediale Schenkelhalsfraktur.
  – Instabile per- bzw. subtrochantäre Femurfraktur.
➤ **Kinder-Oberschenkel-Extension (Overhead):**
  – Femurfraktur beim Kleinkind bis zwei Jahre.
➤ **Kinder-Oberschenkel-Extension (Webertisch):**
  – Femurfraktur beim Kleinkind von drei bis fünf Jahren.
➤ **Becken-Bein-Gips (nur bei Kindern):**
  – Undislozierte Femurschaftfraktur.
  – Undislozierte proximale Femurfraktur.
  – Primär reponible Femurschaftfraktur.
  – Nach in Konsolidierung befindlicher extendierter Femurfraktur.

Lagerungsbeispiele

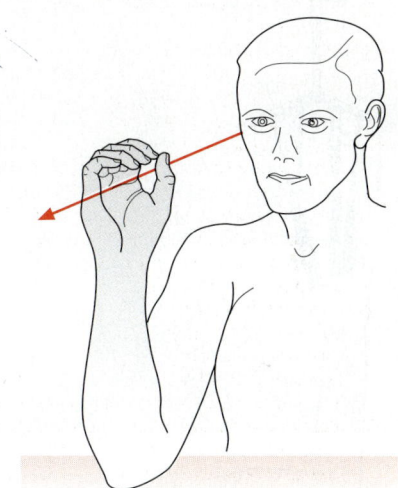

Abb. 160   Lagerung für volare
Unterarm-Hand-Fingerschiene;
Neutralstellung der Hand

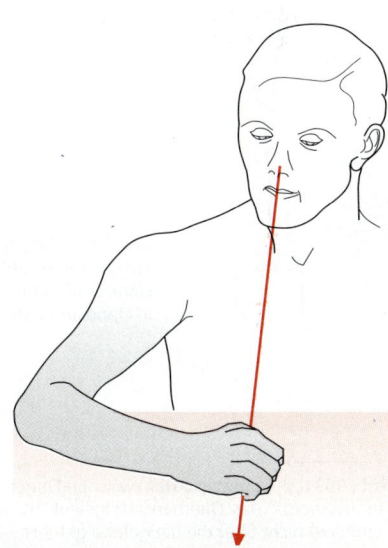

Abb. 161   Lagerung für dorsale
Unterarm- und Oberarmschiene;
der Patient schaut durch die nicht
ganz geschlossene Faust

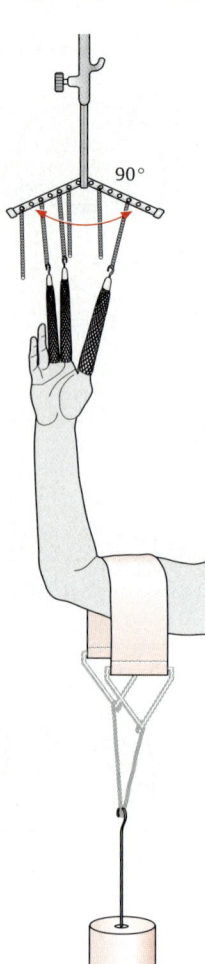

90°

Abb. 162   Extensionslagerung (3 – 4 kg, möglichst kurz) zur Reposition und Fixation von Radius und Unterarmfrakturen. Daumen und Zeigefinger sind in Oppositionsstellung

Abb. 163 d, e   Zusatzpolster zwischen Finger 1 und 2 bei Radius-, Kahnbein- und ▶ Unterarmgips: das Daumensattelgelenk ist abgedeckt; das Polster wird in der Hohlhand nicht über die Beugefalte geführt

Polstertechniken Hand und Unterarm

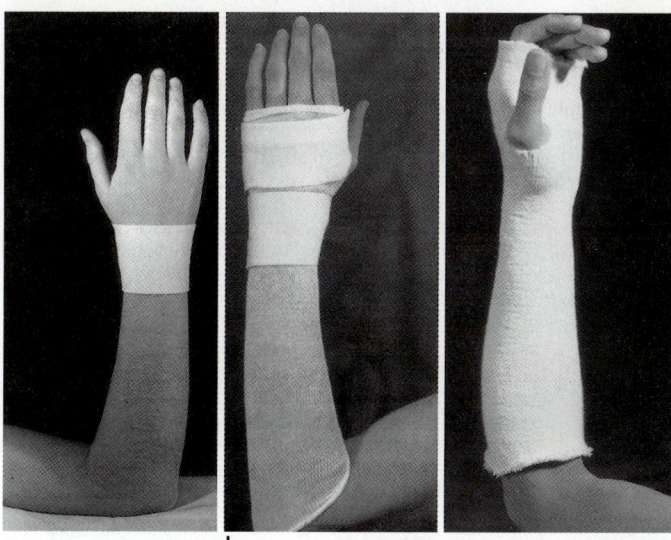

a   b   c

Abb. 163 a   Minimalpolster Moltonring, das Daumensattelgelenk ist abgedeckt
Abb. 163 b   Schlauchmull, Molton 6 cm und Webril über dem Handrücken
Abb. 163 c   Frotteeschlauch mit Einschnitt für den Daumen

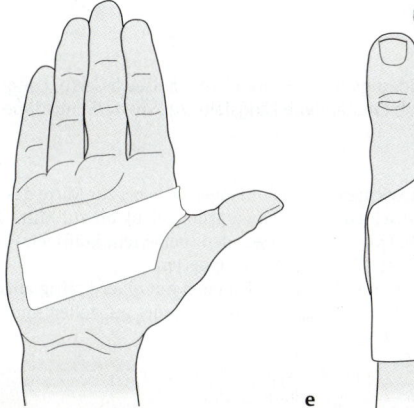
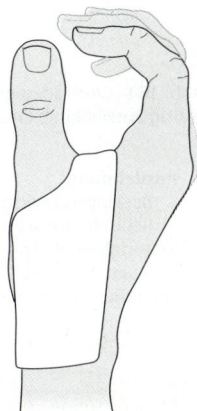

d   e

Allgemeines

➤ **Empfehlungen:**
- Bei Frakturfixationen sollten nur die druckexponierten Stellen gezielt gepolstert werden.
- Für Gelenk-Weichteilruhigstellungen (z. B. bei Entzündungen oder Verletzungen) sollte ein dünnes zirkuläres Wattepolster verwendet werden.
- Bei Tendovaginitis ist ein Frotteeschlauch zur Polsterung sinnvoll, evtl. kombiniert mit einem Polsterring um das Handgelenk, um die Proc. styloideus zu schützen.
- Die Polsterung sollte immer mit Kreppapierwicklungen abgedeckt und fixiert werden. Ausnahme: abnehmbare Soft cast Applikationen.
- Bei Anlegen einer Nachtschiene kann der Gips direkt auf die eingefettete Haut modelliert werden. Nach dem Aushärten den Gips leicht ausweiten. Einen so langen Frotteeschlauch über den Arm ziehen (Abb. 163 c), daß er an den Rändern umgeschlagen werden kann. Für den Frotteeschlauch sollte Ersatz mitgegeben werden. In die Schiene können auch Molton- oder Filzpolster eingelegt werden.

Verstärkungsrippe Handgelenk

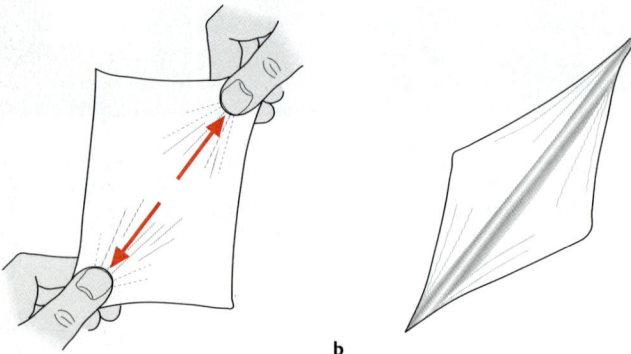

a   b

Abb. 164 Verstärkungsrippe Handgelenk. a Gewässerte Longuette diagonal kräftig auszuziehen, b Entstandene Längsfalte zur Verstärkungsrippe formen

➤ **Ausdehnung:**
- Bei Fingergipsschienen von der Fingermitte bis zur Mitte des Unterarms.
- Bei Unterarmschienen vom Fingergrundgelenk bis zur Mitte des Unterarms.

➤ **Material:** Breite Longuetten verwenden (bei einem kräftigen Handgelenk 15er Longuetten), sonst 12er oder 10er Longuetten.

➤ **Technik:** Nach dem Fixieren der Schienen mit einer kräftig angezogenen Fixationsbinde die Verstärkungsrippe sofort wieder aufstellen und durch die Fixationsbindenwicklungen aufmodellieren.

Daumenrinne

➤ **Indikation:**
- Starke Schwellungen im Daumen- und Daumenballenbereich bei Kapsel-Band-Verletzungen.
- Ulnare Bandruptur am Grundgelenk.
- Postoperativ bei dorsalen Verletzungen.
- Infekte, Entzündungen.

➤ **Ausdehnung:** Von der Daumenspitze bis 2 Querfinger vor der Ellenbeuge.

➤ **Material:**
- Schlauchmull, Polster, Kreppapierbinde, elastische Binde (6 cm breit), evtl. Mullbinde.
- 15er Longuette, 4 – 8 Lagen in der Länge der angegebenen Ausdehnung.
- 15er Longuette, ca. 20 cm lang, als Verstärkung (s. Abb. 164).

➤ **Polsterung:** (s. S. 149, Polstertechniken): Schlauchmull über den Daumen und den Unterarm (mit einem Loch für den Daumen) ziehen. Das Handgelenk und den Abschlußrand polstern.

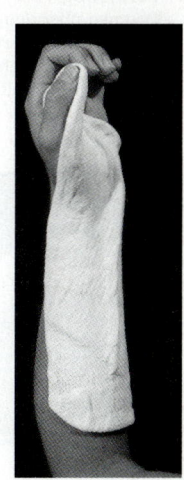

Abb. 165   Daumenrinne

➤ **Technik:**
- Daumen und Handgelenk in Funktionsstellung bringen, nicht mehr bewegen. Dann polstern und die Kreppapierbinde satt anwickeln.
- Den Unterarm senkrecht aufstellen.
- Die Longuette an der radialen Fingernagelkante ansetzen und volar über den Unterarm ziehen; dabei als Rinne so über den Daumen führen, daß Fingernagel und Knöchel frei bleiben (s. Abb. 165).
- Den Gips bis auf die Hohlhandfurche zurückschlagen und modellieren.
- Die zweite Longuette durch diagonalen Zug zur Verstärkungsrippe formen (s. Abb. 164) und über dem Handgelenk auflegen.

– Mit einer Kreppapier- oder nassen Mullbinde satt ohne Einschnürungen fixieren; dann nachmodellieren und die Verstärkungsrippe wieder aufstellen.
– Nach dem Aushärten die Binde abwickeln, die Schienenlängskanten leicht umbiegen, den überstehenden Schlauchmull samt Polster umschlagen und mit einer elastischen Binde die Schiene endgültig fixieren.

Palmare Daumengipsschiene

➤ **Indikation:**
– Erstversorgung einer Kahnbeinfraktur.
– Frakturen im Daumenbereich.

➤ **Ausdehnung:** Von der Daumenspitze bis 2 Querfinger vor der Ellenbeuge.

➤ **Material:**
– Schlauchmull, Polster, Kreppapierbinde, elastische Binde (6 cm breit), evtl. Mullbinde.
– 15er Longuette, 4–8 Lagen in der Länge der angegebenen Ausdehnung.
– 15er Longuette, ca. 20 cm, als Verstärkung.

➤ **Polsterung:** (s. S. 149, Polstertechniken): Schlauchmull mit einem Loch für den Daumen über den Unterarm ziehen, den Daumen mit Schlauchmull oder mit Wattevlies polstern. Das Handgelenk und den Daumen in Funktionsstellung bringen (s. S. 30, Abb. 33 und S. 31, Abb. 34), dann nicht mehr bewegen. Handgelenk und Abschlußränder polstern und mit einer Kreppapierbinde satt anwickeln.

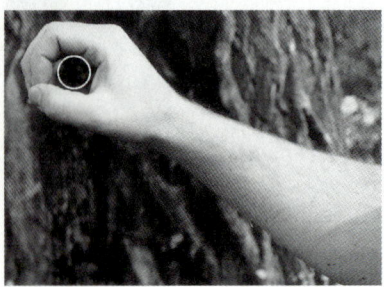

Abb. 166   Rundes Loch zwischen Daumen und Zeigefinger bilden

➤ **Technik:**
– Die Longuette diagonal etwas schräg ziehen und so auflegen, daß der Daumen bis auf einen Spalt an der Ulnarseite umfaßt ist, die Hohlhandfurche und die Fingerbeere jedoch frei sind (Abb. 167).
– Die zweite Longuette durch diagonalen Zug zur Verstärkungsrippe formen (s. S. 150) und über dem Handgelenk auflegen.
– Mit einer Kreppapier- oder nassen Mullbinde satt ohne Einschnürungen fixieren und die Verstärkungsrippe wieder aufstellen.
– Nachmodellieren, besonders die Handinnenfläche und das Grundgelenk.

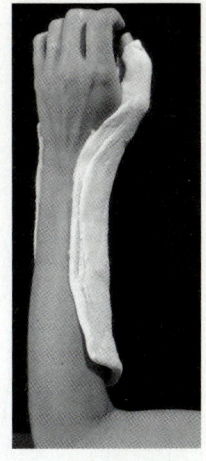

Abb. 167   Palmare Daumengipsschiene

– Nach dem Aushärten die Binde abwickeln, die Schienenkanten umbiegen, den überstehenden Schlauchmull samt Polster umschlagen und die Schiene mit einer elastischen Binde endgültig fixieren.
- ◎ *Trick:* Den Arm so aufstützen lassen, daß der Patient zwischen Daumen und Zeigefinger hindurchschaut (s. Abb. 166).

Kahnbeingips

➤ **Indikation:** Kahnbeinfraktur, nach vollständigem Abschwellen (– 10 Tage).
- ◎ *Cave:* Bei Erstversorgung der Kahnbeinfraktur immer palmare Daumengipsschiene (s. S. 152)!
➤ **Ausdehnung:** Von den Fingerknöcheln bzw. der Hohlhandfurche und der Mitte des Daumennagels (Endglied eingeschränkt beweglich) bis 2 Querfinger vor der Ellenbeuge.
➤ **Material:**
- – Schlauchmull, Polster, Kreppapierbinde.
- – 2 Gipsbinden (8 cm).
- – 15er Longuette in palmarer Länge.
- – Bei kräftigen Patienten evtl. 10 cm langes Longuettenstück (dorsal).
➤ **Polsterung:** Einen dünnen Strickschlauch mit eingenähtem Daumenteil überziehen oder Schlauchmull, der über dem Daumen doppelt gelegt wird. Minimalpolsterung (s. S. 149, Abb. 163 a) und Zusatzpolster (s. S. 149, Abb. 163 c und d) auflegen.
➤ **Technik:**
- – Das Handgelenk in Funktionsstellung bringen (s. S. 31, Abb. 34 a und b).
- – Die erste Gipsbinde zirkulär wickeln.
- – Mit einer 10er Longuette das Handgelenk dorsal bis zur Mitte des Unterarms verstärken (nur bei kräftigen Patienten).

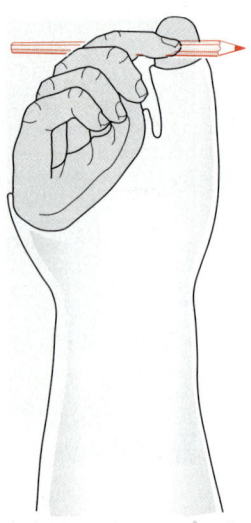

Abb. 168   Kahnbeingips

- Die 15er Longuette diagonal ausziehen, den Daumen damit ganz umfassen und die Hohlhandfurche frei modellieren. Den Rest der Longuette über dem Unterarm glattziehen.
- Das Abschlußpolster und den Schlauchmull umschlagen, mit der zweiten Gipsbinde den Gips vervollständigen und kräftig durchmodellieren.
- Zum Abschluß das Daumengrundgelenk und den Daumen satt einmodellieren.

➤ **Beachte Besonders:**
- *Daumenstellung:* Die korrekte Daumenstellung ist Abduktion im Sattelgelenk und Beugung in Grund- und Endgelenk. Der Zeigefinger muß die Daumenkuppe berühren können (Schreibstellung, Abb. 168). Am besten erreicht man diese Stellung durch Bilden eines runden Lochs zwischen Daumen und Zeigefinger (s. Abb. 33, S. 30).
- Der Gips sollte gewechselt werden, wenn er nicht mehr satt sitzt, spätestens jedoch nach 6 Wochen.
- Ist der Kahnbeingips als Oberarmgips angeordnet, geht man vor wie auf S. 183 (Oberarmteil mit U-Schiene, zirkulär geschlossen).

Kahnbeinfixation, Kunststoff

➤ **Indikation:** Vollständig abgeschwollene Kahnbeinfraktur.
➤ **Ausdehnung:** Siehe Kahnbeingips, S. 153.
➤ **Material:**
- Polstermaterial wie Kahnbeingips (s. S. 153).
- Einmalhandschuhe.
- Kunststoffbinde (6 cm), bei Oberarmlänge zusätzlich 10 oder 12 cm.
- Nasse elastische Binde.

➤ **Polsterung:** Wie bei Kahnbeingips (s. S. 149).
➤ **Technik:**
– Lagerung wie bei Kahnbeingips.
– Mit ungewässerter Kunststoffbinde (6 cm) an der Mittelhand beginnen. Den Handbereich einschließlich des Daumens bis zum oberen Abschlußrand dreilagig ohne Zug wickeln, die Binde ggfs. einschneiden.
– Den Polsterschlauch umschlagen, dabei besonders auf eine freie Hohlhand-furche achten.
– Mit dem Rest der Binde die Applikation fertigstellen.
– Die Fixation zum Aktivieren des Kunststoffs mit einer nassen elastischen Binde einwickeln (besserer Schichtverbund, s. S. 43).
– Das Daumengrundgelenk in Schreibstellung (s. Abb. 168) und den Daumen satt einmodellieren.
– Am Ende der Abbindezeit (nach 6–8 Minuten) die elastische Binde wieder entfernen.

Daumenmanschette, Kunststoff (Soft-Cast™)

➤ **Indikation:** Verletzungen und nach Operationen des ulnaren Bandapparates im Grundgelenk des Daumens (Skidaumen).
➤ **Ausdehnung:** Von der Beugefalte der Hohlhand (frei) und der Höhe der Finger-grundgelenke bis zur Basis des Metakarpale V und dem Daumensattelgelenk, am Daumen bis zur Höhe des Nagelbetts.
➤ **Material:**
– Dünner Strickschlauch mit Daumenteil oder zweilagiger Schlauchmull für die Hand und den Daumen.
– 2 Rollen Scotchcast Soft-Cast™ (2,5 cm).
➤ **Polsterung:** Polsterung mit einem dünnen Strickschlauch mit eingenähtem Daumenteil oder zweilagigem Schlauchmull. Die Polsterung distal genau auf die beschriebene Höhe bringen. Proximal etwas länger lassen, damit sie umgeschlagen werden kann.

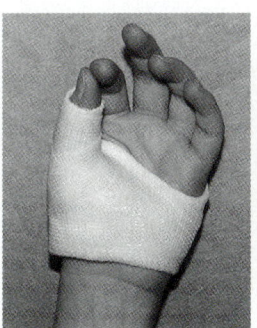
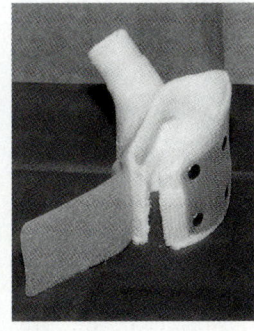

a   b

Abb. 169   a Daumenmanschette aus semirigidem Kunststoff,
b Daumenmanschette abnehmbar

➤ **Technik:**
- Die Polsterung aufbringen und den Daumen in Funktionsstellung bringen.
- Die erste Binde von proximal nach distal (Ausdehnung s. oben) wickeln, den Daumen in Funktionsstellung (s. S. 30) miteinbeziehen.
- Nur am Handgelenk die Polsterung umschlagen.
- Die Applikation mit der zweiten Binde verstärken, mehr als $1^1/_2$ bis 2 Binden sind in der Regel nicht erforderlich.
- Die Applikation zwecks besserem Schichtverbund (s. S. 43) und, falls trocken gearbeitet wurde, zur Aktivierung des Kunststoffs, mit einer nassen elastischen Binde einwickeln. Am Ende der Abbindezeit (nach 6–8 min) die Binde entfernen.
- 🔲 *Trick:* Ist die Applikation in der Hohlhand zu hoch geraten, kann sie einfach mit einer Schere gekürzt werden; die weichen Ränder verursachen keine Druckstellen.
- Soll die Applikation abnehmbar sein, wird sie etwas dorsalseitig auf der Kleinfingerseite aufgeschnitten und mit Klettbändern versehen; man sollte darauf achten, daß keine Haut eingeklemmt wird (s. S. 42).
- Durchziehdrähte unter der Applikation müssen abgedeckt werden, damit sie sich nicht verhaken.

Stacksche Schiene

➤ **Indikation:** Subkutane Strecksehnenruptur am Fingerendgelenk.
➤ **Ausdehnung:** Von der Fingerkuppe bis knapp distal des Fingermittelgelenks.
➤ **Material:**
- Thermoplastisches Material, je nach Fingerstärke 15–18 mm breit, 18–20 cm lang.
➤ **Technik:**
- Erwärmen des Materials nach Angabe des Herstellers.

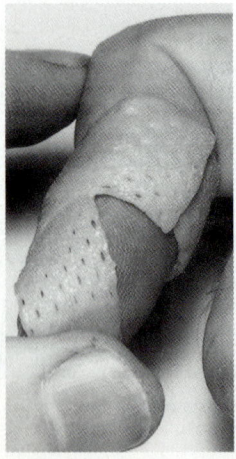

Abb. 170   Stacksche Schiene

- Die Mitte des Streifens unter die Fingerbeere des Patienten legen, der Daumen des Anwenders hält den Streifen fest, sein Mittelfinger drückt auf das Mittelgelenk des Patienten und hält es in Streckstellung.
- Nacheinander werden beide Streifenenden um die Oberseite des Fingerglieds gelegt, an der Beugeseite nahe des Gelenks zusammengefügt und modelliert.
- Vor dem endgültigen Aushärten wird die hintere Kante abgerundet. Damit das Mittelgelenk beweglich bleibt muß evtl. nachgearbeitet werden.
- ◎ *Cave:* Die Schiene soll nur auf ausdrückliche Anweisung gewechselt werden. Dabei wird die Fingerbeere des Patienten flach auf den Tisch gelegt, die Schiene in Streckstellung des Endgelenks herausgezogen und die Stellung beibehalten, bis die Schiene wieder übergezogen ist.
- Stacksche Schienen sind im Fachhandel in verschiedenen Größen erhältlich.

Dorsale Dreifingergipsschiene

➤ **Indikation:** Beugeseitige Verletzung im Mittelhand- und Fingerbereich
  - Verletzung von Strahl II, evtl auch III: II.–IV. Finger.
  - Verletzung von Strahl III bis V: III.–V. Finger.
➤ **Ausdehnung:** Von der Fingerspitze bis 2 Querfinger unterhalb der Ellenbeuge.
➤ **Material:**
  - Mullkompressen, Schlauchmull, Polster, Kreppapierbinde, elastische Binde (6 cm breit), evtl. Mullbinde.
  - 15er Longuette, 4–8 Lagen in Länge der angegebenen Ausdehnung.
  - 10er Longuette (ca. 20 cm lang) als Verstärkungsrippe, 2 Lagen.
➤ **Polsterung:** Mullkompressen zwischen die Finger legen (Cave Hautmateration, s. S. 13) und Schlauchmull mit einem Loch für den Daumen und die entsprechenden Finger überziehen. Beim Umlegen der Watte an den Fingern seitlich einschneiden oder einreißen, damit eine glatte Polsterung erreicht wird (s. Abb. 171 a).
➤ **Technik:**
  - Die Finger in Funktionsstellung bringen (s. S. 30 und Abb. 172), danach Polster und Kreppapier aufbringen und nicht mehr bewegen, da das Beugen der Finger seitlich am Finger Falten erzeugt.
  - Die etwas gefächerte Longuette auflegen:
    - *Für Schienung der Finger III–V:* Am Kleinfinger ein U-Profil formen und die Schiene am Zeigefinger umschlagen (s. Abb. 171 b).
    - *Für Schienung der Finger II–IV:* Am Zeigefinger ein U-Profil formen und die Schiene am Kleinfinger umschlagen.
  - Aus der zweiten Longuette eine Verstärkungsrippe formen (s. S. 150), diese von oberhalb des Grundgelenks bis zur Mitte des Unterarms auflegen (s. Abb. 171 c).
  - Mit einer Kreppapier- oder nassen Mullbinde satt ohne Einschnürungen fixieren und nachmodellieren, die Verstärkungsrippe wieder aufstellen.
  - Nach dem Aushärten die Binde abwickeln, die Schienenkanten leicht umbiegen, den überstehenden Schlauchmull samt Polster umschlagen und die Schiene mit einer elastischen Binde endgültig fixieren. Hierbei am Daumengrundgelenk beginnen, nach einer Zirkulärtour um das Handgelenk die Handinnenfläche fixieren, mit einer Tour um die Endgelenke und zurück über die Mittel- und Grundgelenke die Handinnenfläche fixieren und mit dem Rest der Binde den Unterarm wickeln.

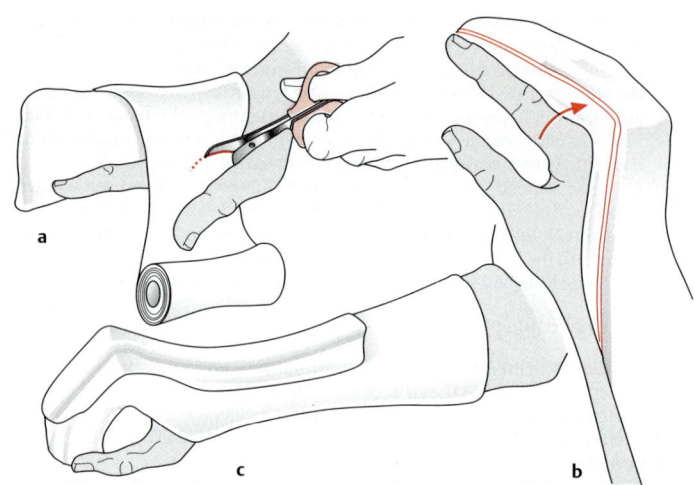

Abb. 171 a – c   Arbeitsschritte bei dorsaler Dreifingergipsschiene. a Einschneiden der Polsterung, b Umschlagen der Schiene am Zeigefinger, c Anbringen der Verstärkungsrippe

Palmare Dreifingergipsschiene

➤ **Indikation:**
  – Starke Schwellung im Mittelhand- und Fingerbereich streckseits.
  – Strecksehnenverletzung (Winkelstellung s. Abb. 173):
    • Verletzung von Strahl II, evtl. III: II.–IV. Finger.
    • Verletzung von Strahl III–V: III.–V. Finger.
  – Verletzungen (Post op), Frakturen im Fingerbereich.
➤ **Ausdehnung**: Von knapp über den Fingerspitzen bis 2 Querfinger vor der Ellenbeuge.
➤ **Material:**
  – Mullkompressen, Schlauchmull, Polster, Kreppapierbinde, elastische Binde (6 cm breit), evtl. Mullbinde.
  – 15er Longuette, 4 – 8 Lagen in Länge der angegebenen Ausdehnung,
  – 15er Longuette (ca. 20 cm lang) als Verstärkung.
➤ **Polsterung:** Mullkompressen zwischen die Finger legen (Cave Hautmazeration, s. S. 13) und den Schlauchmull mit einem Loch für den Daumen und die entsprechenden Finger überziehen. Das Handgelenk und den Abschlußrand polstern, die Kreppapierbinde in der Funktionsstellung (s. S. 159) satt anwickeln. Am besten stützt der Patient den Ellenbogen auf den Gipstisch, der Unterarm wird hochgestellt und der Mittelfinger verlängert die Unterarmachse (s. Abb. 160, S. 147).

➤ **Technik:**
– Die Longuette auflegen:
  • *Für Schienung der Finger II–IV:* Am Zeigefinger das U-Profil anmodellieren (s. Abb. 172 b), danach Hohlhand, Unterarm und Handgelenk einmodellieren; die Longuette am Daumen (s. Abb. 174) und am Kleinfinger in Höhe der Hohlhandfurche einschneiden und jeweils umschlagen (s. Abb. 172 c).
  ◑ *Cave:* Der Kleinfinger darf in der Bewegung nicht eingeschränkt sein.
  • *Für Schienung der Finger III–V:* Am Kleinfinger das U-Profil anmodellieren (s. Abb. 172 a), danach Hohlhand, Unterarm und Handgelenk einmodellieren; die Longuette am Daumen (s. Abb. 174) und am Zeigefinger in Höhe der Hohlhandfurche einschneiden und jeweils umschlagen (wie Abb. 174 c).
  ◑ *Cave:* Der Zeigefinger darf in der Bewegung nicht eingeschränkt sein.
– Die zweite Longuette zur Verstärkungsrippe formen (s. S. 150, Abb. 164) und von der Fingermitte über das Handgelenk bis zum Unterarm auflegen.
– Die Schiene mit einer Kreppapier- oder nassen Mullbinde ohne Einschnürungen fixieren und anmodellieren, die Verstärkungsrippe wieder aufstellen.
– Nach dem Aushärten die Binde vorsichtig abwickeln, die Schienenkanten leicht umbiegen, den überstehenden Schlauchmull samt Polsterrand umschlagen und die Schiene mit einer elastischen Binde endgültig fixieren.
◑ *Cave:* Das U-Profil am entsprechenden Fingerrand darf nicht zu hoch sein.

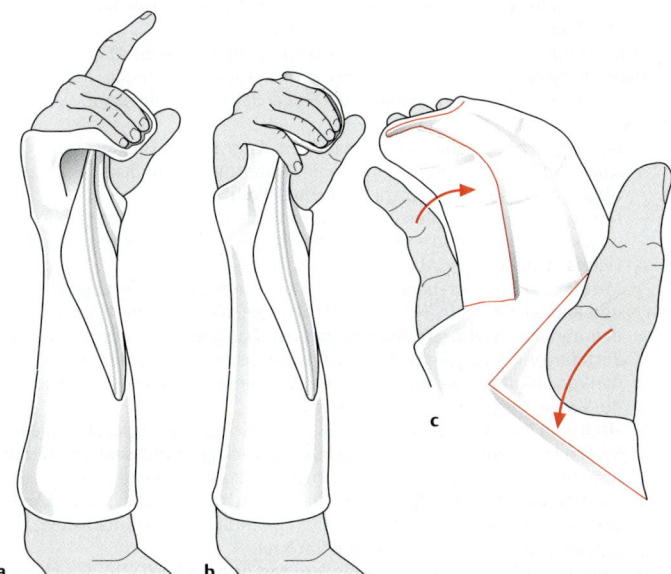

Abb. 172 a – c   Palmare Dreifingergipsschiene. a Schiene Finger III–V, b Schiene Finger II–IV, c Umschlagen der Longuette auf der Kleinfingerseite und am Daumen

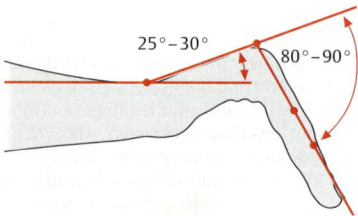

25°–30° 80°–90°

Abb. 173   Winkelstellung bei Strecksehnenverletzung (Intrinsic-Plus-Stellung)

Palmare Vierfingergipsschiene

➤ **Indikation**
  – Ausgedehnte Verletzung im Mittelhand- und Fingerbereich.
  – Mehrfingerverletzung.
  – Postoperativ bei streckseitiger Wunde.
  – Tendovaginitis, Entzündungen, Infekte.
➤ **Ausdehnung:** Von knapp über den Fingerspitzen bis 2 Querfinger vor der Ellenbeuge.
➤ **Material:**
  – Mullkompressen, Schlauchmull, Polster, Kreppapierbinde, elastische Binde (6 cm breit), evtl. Mullbinde.
  – 15er Longuette, 4–8 Lagen in Länge der angegebenen Ausdehnung.
  – 15er Longuette (ca. 20 cm lang) als Verstärkung.
➤ **Polsterung:** Schlauchmull mit einem Loch für den Daumen überziehen, das Handgelenk und den Abschlußrand polstern, in Funktionsstellung (Abb. 173) eine Kreppapierbinde satt anwickeln, die Finger dabei nicht einengen.
➤ **Technik:**
  – Die Longuette zuerst in die Hohlhand und dann auf den Unterarm legen.
  – Am Daumen die Longuette einschneiden und auf die Hohlhand umlegen (s. Abb. 174 a, b), an den Fingerrändern ein U-Profil formen.
  – Die zweite Longuette durch diagonalen Zug zur Verstärkungsrippe formen (s. S. 150, Abb. 164) und von der Fingermitte über das Handgelenk bis auf den Unterarm auflegen (s. Abb. 174 c).
  – Mit einer Kreppapier- oder nassen Mullbinde ohne Einschnürungen fixieren und anmodellieren (s. Abb. 175: Das Handgelenk zwischen die Zeige- und den übrigen Langfingern fixieren, mit den Daumen durch Druck gegen die Zeigefinger die Fingergrundgelenke in die richtige Winkelstellung bringen, die Verstärkungsrippe dabei aber nicht zusammendrücken). Anschließend die Verstärkungsrippe wieder aufstellen.
  – Nach dem Aushärten die Fixations-Binde vorsichtig abwickeln, die Schienenkanten leicht umbiegen, den überstehenden Schlauchmull samt Polsterrand umschlagen und mit einer elastischen Binde die Schiene endgültig fixieren.
  - 👁 *NB:* Der Mittelfinger verlängert die Unterarmachse (s. auch S. 31), die korrekte Rotationsstellung des Unterarmes ist gewährleistet, wenn der Patient zwischen Daumen und Zeigefinger durchschaut.
  - 👁 *Cave:* Das U-Profil an den Fingerrändern darf nicht zu hoch sein, da sich sonst die Finger mit einer elastischen Binde nicht ausreichend fixieren lassen.
  – Wegen Gefahr der Hautmazeration: Mullkompressen zwischen die Finger legen s. S. 13.

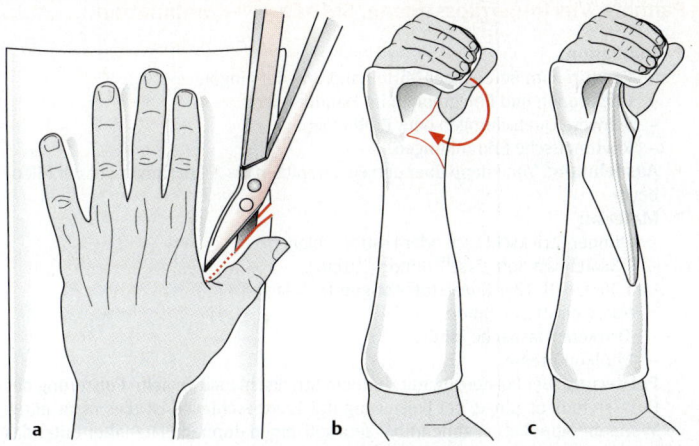

Abb. 174 Arbeitsschritte Palmare Vierfingergipsschiene. a Einschneiden der Longuette am Daumen, b Umschlagen der eingeschnittenen Longuette, c Anbringen der Verstärkungsrippe

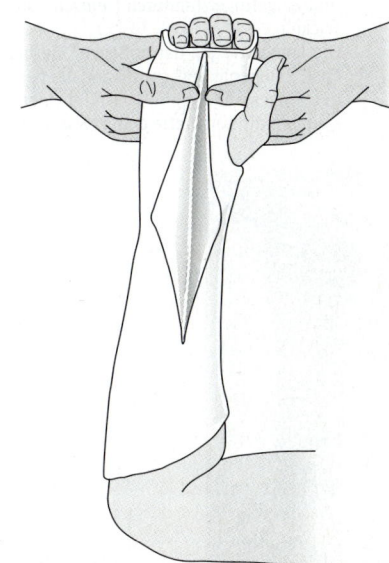

Abb. 175 Anmodellieren der Palmaren Vierfingergipsschiene

Palmare Vierfingergipsschiene, Soft-Cast™-Kombination

➤ **Indikation:**
- Frakturen im Bereich der Mittelhand und der Finger.
- Infektionen und Phlegmonen im Handbereich.
- Schwere Quetschungen oder Prellungen.
- Rheumatische Erkrankungen.

➤ **Ausdehnung:** Von knapp über den Fingerspitzen bis 2 Querfinger vor der Ellenbeuge.

➤ **Material:**
- Dünner Strickschlauch oder Frotteeschlauch.
- 1 Scotchcast Soft-Cast™-Binde (7,6 cm).
- 1 10er, evtl. 12er Kunststoff-Longuette, 6-lagig.
- Nasse elastische Binde.
- Trockene elastische Binde.
- Mullkompresse.

➤ **Polsterung:** Bei Polsterung mit dünnem Strickschlauch gezielte Polsterung des Proc. styloideus ulnae, bei Polsterung mit Frotteeschlauch ist dies nicht nötig. Wenn die Applikation abnehmbar sein soll, einen dünnen Platzhalter unter das Polster legen, (s. S. 42, Abb. 50).

➤ **Technik:**
- Unterarm, Handgelenk und Finger nach dem Polstern in Funktionsstellung bringen (s. S. 30/31).
- Die erste Lage der Soft-Cast™-Binde von der Ellenbeuge zwischen Daumen und Zeigefinger hindurch (einschneiden) bis zu den Fingergrundgelenken wickeln.
- Die Longuette palmar auflegen, hierbei einen 1 cm breiten Rand des Soft-Cast™ stehenlassen, sonst kann der harte Rand Druckstellen verursachen. An den Fingerrändern ein U-Profil formen (s. S. 161, Vierfingergipsschiene). Am Daumen die Longuette evtl. etwas ausschneiden.

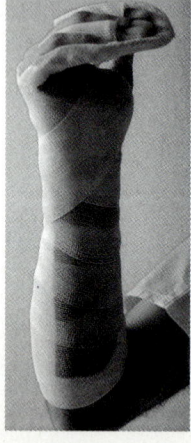

Abb. 176 Palmare Vierfingerschiene, Soft-Cast™-Kombination. Geschlossene Applikation

– Mit einer zweiten Lage Soft-Cast™ die Longuette anwickeln. Wichtig ist dabei die Höhe bis zu den Fingergrundgelenken. Wird sie nicht eingehalten, kann es zum Gipsrandödem kommen.
– Mit einer nassen, elastischen Binde die Applikation zwecks besserem Schichtverbund (s. S. 43) oder zur Aktivierung des Kunststoffs einwickeln. Nach dem Abbinden (ca. 6–8 min) die Binde entfernen.
– Mullkompresse zwischen die Finger legen (Cave Hautmazertion).
– Wird die Applikation geschlossen benötigt, werden die Finger mit einer Binde fixiert.
🔵 *Tricks:* Soll die Fixation abnehmbar sein, wird sie in der Mitte der dorsalen Seite aufgeschnitten und mit einer elastischen Binde oder Klettbändern verschlossen. Kein Kreppapier verwenden, damit die Polster mit dem Kunststoffmaterial verklebt, sonst gibt es Probleme beim Aufschneiden der Schiene. Elastische Polster, welche nicht verkleben, ziehen sich zusammmen und bilden Falten. Die Ränder der aufgeschnittenen Applikation dürfen, bzw. sollen sich überlappen, da sie so keine Druckstellen verursachen.

Iselingips

➤ **Indikation:**
– Dislozierte Fingergrund- und Fingermittelgliedfraktur, sekundär, nach Abschwellen (Primärvariante S. 164).
– Dislozierte Metakarpalfraktur.
➤ **Ausdehnung:** Von den Fingergrundgelenken und der Hohlhandfurche bis 2 Querfinger vor der Ellenbeuge.
➤ **Material:**
– Schlauchmull, Polster, Kreppapierbinde, etwas Polsterfilz und Mastisol oder Pflasterstreifen.
– 15er Longuette in palmarer Länge.
– Longuettenstück (10 cm) als dorsale Verstärkung.
– 2 Gipsbinden (8–10 cm breit).
– Leichtmetallschiene (30 cm), Fingerbreite.
➤ **Polsterung:** Schlauchmull überziehen und die Polsterung Abb. 163 b mit einer Kreppapierbinde satt anwickeln.
➤ **Technik:**
– Die erste Gipsbinde zirkulär wickeln, dann die Longuette palmar auflegen. Dabei darauf achten, daß die Hohlhandfurche frei bleibt.
– Nach dem Aushärten die Metallschiene dem betreffenden Finger in Intrinsic-Plus-Stellung und auf den Gips anpassen und mit einem Gipsstreifen leicht fixieren.
– Die zweite Longuette als dorsale Verstärkung auflegen (s. S. 150), das Randpolster umschlagen und mit der zweiten Gipsbinde fixieren.
– Den Polsterfilz für die Fingerextension auf der Metallschiene befestigen. Dann Schlauchmull am Finger mit einem Pflasterstreifen über den Fingernagel kleben, das andere Ende am distalen Ende der Metallschiene befestigen (am besten eine Einkerbung machen). Die Fingerspitze muß in Richtung Kahnbein zeigen.
– Abschließend eine Röntgenkontrolle vornehmen und bei Schwellung (s. S. 44) den Gips radial oder ulnar spalten und mit einer elastischen Binde fixieren.

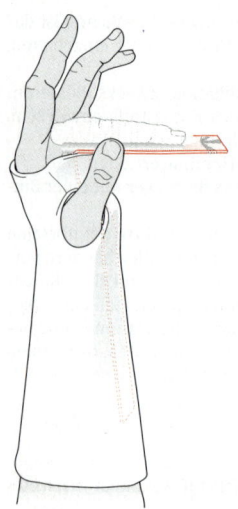

Abb. 177   Iselingips

Iselingips, Variante

➤ **Indikation:** Wie Iselingips (s. S. 163).
➤ **Ausdehnung:** Wie Iselingips (s. S. 163).
➤ **Material:**
  – Schlauchmull, Polster, Kreppapierbinde, elastische Binde, Mullbinde.
  – 15er Longuette, 4–8 Lagen in Länge der angegebenen Ausdehnung.
  – 10er Longuette (ca. 20 cm lang) als dorsale Verstärkung.
  – Drahtschiene (s. Abb. 178).

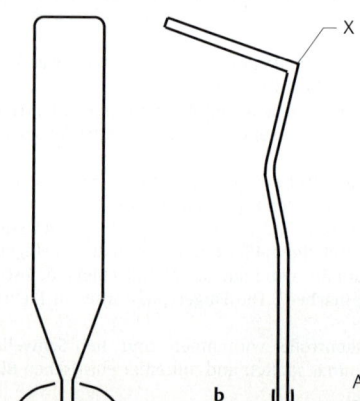

a   b   Abb. 178 a, b   Drahtschiene. a Aufsicht, b Seitenansicht

➤ **Technik:**
- Eine dorsale Unterarmgipsschiene anfertigen (s. S. 170) und mit einer Mullbinde anwickeln.
- Eine aus Draht in Intrinsic-Plus-Stellung gebogene, leicht gepolsterte Fingerschiene (s. Abb. 178) palmar mit einer Mullbinde satt anwickeln. Die Schiene am proximalen Ende und in Höhe des Fingergrundgelenkes mit je drei Achtertouren fixieren, so wird ein seitliches Wegrutschen verhindert. Den Finger mit Pflasterstreifen auf der Schiene fixieren (Abb. 179).
- ◼ *Cave:* Punkt X der Schiene (s. Abb. 178 b) darf nicht höher liegen als die Beugefalte des betroffenen Fingers, sonst können die Finger nicht entsprechend gebeugt werden.

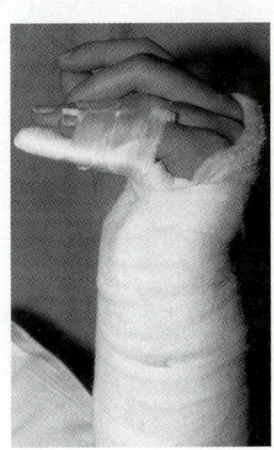

Abb. 179   Iselingips mit Drahtschiene

- Bei Frakturen sollte zur Vermeidung von Rotationsfehlstellungen immer der Nachbarfinger mitfixiert werden (II + III, bzw. IV + V).
  Bei Infektionen und nach Wundversorgungen ist eine schmale Schiene für einen Finger ausreichend.
- Nach 4 – 5 Tagen kann der noch gut sitzende Gips (bei Frakturen) mit einer rigiden Kunststoffbinde umwickelt werden.

Dynamische Schienung nach Kleinert für Beugesehnen der Langfinger

➤ **Indikation:** Ruhigstellung einer Beugesehnenverletzung nach Naht.
➤ **Ausdehnung:** Von den Fingerspitzen bis 2 Querfinger unterhalb der Ellenbeuge.
➤ **Material:**
- Schlauchmull, Polster, Kreppapierbinde, elastische Binde, Gummiring, Sicherheitsnadel, evtl. Mullbinde.
- 15er Longuette, 4 – 8 Lagen in Länge der angegebenen Ausdehnung.
- 10er Longuette (ca. 25 cm) als Verstärkung.

➤ **Polsterung:** Schlauchmull mit einem Loch für den Daumen über den Unterarm (s. S. 149) ziehen, Handgelenk und Finger in entsprechende Winkelstellung bringen (s. Abb. 180) und diese beibehalten. Das Handgelenk, die Fingerknöchel und den Abschlußrand polstern. Mit Kreppapier satt anwickeln.

🔄 *Cave:* Die Fingermittel- und -endgelenke müssen gestreckt sein.

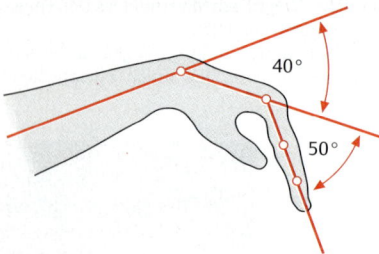

Abb. 180   Winkelstellung in Hand- und Fingergrundgelenk nach Beugesehnennaht

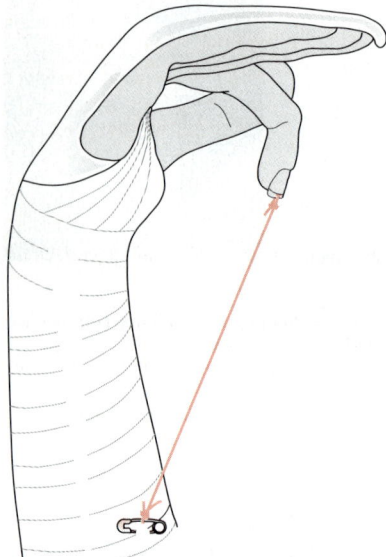

Abb. 181   Dynamische Schienung nach Kleinert, Zeigefinger

➤ **Technik:**
  – Die Longuette auflegen, dabei ein U-Profil zur seitlichen Führung der Finger ausbilden. Am Daumen die Longuette etwas einschneiden und zurückschlagen.
  – Aus der zweiten Longuette eine Verstärkung formen (s. S. 150) und diese von der Fingermitte bis zur Mitte des Unterarms auflegen. Die Longuette mit einer kräftigen Papierbinde oder einer nassen Mullbinde fixieren und modellieren.
  – Nach dem Aushärten die Fixationsbinde entfernen und mit einer elastischen Binde endgültig fixieren.
  – Den Gummiring am Fingernagelfaden befestigen (leichte Spannung in der Beugestellung) und die Zugrichtung exakt in Fingerlängsachse einstellen, dann mit der Sicherheitsnadel befestigen.
  🔵 *Tip:* Unverrückbare Befestigung mit der Sicherheitsnadel: Einstich – Ausstich – Gummi – Einstich – Ausstich – Nadel schließen.
➤ **Anweisung für den Patienten:** Die Beugung der entsprechenden Finger darf nur durch den Zug des Gummis erfolgen. Die aktive Beugung und schneller Faustschluß sind verboten. Hingegen muß die aktive Streckung der Finger baldmöglichst erreicht und somit geübt werden. So wird die Verklebung der Sehnenscheide verhindert.

Dynamische Schienung nach Kleinert für Beugesehne des Daumens

➤ **Indikation:** Ruhigstellung der Daumenbeugesehne nach Naht.
➤ **Ausdehnung:** Von der Knöchellinie bis 2 Querfinger vor der Ellenbeuge, am Daumen 1 cm über dem Daumenendglied.
➤ **Material:**
  – Schlauchmull, Polster, Kreppapierbinde, elastische Binde, Gummiring, Sicherheitsnadel, evtl. Mullbinde.
  – 12er Longuette, 8 Lagen von der Knöchellinie bis 2 Querfinger unterhalb der Ellenbeuge.
  – 10er Longuette, in der Daumenlänge doppelt gelegt (ca. 25 cm).
➤ **Polsterung:** Schlauchmull unterziehen. Die Finger und das Handgelenk in exakte Winkelstellung bringen (s. Abb. 182). Danach die Polsterung mit einer Kreppapierbinde satt anwickeln.

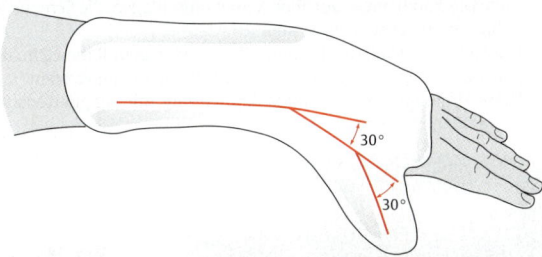

Abb. 182   Dynamische Schienung nach Kleinert, Daumen mit Winkelstellung der Gelenke

> **Technik:**
>   - Die 12er Longuette nach leichtem Diagonalzug an der Knöchellinie ansetzen und am Unterarm anformen.
>   - Die 10er Longuette am Daumen auflegen und ein U-Profil um den Daumen formen, das genügend Raum für die Bewegung läßt. Mit einer kräftigen Papier- oder einer nassen Mullbinde fixieren. Nach dem Aushärten die Binde entfernen und Handgelenk und Unterarm mit einer schmalen elastischen Binde fixieren.
>   - Den Gummiring in exakter Stellung (wie Abb. 181) befestigen.
>   - ⊙ *Trick:* Statt des Fingernagelfadens ein Lederläppchen oder die Hälfte einer Büroklammer verwenden und mit Sekundenkleber fixieren.
> **Anweisung für den Patienten:** Die Beugung des Daumens darf nur durch den Zug des Gummis erfolgen. Die aktive Beugung ist verboten. Hingegen muß die aktive Streckung baldmöglichst erreicht und somit geübt werden. So wird die Verklebung der Sehnenscheide verhindert.

Dynamische Schienung für Strecksehnen der Langfinger ───────

> **Indikation:** Ruhigstellung einer Strecksehnenverletzung nach Naht.
> **Ausdehnung:** Von der Mitte des Fingernagels bis 2 Querfinger unterhalb der Ellenbeuge.
> **Material:**
>   - Schlauchmull, Polsterstücke oder Frotteeschlauch, Sicherheitsnadeln, Büroklammer, Gummiringe, elastische Binde, Nylonfaden.
>   - 15er Longuette, 4 – 8 Lagen in der Länge der angegebenen Ausdehnung.
>   - 10er Longuettenstücke zum Fixieren der Umlenkringe und als Verstärkung über Handgelenk (analog Verstärkungsrippe).
> **Polsterung:** Schlauchmull mit einem Loch für den Daumen überziehen, das Polster um das Handgelenk (s. S. 149) mit Kreppapier satt anwickeln. Ein Molton oder Filzpolster über den Handrücken und die Finger legen, evtl. mit Pflasterstreifen vorläufig fixieren.
> **Technik:**
>   - Die Finger und das Handgelenk in die folgende Winkelstellung bringen: Handgelenk leicht dorsal flektiert, Fingergrundgelenke leicht gebeugt, d. h. in gemilderter Streckstellung. Den Unterarm in leichter Außenrotation auf einer geeigneten Unterlage lagern (s. Abb. 161).
>   - Die 15er Longuette dorsal auflegen und längs der Finger ein U-Profil ausformen. Die Randkanten auf allen Seiten umschlagen, die Schiene kräftig anmodellieren und aushärten lassen.
>   - Die Sicherheitsnadeln mit einer Zange oder dem Rabenschnabel so aufbiegen, daß die Fadenzüge nicht an der Schiene reiben werden (s. Abb. 183).
>   - Diese Umlenkringe in exakter Zugrichtung mit Longuettenstücken auf der Gipsschiene fixieren.

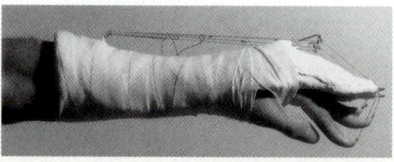

Abb. 183 Dynamische Schienung für Strecksehnen der Langfinger

- Nach dem Aushärten die Schiene mit einer elastischen Binde fixieren, dabei die Umlenkringe frei lassen.
- Den Nylon-Zugfaden am Fingernagelloch, einem mit Sekundenkleber aufgeleimten Lederläppchen oder einer Büroklammer verknoten (s. Abb. 184 b).
- Den Faden so am Gummiring fixieren, daß er bei Streckstellung unter leichter Spannung steht (s. Abb. 183).
- ➤ **Wichtig:** Genaue Therapieanweisung an den Patienten!

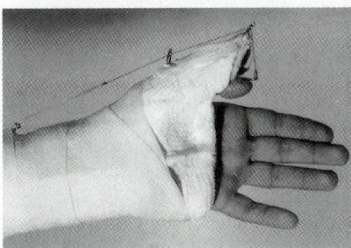 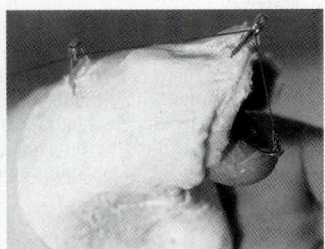

Abb. 184 a, b   Dynamische Schienung für Strecksehnen des Daumens

Dynamische Schienung für Strecksehne des Daumens ⎯⎯⎯⎯⎯

- ➤ **Indikation:** Ruhigstellung einer Strecksehnenverletzung nach Naht.
- ➤ **Ausdehnung:** Von der Fingernagelmitte und der Hohlhandfalte bis 2 Querfinger unterhalb der Ellenbeuge.
- ➤ **Material:**
  - Schlauchmull, Polster, Kreppapierbinde, Sicherheitsnadeln, Büroklammer, Gummiringe, Nylonfaden, elastische Binde.
  - 15er Longuette, 4 – 8 Lagen in Länge der angegebenen Ausdehnung.
  - 15er Longuette (ca. 15 cm) als Verstärkung.
- ➤ **Polsterung:** Schlauchmull mit einem Loch für den Daumen unterziehen, das Handgelenk gezielt polstern (s. S. 149). Die Polsterung mit Kreppapierbinden satt anwickeln, dabei den Daumen frei lassen. Über den Daumen ein Molton- oder Filzstück legen.
- ➤ **Technik:**
  - Das Handgelenk in Funktionsstellung und den Daumen in leichte Abduktionsstellung bringen.
  - Die erste Longuette nach leichtem Diagonalzug so auflegen, daß um das Handgelenk und auf der dorsalen Daumenseite (volar offen) ein kräftiges U-Profil entsteht.
  - Aus der zweiten Longuette eine Verstärkungsrippe formen (s. S. 150), palmar auflegen und dabei die Hohlhandfurche frei modellieren. Die Randkanten allseits umschlagen. Mit Kreppapier satt fixieren, dabei den Daumen aussparen. Die Randkanten an der Volarseite des Daumens so ausmodellieren, daß Bewegungsspielraum und seitliche Führung gewährleistet sind.
  - Die vorbereiteten Sicherheitsnadeln (s. S. 168) mit Longuettenstücken in exakter Zugrichtung montieren. Die Schiene mit einer elastischen Binde fixieren. Fertigstellen der dynamischen Schiene wie oben beschrieben.

Dorsale Unterarmgipsschiene

➤ **Indikation:**
- Verletzung im Handgelenksbereich (Wunde palmar).
- Handgelenksdistorsion.
- Postoperativ bis zur Wundheilung oder Abschwellung.

➤ **Ausdehnung:** Von den Grundgelenken bis 2 Querfinger unterhalb der Ellenbeuge.

➤ **Material:**
- Schlauchmull, Polster, Kreppapierbinde, elastische Binde, evtl. Mullbinde.
- 15er Longuette, 4 – 8 Lagen in Länge der angegebenen Ausdehnung.
- 10er Longuette (ca. 20 cm), 2 Lagen als Verstärkung.

   ➤ **Polsterung:** Schlauchmull mit einem Loch für den Daumen unterziehen, Handgelenk und Abschlußränder polstern. Die Gelenke in Funktionsstellung bringen und die Polsterung mit einer Kreppapierbinde satt anwickeln. Alternativ dazu ist eine gut komprimierte zirkuläre Polsterung möglich.

➤ **Technik:**
- Lagerung des Unterarms wie auf S. 147 beschrieben.
- Die 15er Longuette dorsal auflegen und ein U-Profil ausbilden, dabei dem Daumen Bewegungsfreiheit verschaffen.
- Aus der zweiten Longuette eine Verstärkungsrippe formen (s. S. 150) und auflegen.
- Die Schiene mit einer Kreppapier- oder nassen Mullbinde satt und ohne Einschnürungen fixieren, die Hand auf das Gipsbänkchen legen und die Schiene anmodellieren (s. Abb. 185).
- Nach dem Aushärten die Binde abwickeln, überstehendes Polster samt Schlauchmull umschlagen und die Schiene mit einer elastischen Binde fixieren.

   🔲 *Trick:* Bei unruhigen Patienten oder lebhaften Kindern kann man das Handgelenk in 30°-Stellung mit der Kreppapierbinde umwickeln, dann die Longuette auflegen und dabei das Handgelenk langsam in Funktionsstellung (25 – 30°) bringen; so entstehen keine Falten. Die vorgeschriebene Stellung sollte dabei bis zum Aushärten der Schiene durch einen Helfer fixiert werden.

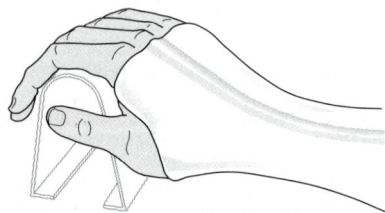

Abb. 185   Dorsale Unterarmgipsschiene, Lagerung auf Gipsbänkchen

Palmare Unterarmgipsschiene

➤ **Indikation:**
  - Verletzung im Handgelenksbereich (Wunde dorsal).
  - Handgelenksdistorsion.
  - Radialisschiene (als Nachtschiene).
➤ **Ausdehnung:** Von der Hohlhandfurche bis 2 Querfinger unterhalb der Ellenbeuge.
➤ **Material:**
  - Schlauchmull, Polster, Kreppapierbinde, elastische Binde (6 cm breit), evtl. Mullbinde.
  - 15er Longuette, 4–8 Lagen in Länge der angegebenen Ausdehnung.
  - 10er Longuette (ca. 20 cm) als Verstärkung.
➤ **Polsterung:** Schlauchmull unterziehen, das Handgelenk und die Abschlußränder polstern, den Ellenbogen aufstützen und so in Funktionsstellung die Kreppapierbinde satt anwickeln.
➤ **Technik:**
  - Die Longuette unter leichtem Diagonalzug auflegen und am Daumen zurückschlagen.
  - Aus der zweiten Longuette eine Verstärkung formen (s. S. 150) und palmar auflegen.

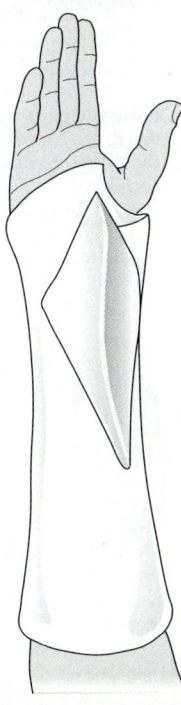

Abb. 186   Palmare Unterarmschiene

– Mit einer Kreppapier- oder nassen Mullbinde satt ohne Einschnürungen fixieren, dabei die Verstärkungsrippe wieder aufstellen. Nach dem Aushärten die Binde abwickeln, den überstehenden Schlauchmull samt Polster umschlagen und die Schiene mit einer elastischen Binde fixieren.

◉ *Tip:* Bei Langzeitbehandlung (z.B. Radialisparese) empfiehlt es sich, eine Kunststoffschiene herzustellen und zur Polsterung Filz oder ein ähnliches Material zu verwenden. Wegen der Faltenbildung sollte hierbei die Longuette nicht auf den Filz gelegt und dann angeformt werden, sondern die Filzstreifen sollten dorsal mit Heftpflaster aneinander fixiert werden (faltenfrei) und danach die Longuette aufgelegt werden.

Radiusgipsschiene, palmar gespalten

➤ **Indikation:**
   – Distale Radiusfraktur.
   – Abriß des Processus styloideus ulnae.
➤ **Ausdehnung:** Von den Fingerknöcheln bzw. der Hohlhandfurche bis 2 Querfinger vor der Ellenbeuge.
➤ **Material:**
   – Evtl. Schlauchmullunterzug, dieser müßte vor der Reposition im Finger oder Ellbogenbereich deponiert werden.
   – Polster, Kreppapierbinde, evtl. Mullbinde, schmale elastische Binde.
   – Gipsbinde, 20 cm breit (oder 20er Longuette), 6 – 10 Lagen. Sollte keine solche vorhanden sein, aus einer 15 cm breiten Gipsbinde (oder 15er Longuette) 8 – 12 Lagen in gleicher Art, jedoch breiter, auslegen.
➤ **Polsterung:** Um das Handgelenk (s. Abb. 163 a), interdigital zwischen Finger I und II, den Abschlußrand und wo nötig am Handrücken polstern (Abb. 187 a, b). Die Polsterung mit einer Kreppapierbinde satt anwickeln.
➤ **Technik:**
   – 6 – 10 Lagen der Gipsbinde (bzw. der Longuette) gefächert auslegen und einen Einschnitt für den Daumen vornehmen (s. Abb. 188). Die gewässerte Longuette vom Einschnitt zur gegenüberliegenden Ecke diagonal etwas ausziehen.

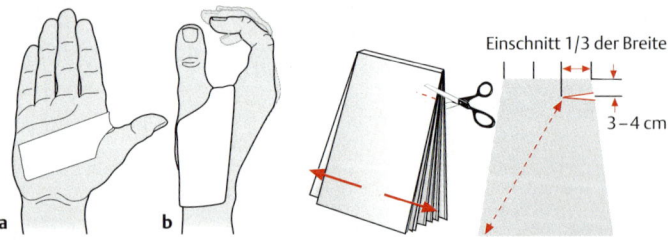

Abb. 187 a, b   Interdigitalpolster
für Radiusgips

Abb. 188   Vorbereiten der Longuette

– Die Longuette von dorsal so auflegen, daß der Lappen zwischen Daumen und Zeigefinger eingeschlagen werden kann (s. Abb. 189 a), der Spalt soll mehr Ulna zu liegen kommen (s. Abb. 189 b).

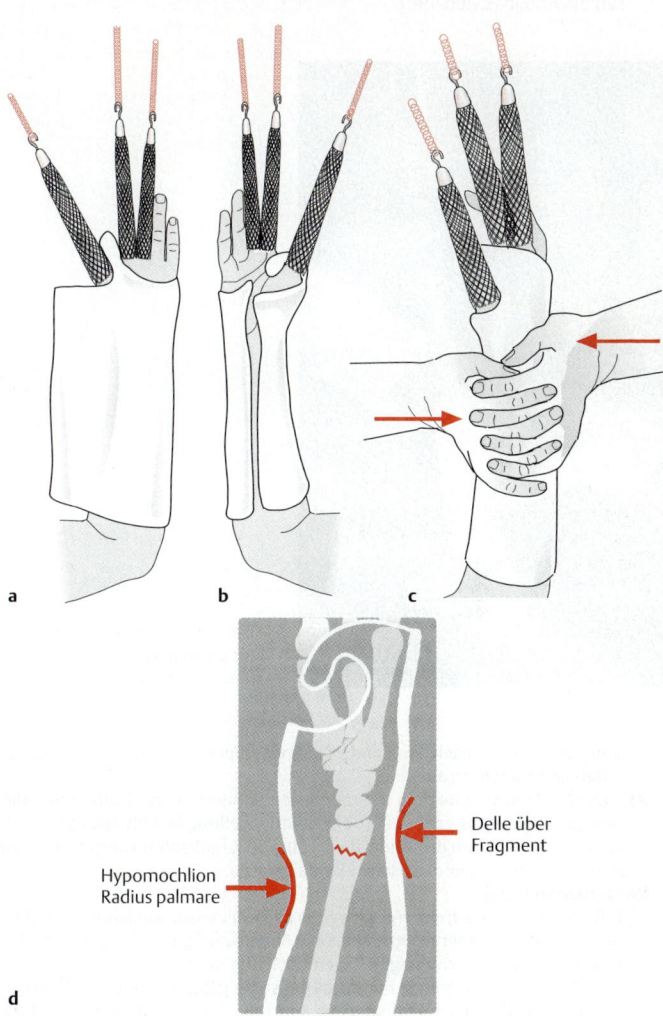

Abb. 189 Radiusgipsschiene, palmar gespalten. a, b Auflegen der Longuette, c Repositionsgriff zur Sicherung der Stellung der Fragmente, d schematische Darstellung des Röntgenbefunds nach dem Gipsen

- Die Ränder umschlagen und die Daumenbrücke in die Hohlhand einmodellieren. Die Hohlhandfalte muß sichtbar, der Faustschluß möglich sein.
- Vom Ellenbogen her nach vorn mit einer Kreppapier- oder nassen Mullbinde satt anwickeln (s. Abb. 190).

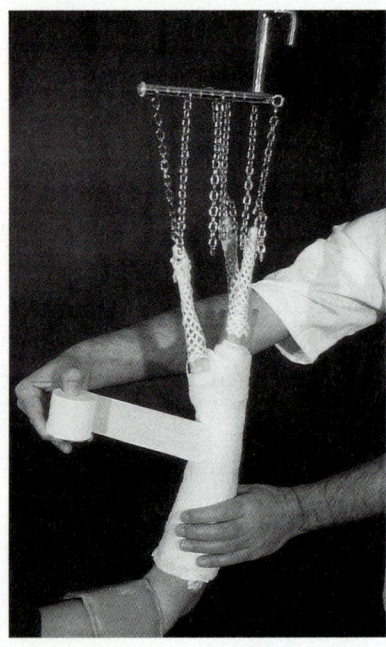

Abb. 190   Fixationsbinde unter Zug angewickelt modelliert Longuette körpernah

- Von der Mitte her nach den Rändern anmodellieren, dadurch werden Längsfalten im Inneren vermieden.
- **◉ *Cave:*** Die Schiene muß den Daumenballen mindestens zur Hälfte umschließen, der Repositionsgriff sichert die Fraktur-Stellung (s. Abb. 189 c).
- Nach dem Aushärten die Binde abwickeln, die Randkanten kontrollieren und die Schiene mit einer elastischen Binde fixieren.
➤ **Weiterbehandlung:**
  - Falls die Schiene nach dem Abschwellen zu locker wird: vorsichtige Abnahme und Anfertigung einer neuen Schiene in Extensionslagerung mit 1 – 2 kg Zug.
  - Falls die Schiene nach einigen Tagen noch satt sitzt, ist ein zirkulärer Verschluß mit einer Gipsbinde möglich. Dies sollte jedoch nicht erfolgen, solange die Muskulatur noch atrophiert, da sonst die Gefahr besteht, daß die Fraktur später abrutscht.

– Bei Verlängerung zum Oberarmgips (zur Ausschaltung der Rotation) erfolgt nach Polsterung das Anlegen einer U-Schiene wie S. 184, dabei den Schienenspalt auf den Oberarm verlängern.

Unterarmgips, gespalten

➤ **Indikation:** Stabile, undislozierte Radiusfraktur, handgelenknahe Grünholzfraktur, schwere Handgelenksdistorsion.
➤ **Ausdehnung:** Von den Fingerknöcheln bzw. der Hohlhandfurche bis 2 Querfinger vor der Ellenbeuge.
➤ **Material:**
– Schlauchmull, Polster, Kreppapierbinde, elastische Binde (6 cm breit), evtl. Mullbinde.
– 2 15er Longuetten, 6 Lagen in der angegebenen Abmessung oder 1 20er Longuette, 8 Lagen in der dorsalen Abmessung.
– 10er Longuette 4–6 Lagen in der palmaren Abmessung.
➤ **Polsterung:** Schlauchmull mit einem Loch für den Daumen über den Unterarm ziehen. Das Handgelenk und wo nötig, den Handrücken mit einem Zusatzpolster versehen (s. Abb. 163 b, S. 149) und mit Kreppapier satt anwickeln.
➤ **Technik:**
– Die Längskante der dorsalen Longuette vor dem Wässern 1–2 cm ausfächern. Dies bewirkt einen stufenlosen Übergang an der Überlappungsstelle der Longuette.
– Nach dem Wässern die Longuette leicht diagonal ziehen und für den vorderen Abschluß ca. 5 mm umschlagen, dies bewirkt eine runde Abschlußkante an der Knöchellinie.
– Die Longuette dorsal entlang der Knöchellinie so auflegen, daß die Ulnakante palmar deutlich umfaßt wird. Die Longuette faltenfrei um den Unterarm ziehen und kurz anmodellieren. Dann die palmare Schienenkante ca. 1 cm zurückschlagen und damit den lateralen Anteil der Schienenspalte festlegen (s. Abb. 191 a).
– Die palmare Longuette so auflegen, daß eine 1 cm breite Spalte offen bleibt und die Hohlhandfurche überdeckt ist. Die Longuette faltenfrei um den Daumen auf die dorsale Schiene ziehen und dort kurz anmodellieren.
– Entlang der Daumeninnenseite die Longuette so weit einschneiden und umschlagen, daß die erwünschte Daumenbeweglichkeit (je nach Indikation) möglich ist (s. Abb. 191 c).
– Die Longuette auf die Hohlhandfurche zurückmodellieren und 2 Querfinger vor der Ellenbeuge umschlagen. Dann mit einer Kreppapier- oder nassen Mullbinde satt anwickeln und kräftig nachmodellieren.
🔴 *Tip:* Bei Fixation einer stabilen Radiusfraktur mit der Hohlhandfläche in Höhe der Fraktur gegenhalten und mit dem Daumen der anderen Hand die Hohlhand des Patienten ausmodellieren und bis zum Aushärten ruhig halten.
– Nach dem Aushärten die Fixationsbinde abwickeln, die Randkanten abrunden, innere Kreppapierwicklungen durchschneiden und den Gips mit einer elastischen Binde fixieren. Danach sollten der Faustschluß, das Spreizen der Finger und die Ellenbogenfreiheit geprüft werden.

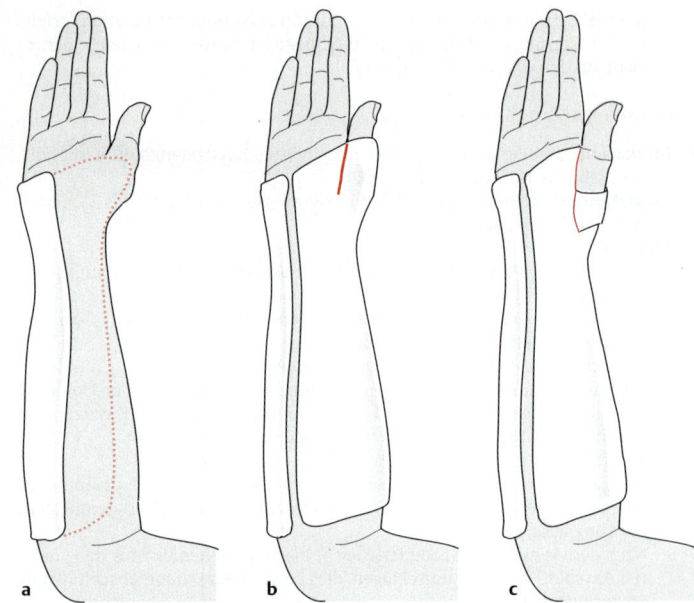

Abb. 191 a – c   Unterarmgips, gespalten

🔴 *NB:* Die Schienenspalte sollte volar liegen, nicht über der Ulnakante (s. Abb. 191 c), da so das Ausweichen nach ulnar verhindert wird und die Neigung zur Ödembildung geringer ist als bei einer lateraler gelegenen Spalte.
– Eine zirkuläre Fixation sollte, falls notwendig, erst nach vollständigem Abschwellen angelegt werden.

Unterarmgips, geschlossen

➤ **Indikation:**
  – Sekundärversorgung bei:
    • Handgelenksdistorsion.
    • Fraktur des Radius oder der Handwurzelknochen (außer Kahnbein).
    • Handwurzelluxation nach ausreichendem Abschwellen.
➤ **Ausdehnung:** Von den Fingerknöcheln bzw. der Hohlhandfurche bis 2 Querfinger vor der Ellenbeuge.
➤ **Material:**
  – Schlauchmull, Polster, Kreppapierbinde.
  – 15er Longuette in palmarer Länge.
  – 10er Longuettenstück als dorsale Verstärkung (bei sehr kräftiger Hand).
  – 2 Gipsbinden (8 cm breit).

➤ **Polsterung:** Schlauchmull mit einem Loch für den Daumen über den Unterarm ziehen; das Handgelenk, den Abschlußrand und wo nötig den Handrücken polstern, in Funktionsstellung mit einer Kreppapierbinde satt anwickeln (Handstellung bei der Radiusfraktur: 10° Ulnarabduktion, s. Abb. 192 a, S. 178).

➤ **Technik:**
  – Die erste Gipsbinde zirkulär wickeln und zwischen Daumen und Zeigefinger zur Hälfte einschlagen, so wird die Brücke nicht zu breit.
  – Die palmare Longuette auflegen.
  – Polsterrand und Schlauchmull umschlagen, mit der zweiten Gipsbinde schließen und nachmodellieren.

  ◐ *Tip:* In der Handfläche nicht zu lange modellieren, da sonst der Vernadelungsprozeß der Gipskristalle gestört wird; hierunter leidet die Stabilität. Am besten mit dem Daumen kurz einmodellieren und so bis zum Aushärten ruhig halten.

Kunststoffunterarmfixation, geschlossen

➤ **Indikation:** Siehe Unterarmgips geschlossen.

➤ **Ausdehnung:** Von den Fingerknöcheln bzw. der Hohlhandfurche bis 2 Querfinger vor der Ellenbeuge.

➤ **Material:**
  – Frotteeschlauch oder Strickschlauch/Schlauchmull, Polster, Kreppapier, nasse elastische Binde.
  – Kunststoffbinde (5 cm oder 7,5 cm breit).
  – Einmalhandschuhe.

➤ **Lagerung:** siehe Abb. 160, 161.

➤ **Polsterung:** Möglich ist die Polsterung mit Strickschlauch und einem Minimalpolster (s. S. 149) oder einem Frotteeschlauch. Alternativ dazu ist eine Polsterung mit Schlauchmull und 1 – 2 Lagen Polsterwatte möglich. Die Polsterung mit Kreppapier satt anwickeln und die distale und die proximale Begrenzung markieren.

➤ **Technik:**
  – Die unbenetzte Kunststoffbinde ohne Zug 3 – 5 lagig von distal nach proximal wickeln.
  – Zwischendurch die Polster auf die Begrenzungen zurückschlagen, mit einer nassen elastischen Binde unter leichtem Zug zum besseren Lagenverbund wickeln.
  – Im Bereich der Mittelhand und des Handgelenks gut anmodellieren.
  – Nach dem Abbinden die elastische Binde entfernen.

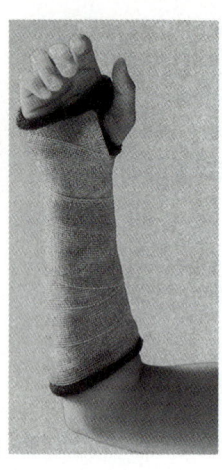

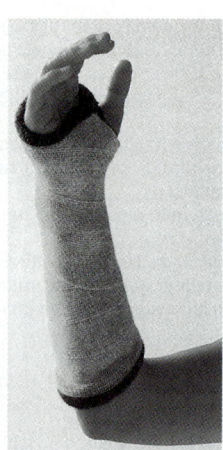

a

b

Abb. 192 a, b   Unter-
armfixation.
a Dorsalseite,
b Palmarseite

Polstertechniken Oberarm

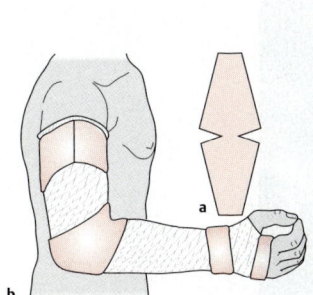

Abb. 193 a, b   Minimalpolster mit Schlauchmull und Molton. Beachte Schnittmuster für Ellenbogenpolster (a).

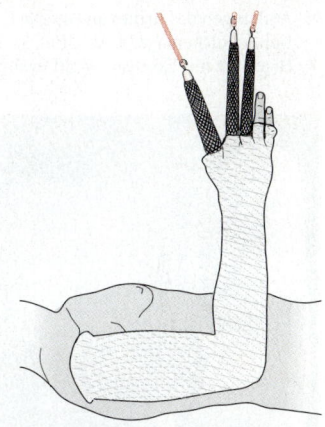

Abb. 194   Frotteeschlauch; zusätzliche Polsterung von Ellenbogen und Handgelenk, wenn erforderlich

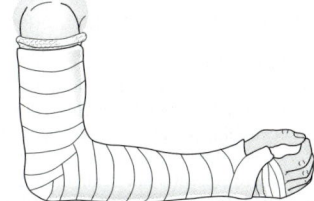

Abb. 195   Zusatzpolster für den Ellenbogen; darüber Wattewicklungen, die sich zur Hälfte überlappen

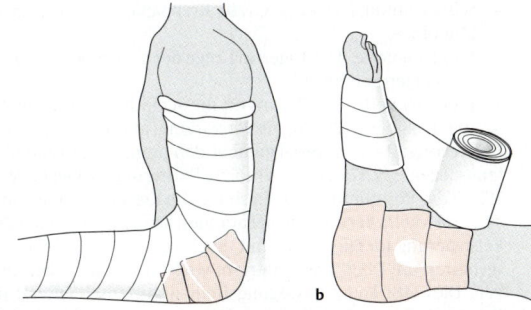

Abb. 196   Tourenführung für Watte und Fixationsbinden

Lagerungsvorschläge

➤ Aufhängen des Armes an Fingern II, III und IV mit Mädchenfängern bei Applikation in Rückenlage (s. Abb. 194, S. 179).
➤ Lagerung mit Extensionsgriff in sitzender Position (s. Abb. 197).

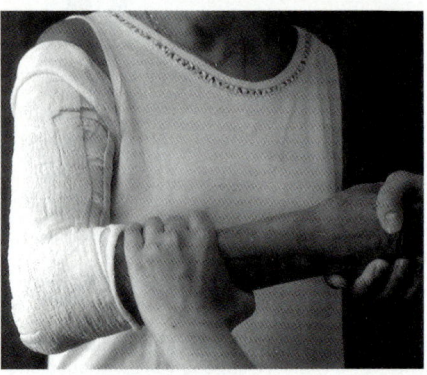

Abb. 197   Lagerung im Extensionsgriff

Dorsale Oberarmgipsschiene

➤ **Indikation:**
  – Reponierte Ellenbogen-Luxation.
  – Weichteilverletzungen im Bereich von Unterarm und Ellenbogen.
  – Infekt, Lymphangitis (evtl. mit Einschluß der Finger).
  – Postoperativ bis zur gesicherten Wundheilung, falls erforderlich.
  – Postoperativ nach Bursektomien.
➤ **Ausdehnung:** Von den Fingergrundgelenken bis 2 cm unter der Schulterhöhe.
➤ **Material:**
  – Schlauchmull, Polster (s. S. 179), Kreppapierbinden, 2 elastische Binden, evtl. Mullbinde.
  – 15er Longuette, 4 – 8 Lagen in Länge der angegebenen Ausdehnung (über den Ellenbogen gemessen).
  – 10er Longuette (25 – 30 cm) für die Schnittstelle am Ellenbogen.
  – 10er Longuette (20 cm) als Verstärkung am Unterarm (s. Abb. 198 b).
➤ **Polsterung:** 2 – 3 Polsterlagen über den prominenten Anteil des Ellenbogengelenks legen (s. S. 179), dann zirkuläre Polsterung, wobei die Wicklung jeweils die Hälfte der Vortour überlappen sollte. Die Kreppapierbinde in Funktionsstellung satt anwickeln. Bei unruhigen Patienten kann man nach der Polsterung zur Winkelsicherung im Ellenbogen mit einer Kreppapierbinde (6 cm breit) weite Achtertouren um Ober- und Unterarm wickeln, die sich über der Ellenbeuge kreuzen. Dies läßt kaum Bewegungsfreiheit zu; anschließend mit einer weiteren Kreppapierbinde die Polsterung fixieren.

➤ **Technik:**
  – Der Arm wird so auf dem Gipsbänkchen gelagert, daß der Gips nicht einge-
    dellt wird.
  – Die 15er Longuette auflegen, dabei an der Knöchellinie beginnen, die Lon-
    guette gegen die Unterarmaußenseite führen und am Ellenbogen parallel zur
    äußeren Oberarmkante zur Hälfte einschneiden (s. Abb. 198 a). An der Au-
    ßenseite des Oberarmes so anlegen, daß dieser genügend umfaßt wird.
  – Die erste 10er Longuette schräg über die Einschnittstelle legen (s. Abb. 198 b).
  – Aus der zweiten 10er Longuette ein Verstärkungsprofil formen (s. S. 150) und
    von der Handmitte bis zur Mitte des Unterarms auflegen.
  – Über dem inneren Epikondylus ein zusätzliches Longuettenstück auflegen.
  – Mit einer Kreppapier- oder nassen Mullbinde satt ohne Einschnürungen fi-
    xieren und nachmodellieren.
  – Nach dem Aushärten die Binde abwickeln, Polster und Schlauchmull um-
    schlagen und die Schiene mit elastischen Binden endgültig fixieren.
  ◉ *Tip:* Einen Ellenbogenwinkel von 95° halten, bis die Longuette fixiert und
    dann vor dem Aushärten auf 90° öffnen, dadurch bilden sich in der Ellenbeu-
    ge keine Falten.

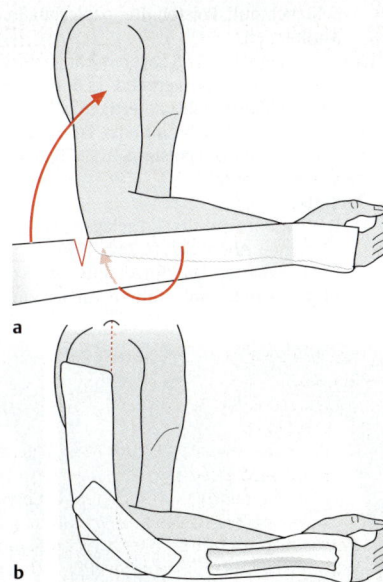

Abb. 198   a Armlagerung für
Oberarmgipsschiene; in dieser
Position aufgelegt, zeigt die vordere Schienenkante zum Acro-
mion. Auflegen der Oberarmschiene. b Auflegen der Verstär-
kungen

➤ **Besonderheiten:**
  – Den Arm nach dem Anwickeln der Longuetten vom Gipsbänkchen nehmen und angelegt an den Oberkörper in Funktionsstellung halten.
  – Ist eine Hochlagerung der Gipsschiene angezeigt, so werden Extensionshaken durch die Schiene gestochen (s. Abb. 51, S. 44).
  🔘 *Cave:* Den Oberarmanteil der Schiene nicht zu kurz wählen, da sonst eine störende Hebelwirkung resultiert (s. S. 34). Der Gipsrand darf nicht auf den Pektoralis drücken.

Oberarm-U-Schiene mit Fixationsverband

➤ **Indikationen:**
  – Vorläufige Fixation einer Oberarmfraktur zur Vermeidung von Bewegungsschmerzen, wenn die vorgesehene Operation nicht sofort möglich ist.
  – Erstversorgung einer Humerusschaftfraktur bis eine Brace-Fixation möglich ist.
➤ **Ausdehnung:** Von 2 Querfinger unterhalb der Axilla bis außen zur Schulterhöhe, um den Ellenbogen geführt.
➤ **Material:**
  – Schlauchmull, Polster, Kreppapierbinden, elastische Binde (8 cm breit), evtl. Mullbinden.
  – 15er Longuette, 4 – 8 Lagen in Länge der angegebenen Ausdehnung.
  – Oberarm-Fixationsverband (s. S. 198), evtl. Gilchrist-Verband aus einem Strickschlauch selbst anfertigen (s. S. 197), da der Fertigverband oft zu eng ist.
➤ **Polsterung:** Schlauchmull oder Frotteeschlauch vorsichtig über den Arm ziehen, den Ellenbogen polstern (s. S. 179, Abb. 196 a) und mit einer Kreppapierbinde satt anwickeln.
➤ **Technik:**
  – Der Patient wird sitzend gelagert; ein Helfer hält den Arm im Extensionsgriff in leichter Abduktion (s. Abb. 197).
  – Die Longuette 2 Querfinger unter der Axilla ansetzen und um den Ellenbogen bis zur Schulterhöhe führen. An der Innenseite 2 cm Spalte offen lassen.

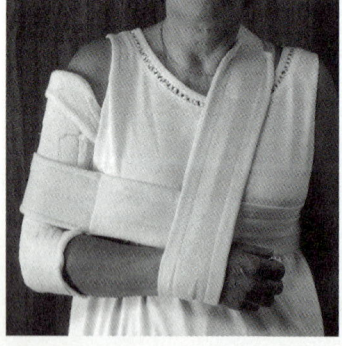

Abb. 199   Oberarm-U-Schiene mit Oberarmfixationsverband

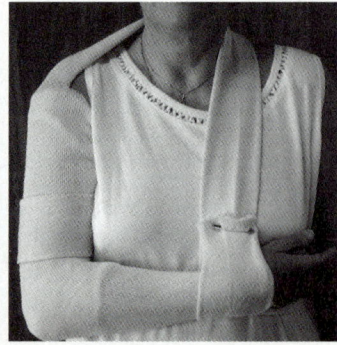

Abb. 200   Oberarm-U-Schiene mit Gilchrist-Verband (Alternative)

- Mit einer Kreppapier- oder nassen Mullbinde satt ohne Einschnürungen fixieren und nachmodellieren. Bis zum Aushärten des Gipses die Fraktur unter leichter Kompression ruhig halten.
- Nach dem Aushärten die Fixationsbinde abwickeln, die Randkante leicht nach außen runden, innere Papierwicklungen durchschneiden, den Schlauchmull oben umschlagen und die Schiene mit einer elastischen Binde fixieren.
- Mit dem Fixationsverband (siehe entsprechende Anleitung) den Ober- und Unterarm an den Thorax fixieren.

➤ **Anweisung für den Patienten:** Der Patient sollte möglichst viel gehen oder sitzen, im Bett mit erhöhtem Oberkörper liegen, so daß der Oberarm Eigenextension bewirkt.

🔲 *Cave:* Den Arm wegen der Stauchungsgefahr nie aufstützen lassen.

Oberarmgips, gespalten (Doppel-U-Schiene) _____

➤ **Indikation:**
- Frakturen des Ulna und Ellenbogens.
- Distale Fraktur von Ulna oder Radius zur Ausschaltung der Rotation.
- Mit Schulterkappe bei Humerusschaftfraktur (selten).

➤ **Ausdehnung:** Von den Fingergrundgelenken bis 2 Querfinger unterhalb der Axilla bzw. der Schulterhöhe.

➤ **Material:**
- Schlauchmull, Polster, Kreppapierbinden, 2 elastische Binden, evtl. Mullbinden.
- 15er Longuette, 4–8 Lagen von der Hohlhandfurche um den Ellenbogen bis 2 cm über die Fingerknöchel (Umschlag).
- 15er Longuette von 2 cm unterhalb der Axilla um den Ellenbogen bis zur Schulterhöhe.
- Zusätzlich Longuettenstücke, falls sich die Schienen an der Außenseite nicht überlappen.

➤ **Polsterung:** Schlauchmull über den Arm ziehen, ein dünnes Polster über den Knöcheln anbringen, einen Polsterring um Handgelenk und Ellenbogen legen (s. Abb. 193) und den Abschlußrand polstern. Mit einer Kreppapierbinde in Funktionsstellung (s. S. 31) satt anwickeln.

➤ **Technik:**
- Die erste Longuette von der Hohlhandfurche so um den Ellenbogen bis zu den Fingergrundgelenken führen, daß an der Radialseite 2 cm offen bleiben. In der Hohlhand und an den Knöcheln zurückschlagen; der Faustschluß soll möglich sein.
- Eine allenfalls noch offene Spalte über der Ulna mit einem Longuettenstück schließen; die Schiene mit einer Kreppapierbinde bis vor der Ellenbeuge fixieren.
- Die zweite Longuette von 2 Querfinger unter der Axilla um den Ellenbogen bis zur Schulterhöhe führen, dabei an der Innenseite 2 cm offen lassen (s. Abb. 201 c).
- Die Longuettenränder abrunden (mit dem Fingernagel entlangfahren), offene Stellen auf der Außenseite mit Longuettenstücken schließen.

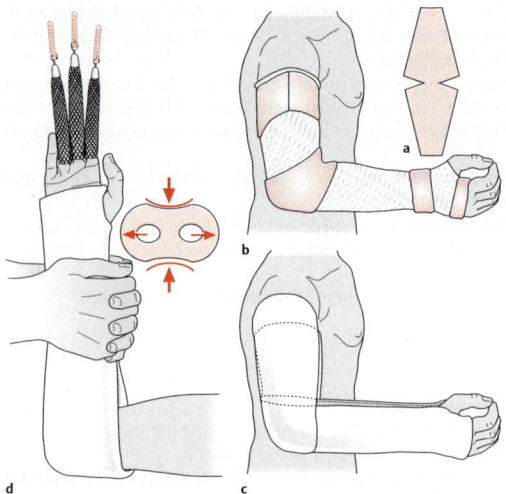

Abb. 201 a, b Polsterung, c Schienenführung, d Modellieren der Schiene zur Verhinderung einer Kallusbrücke (Einzelheiten s. Text)

– Mit einer Kreppapier- oder nassen Mullbinde satt ohne Einschnürung fixieren und nachmodellieren. Nach dem Aushärten die Binde abwickeln, Polster und Schlauchmull umschlagen und die Schiene mit elastischen Binden fixieren.

◉ **Tip:** Bei Unterarmfraktur wird die in Aufhängung (s. auch Abb. 162) reponierte Fraktur mit der ersten Longuette fixiert. Durch Umfassen mit den flachen Händen erzeugte Eindellungen an der Frakturstelle (s. Abb. 201 d) verhindern durch den satten Sitz des Gipses die Bildung einer Kallusbrücke zwischen Radius und Ulna. Der Oberarmteil der Schiene wird nach Abnahme der Zuggurte gepolstert und ergänzt.

– Falls keine Kontraindikation besteht, kann der Gips nach vollständigem Abschwellen mit einer zirkulären Gipsbinde geschlossen werden.

Oberarmgips, abnehmbar (Soft-Cast™)

➤ **Indikation:**
  – Nach Ellbogenoperationen (z. B. Bursektomie).
  – Nicht dislozierte Radiusköpfchenfraktur.

➤ **Ausdehnung:** Von den Fingergrundgelenken bis 2 cm unterhalb der Schulterhöhe.

➤ **Material:**
  – Dünner Strick- oder Frotteeschlauch.
  – 2 Soft-Cast™-Binden (10 cm breit).
  – Evtl. 1 Kunststoff-Longuette (7,6 cm breit).

➤ **Polsterung:** Beim dünnen Strickschlauch gezielte Polsterung des Proc. styloideus ulnae. Beim Frotteeschlauch ist dies nicht nötig. Einen dünnen Platzhalter unter das Polster legen (s. Abb. 50) und kein Kreppapier verwenden (s. S. 42).

➤ **Technik:**
  – Den Ellenbogen in einem Winkel von 90° halten, den Unterarm in Mittelstellung zwischen Pro- und Supination (s. S. 31).
  – Die erste Lage Soft-Cast™ unbenetzt von den Fingergrundgelenken zwischen Daumen und Zeigefinger hindurch einschneiden, dabei die Beugefalte der Hohlhand freilassen, bis 2 Querfinger unterhalb der Schulterhöhe wickeln.
  – Wenn es erforderlich ist, kann mit einer Longuette verstärkt werden. Deren Plazierung ist abhängig von der Verletzung und der gewünschten Stabilisierung. Um den Ellenbogen zu stabilisieren, legt man die Verstärkung quer über den Ellenbogen vom Oberarm zum Unterarm. Um Handgelenk und Unterarm zu stabilisieren, wird die Longuette von der Volarseite der Handfläche bis kurz vor die Ellenbeuge aufgelegt; um Ellenbogen und Unterarm zu stabilisieren, wird die volar aufgelegte Longuette um den Ellenbogen bis zur Mitte des Unterarms weitergezogen.
  – Die Polsterung umschlagen und mit einer zweiten Binde die Applikation vervollständigen.

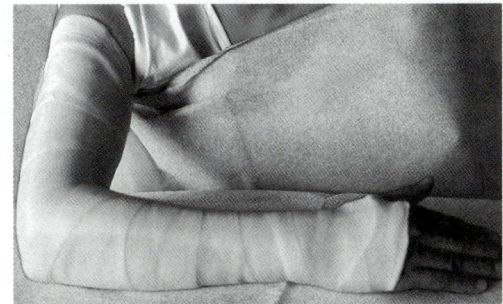

a

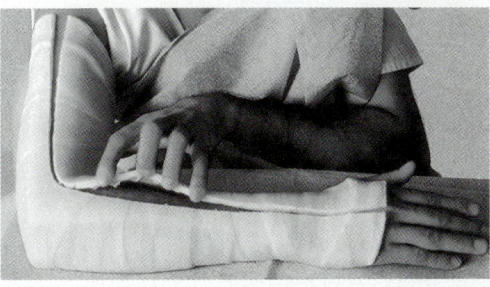

b

Abb. 202 a Geschlossene Applikation, b Schnittlinienführung bei Aufschneiden der Fixation

– Die Applikation zur Aktivierung des Kunststoffs mit einer nassen elastischen Binde einwickeln (besserer Schichtverbund, s. S. 43). Die Binde für 6 – 8 Minuten belassen, danach entfernen.
– Die Applikation nicht direkt in der Ellenbeuge, sondern mehr dorsalseitig öffnen und die Schnittlinie am Unterarm zum Handrücken oder auf die palmare Seite zur Hohlhand führen (s. Abb. 202 a und b). Fixiert werden kann die Applikation mit einer elastischen Binde oder mit Klettbändern.
– ⊘ *Cave:* Bei verstärkten Applikationen muß besonders auf die Schnittlinienführung geachtet werden, sonst entstehen beim Abnehmen und erneutem Fixieren Probleme.
– Eine Verwendung als geschlossene Applikation (Abb. 202 a) ist ebenfalls möglich, sie bietet für den Patienten hohen Tragekomfort. Dann darf allerdings kein Platzhalter bei der Polsterung verwendet werden.

Sarmiento-Oberarm-Brace (Gips)

➤ **Indikation:** Humerusschaftfraktur im mittleren bis proximalen Drittel.
➤ **Ausdehnung:** Von den Kondylen bis unter die Axilla, außen bis zur Schulterhöhe.
➤ **Material:**
– Schlauchmull, dünne Polsterbinde, Kreppapierbinde, elastische Binde.
– Gipsbinde (10 – 12 cm breit).
➤ **Polsterung:** Den Schlauchmull über den Oberarm ziehen, unter der Axilla aufschneiden, genügend weit hochziehen und an der Halsgegenseite verknoten. Die Polsterung mit einer Kreppapierbinde satt anwickeln.
➤ **Technik:**
– In Rechtwinkelstellung des Unterarmes leichten Zug nach unten ausüben, s. S. 180, Abb. 197 (Extensionsgriff).
– Mit der Gipsbinde von den Kondylen aufsteigend den Oberarm wickeln, dabei das Kondylenmassiv gut modellieren (s. Abb. 203, A).

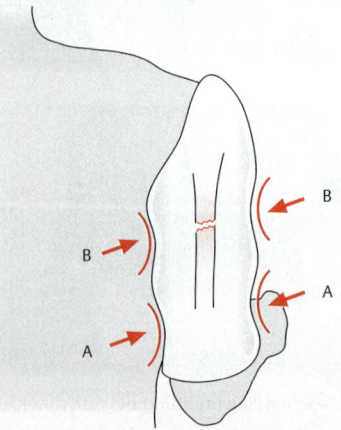

Abb. 203   Sarmiento-Oberarm-Brace

– Außerdem mit beiden Handflächen den Bizeps vorn und den Trizeps hinten an der Frakturstelle flach modellieren (s. Abb. 203, B) und so einen stabilisierenden Muskelmantel bilden.

🔴 *Cave:* Nicht zu früh loslassen, der ovale Querschnitt soll erhalten bleiben.

– Die Fixation am Ellenbogen so ausschneiden, daß der Unterarm beweglich ist (s. Abb. 204), Polster und Schlauchmull umschlagen und die Randkanten glätten. Nach dem Aushärten die Fixation seitlich spalten und mit einer elastischen Binde umwickeln.

– Wenn sich der Gips lockert, d. h. die Fixation nicht ausreichend ist, sollte eine Neufixation erfolgen, vorzugsweise in Soft-Cast™-Technik (s. unten).

➤ **Anweisung für den Patienten:** Der Unterarm darf in einer Schlinge getragen werden. Der Arm darf nicht nach außen gedreht werden, auch nicht beim Röntgen.

Sarmiento-Oberarm-Brace (Soft-Cast™)

➤ **Indikation:** Humerusschaftfraktur im mittleren bis proximalen Drittel.

➤ **Ausdehnung:** Von den Epikondylen bis unter die Axilla (Einschluß des Bizeps).

➤ **Material:**
– Dünner Strick- oder Frotteeschlauch, Klettbänder, Nieten.
– 1 Soft-Cast™-Binde (7,6 cm breit).

➤ **Polsterung:** Den Strick- oder Frotteeschlauch über den Oberarm ziehen. Einen Platzhalter (s. S. 42) auf der Innenseite des Oberarms unter das Polster legen. Kein Kreppapier verwenden.

➤ **Technik:**
– Unter Extensionsgriff, Abb. 197, mit der benetzten Kunststoffbinde um den gesamten Ellenbogen und aufsteigend bis zur Achselhöhle wickeln, dabei das Polster am oberen Rand umlegen und einwickeln.

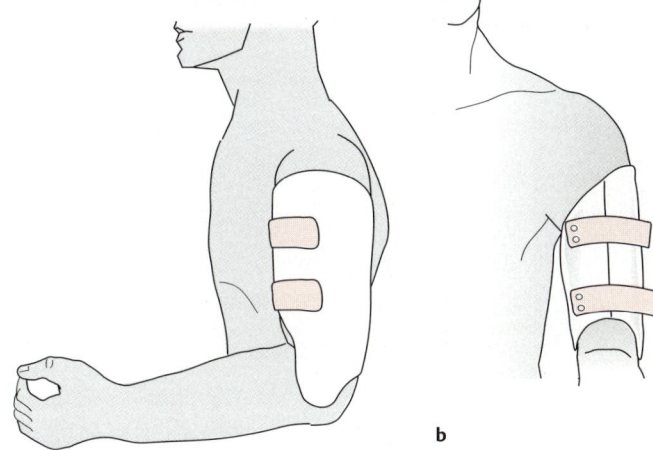

a   b

Abb. 204   Sarmiento-Oberarm-Brace, Soft-Cast™. a Sicht auf die Pelotten, b Sicht auf die Schnittlinie

– Die Schnittlinie so anzeichnen, daß in der Ellenbeuge 2 Querfinger Platz frei bleibt, die Pelotten über den Epikondylen stehen lassen (Abb. 204). Über der Ellenbogenspitze ca. 3 Querfinger hoch Platz für das Olekranon einräumen. Anschließend an der Oberarminnenseite (Ellenbeuge) aufschneiden und den Brace entlang der Markierungslinie zuschneiden.

– Die Klettbänder mit Nieten so fixieren, daß der Brace von innen nach außen angezogen werden kann. Der Brace soll immer konstanten Druck auf den Muskelmantel des Oberarms ausüben, daher regelmäßig den Sitz kontrollieren und ggfs. nachziehen.

– Für den Ellenbogen und die Schulter eine gezielte Physiotherapie einleiten; bei Schwellungsproblemen kann vorübergehend eine Lymphdrainage verordnet werden.

➤ **Anweisung für den Patienten:** Anfangs darf der Arm in einer Schlinge getragen werden, bis die Fraktur gefaßt hat und der Patient genügend Kraft entwickelt hat, den Unterarm selbständig zu tragen. Der Arm darf nicht nach außen gedreht werden.

Frühmobilisation nach Anweisung des Arztes.

Thoraxabduktionsgips

➤ **Indikation:**
  – Postoperativ nach Schulterrekonstruktionen.
  – Postoperativ nach Arthrolysen.
  – Pfannenhalsfraktur der Skapula.
➤ **Ausdehnung:** Auf den Beckenkämmen aufsitzend, den Oberkörper, die betroffene Schulter und den Arm umfassend; die Finger sind frei.
➤ **Material:**
  – Trikotschlauchhemd, Schlauchmull, Polster, Filzpolster, Kreppapierbinden.
  – 20er Longuette 4–8 Lagen (für Longuette 1 und 2).
  – 15er Longuette 4–8 Lagen (für Longuette 3 und 4).
  – Gipsbinde (15 cm breit).
  – Gipsbinde (10 cm breit).

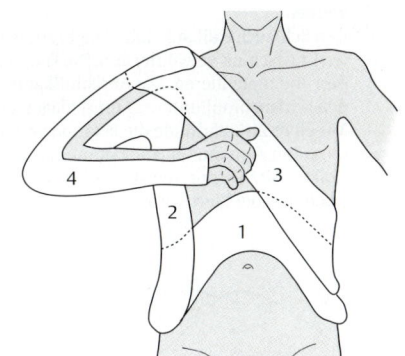

Abb. 205   Longuettenführung
Thoraxabduktionsgips

➤ **Konstruktionsplan (s. Abb. 205):**
  – *Longuette 1:* Zieht als Fundament von der Nabelhöhe über beide Beckenkämme zur Nabelhöhe zurück.
  – *Longuette 2:* Stützt vom Fundament aus den Arm ab, sie zieht vom Beckenkamm der betroffenen Seite über die Axilla zum Ellenbogen.
  – *Longuette 3:* Sie verbindet die betroffene Schulter über die Brust bzw. den Rücken mit der gegenüberliegenden Seite des Fundaments und zieht von der Flanke der Gegenseite um die betroffene Schulter zur Flanke zurück.
  – *Longuette 4:* Sie trägt den Arm und zieht von der betroffenen Schulter zu den Fingergrundgelenken.
➤ **Polsterung:** Das Trikotschlauchhemd über den Oberkörper und den Schlauchmull über den Arm ziehen. Auf beide Beckenkämme Filzpolster auflegen, darüber Oberkörper und Arm zirkulär polstern und die Polsterung mit Kreppapierbinden satt anwickeln.

➤ **Technik:**

– Der Patient sitzt auf einem Hocker. Mit der gesunden Hand hält er einen Stab; dabei sollte die Hand nicht zu hoch greifen, damit die Schultern locker bleiben. Der ruhigzustellende Arm ist so abduziert, daß der Patient durch die Hand schaut (Flötenstellung), Ellenbogen und Handgelenk sind in Funktionsstellung (s. S. 31). Ein Helfer hält die vorgegebene Stellung, ein zweiter Helfer modelliert.

– Zunächst wird mit einer Gipsbinde eine dünne zirkuläre Schicht um Becken und Brust appliziert.

– Dann werden die Longuetten 1 – 3 aufgelegt; dabei sollten die Beckenkämme gut einmodelliert und vor allem der Bereich zwischen Beckenkamm und Schulter anmodelliert werden.

– Nach einer dünnen Zirkulärschicht um den Arm wird die 4. Longuette schalenförmig etwas mehr dorsal am Arm angelegt. Sie endet über dem Schulterblatt und sollte unten am Ellenbogen vor dem Umlegen etwas eingeschnitten werden.

– Den Schlauchmull auf Höhe Fingergrundgelenk umschlagen, dabei den vollen Faustschluß gewährleisten. Die Fixation mit einer Zirkulärbinde abschließen und modellieren. Die Abschlußkanten von innen nach außen abrunden, den Schlauchmullunterzug umschlagen und mit Longuettenstücken fixieren. Mit einer Zirkulärbinde die Fixation vervollständigen (s. Abb. 206).

🔵 *Cave:* Der Arm muß in entspannter Haltung ganz ruhig gehalten werden. Ein exakter Sitz ist nur gewährleistet, wenn zwischen Axilla und Beckenkamm exakt anmodelliert wird.

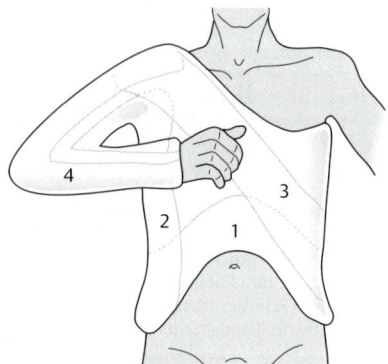

Abb. 206   Thoraxabduktionsgips

Thoraxabduktionsfixation, abnehmbar (Kunststoff)

➤ **Indikation:** Temporäre Immobilisation nach rekonstruktiven Eingriffen des Schultergürtels (z. B. Rotatorenmanschettenfixation).
➤ **Ausdehnung:** Auf den Beckenkämmen aufsitzend, den Oberkörper, die betroffene Schulter und den Arm umfassend, die Finger sind frei.
➤ **Material:**
   – Schlauchmull, Unterziehhemd, Frotteepolster, Schaumstoffpolster, Polsterbinden, Kreppapierbinden, Einmalhandschuhe, Schnallen und Klettbänder.
   – Kunststoffbinden (15 cm breit).
   – Kunststoffbinden (10 cm breit).
   – 3 Kunststofflonguetten (15 cm breit).
➤ **Konstruktionsplan:** siehe Abb. 205.
➤ **Polsterung:** Schlauchmull über den Oberkörper und den Arm ziehen, zirkuläre Polsterung von Arm und Oberkörper. Zusätzliche Polster in der Axilla, um den Ellenbogen und über den Beckenkämmen anbringen. Die Polsterung mit Kreppapierbinden satt anwickeln.
➤ **Technik:**
   – Der Patient sitzt auf einem Hocker, mit der gesunden Hand hält er einen Stab; dabei sollte die Hand nicht zu hoch greifen, damit die Schultern locker bleiben. Der ruhigzustellende Arm ist so abduziert, daß der Patient durch die Hand schaut (Flötenstellung), Ellenbogen und Handgelenk sind in Funktionsstellung (s. S. 31). Ein Helfer hält die vorgegebene Stellung, ein zweiter Helfer modelliert.

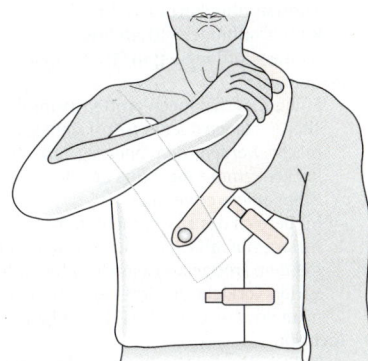

Abb. 207   Thoraxabduktionsfixation, abnehmbar (Kunststoff)

   – Die 15 cm breiten Kunststoffbinden dünn um den Oberkörper wickeln, die Beckenkämme gut ausmodellieren. Die 10 cm breiten Binden in Achtertouren dünn um Unter- und Oberarm führen.
   – Dann die benetzte Longuette 1 palmar über Unterarm-Innenseite, Oberarm-Thorax gegen Sternum führen, Longuette 2 ulnarseitig vom Unterarm über Oberarm – Schulterhöhe – Rücken gegen die Lende, Longuette 3 vom Ellenbogen über die Axilla bis zum Beckenkamm. Die Longuetten mit Achtertouren benetzt fixieren. Bei dieser Longuettenführung ist ein Stützstab unnötig.

- Wenn die Fixation genügend ausgehärtet ist (nach ca. 15 Minuten), das Armteil zur Schale schneiden.
- Das Klettband über der gesunden Schulter abmessen und anzeichnen. Die Fixation vor dem Beckenkamm der gesunden Seite aufschneiden, dabei die Schnittlinie und die Zugrichtung der Bänder (s. Abb. 207) unbedingt beachten.
- Die Fixation abnehmen, das Polster und den Schlauchmull entfernen. Die Schnallen und Klettbänder vernieten und den Schultergurt polstern und annieten.
- Im Bereich des Ellenbogens, der Axilla, der Schulterblätter, der Wirbelsäule und der Beckenkämme Schaumstoffpolster anbringen und in der Schale ankleben.
- Nach der Anprobe die Applikation in Frottee einpacken, so kann das Polster bei einer Verschmutzung problemlos gewechselt werden.
- ◉ *Cave:* Der Arm muß in Entspannung ruhig gehalten werden. Ein guter Sitz ist gewährleistet bei exaktem Einmodellieren über den Beckenkämmen und einer präzisen Schnittführung.

Thoraxabduktionsfixation, abnehmbar (Kunststoff), Variante

➤ **Indikation:** Wie Thoraxabduktionsfixation, abnehmbar (Kunststoff), S. 191.
➤ **Ausdehnung:** Wie Thoraxabduktionsfixation, abnehmbar (Kunststoff), S. 191.
➤ **Material:**
- Frotteestrumpf, klebendes Schaumstoffpolster, Papiertücher, Schnallen und Klettbänder, Pflaster (z. B. Mefix®, Hypafix® etc.), Einmalhandschuhe.
- Kunststoffbinden (15 cm breit).
- Kunststoffbinden (10 cm breit).
- 3 Kunststofflonguetten (15 cm breit).

➤ **Polsterung:**
- Einen mehrbahnigen Frotteestrumpf über den Oberkörper und einen einfachen Schlauch über den Arm ziehen. Für die Schultern kann ein Einschnitt gemacht werden, den Überzug mit Pflaster faltenfrei zusammenkleben. Die Beckenkämme, die Axilla und die Ellenbogen mit Schaumstoff polstern. Kein Kreppapier verwenden.
- Im Bereich des später nicht mehr benötigten Teils der Applikation den Frotteestrumpf mit Papiertüchern abdecken. So verklebt der Kunststoff hier nicht mit dem Frottee und kann leichter entfernt werden. Im benötigten Teil der Fixation verklebt die Frotteepolsterung mit dem Kunststoff und kann sich so nicht verschieben oder Falten bilden.

➤ **Technik:**
- Aufbringen der Kunststoffbinden und der Longuetten sowie das Aufschneiden der Applikation s. S. 191/192.
- Beim entfernten Teil im Bereich der Schulter und des Armes den Frotteestrumpf in der Mitte aufschneiden, umlegen und mit Pflaster fixieren. Das Frottee um die Schnittkanten ziehen und fixieren oder mit dünnem selbstklebenden Polster abpolstern.
- Mit Klettbändern wie oben beschrieben fixieren.

Vorbemerkung zu allen Schulter-Desault-Verbänden

➤ Die Applikation sollte möglichst im Stehen erfolgen.
➤ Die genaue Gelenkstellung ist zu beachten (s. Abb. 208).
➤ In die betroffene Axilla muß wegen der Gefahr der Hautmazeration (s. S. 13) immer ein Saugkissen gelegt werden.

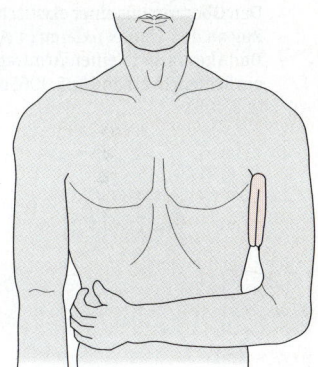

Abb. 208   Gelenkstellung im Desault-
Verband

➤ **Indikation:**
  – Verletzungen im Schulterbereich.
  – Reponierte Schulterluxation.
  – Erstversorgung Humerus- und Humeruskopffraktur.
  – Postoperative Ruhigstellung.

Mitella (Dreieck-Armtragetuch)

➤ Die Mitella ist die einfachste Form der Schulterruhigstellung.
➤ **Technik:** Die vordere Ecke des Dreiecks zeigt zur gesunden Schulter, die Zugrichtung geht schräg nach oben (s. Abb. 209).

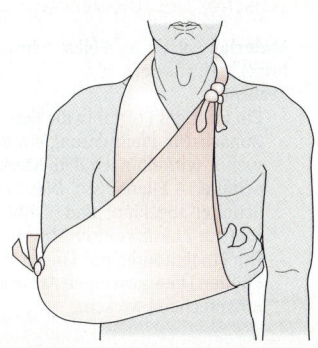

Abb. 209   Mitella

Repositionsverband

➤ **Material:** Kräftiges Polster, elastische Binde, Armtragegurt oder Dreiecktuch.
➤ **Technik:**
  – Bei einer subkapitalen Humerusfraktur wird ein kräftiges Polster als Hypo-mochlion in die Axilla gelegt.
  – 🚫 *Cave:* Keinen Druck auf den Plexus brachialis ausüben.
  – Den Oberarm mit einer elastischen Binde oder mit einem Rippengürtel unter Zug an den Thorax fixieren (s. Abb. 210).
  – Den Unterarm in einen Armtragegurt oder ein Dreiecktuch legen. Später ist ein Schlauchverband (s. S. 196) oder ein klassischer Desault-Verband möglich (s. S. 195).

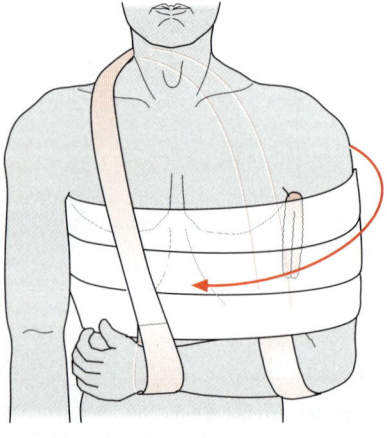

Abb. 210 Einfache (temporäre) Oberarmfixation mit Binden und Armtragegurt

Klassischer Desault-Verband

➤ **Material:** Polster, 3 – 4 elastische oder kohäsive (selbstklebende) Binden (12 cm breit), Heftpflaster.
➤ **Technik:**
  – Ein kräftiges Polster in die betroffene Axilla legen.
  – Zunächst in Pfeilrichtung einige Zirkulärtouren wickeln (s. Abb. 211); dann weiter wickeln nach dem Merkwort *ASchE*, d. h. gesunde *A*xilla – betroffene *Sch*ulter – *E*llenbogen. Dies ergibt Achtertouren, die über der betroffenen Schulter abgekippt sind (s. Abb. 211). Diese Spezialtouren werden noch ein-mal mit Zirkulärtouren abgedeckt.
  – Die Bindentouren mit langen Heftpflasterstreifen gegeneinander fixieren.
  – Für den Unterarm einen Armtragegurt anpassen oder eine letzte Bindentour entsprechend wickeln.

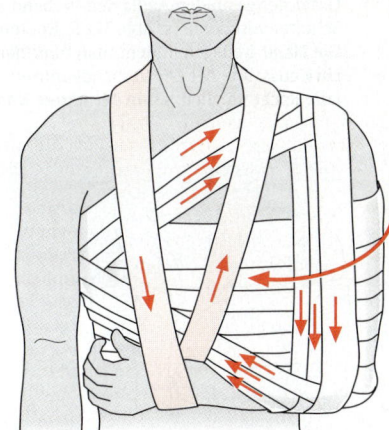

Abb. 211 Klassischer Desault-Verband

Desault-Verband aus breitem Schlauchmull

➤ **Indikation:** Dieser Desault-Verband ist leichter und angenehmer als der klassische und besonders geeignet für Männer, schlanke Frauen oder unruhige Patienten.

➤ **Material:** Körperbreiter Schlauchmull oder Trikotschlauch, Axillapolster.

➤ **Technik:**
 – Das Polster in die Axilla legen.
 – Die Schlauchlänge abmessen, benötigt wird der doppelte Brustumfang, gemessen über einem Arm (s. Abb. 212 a); bei korpulenten Patienten über beide Arme messen. Dann den Schlauch doppelt legen und die Mitte markieren.
 – Die Mitte des Schlauchs von innen fassen und das obere Ende über den Arm zurückziehen (s. Pfeil Abb. 212 b).
 – Den Schlauch von der Umschlagfalte her aufkrempeln, ausdehnen und über den gesunden Arm und den Kopf des Patienten ziehen (s. Abb. 212 c).
 – Den Verband über die Schulter und den Arm nach unten ziehen, die Umschlagfalte liegt hierbei oben. Den Rest des Schlauchs unter den Unterarm und die Hand nach oben schlagen, so vermeidet man, daß Haut auf Haut zu liegen kommt (s. Abb. 212 d).
 – Den Verband auf der Rückenseite zwischen dem Ellenbogen und der Thoraxwand einschneiden, an den Ecken etwas ausziehen und die Zipfel unter kräftigem Zug verknoten (s. Abb. 212 e). Schuhbänderknoten kann leicht geöffnet und nachgezogen werden.
 – Dann den Verband vom Ellenbogen aus kräftig nach oben ziehen und hinter der Schulterhöhe einschneiden (s. Abb. 212 e). Den oberen Teil über den Rücken gegen die Schulter straff ziehen und die Zipfel ebenfalls verknoten (s. Abb. 212 e).

Schulter, Desaultverband-Variationen

– Unter der gesunden Axilla den Verband tief einschneiden, die Zipfel auf der Schulter verknoten (s. Abb. 212 f). Knoten hält das Gewicht des Unterarmes.
– Die Hand freilegen, indem man über dem Daumengrundgelenk ein kleines Loch ausschneidet. Die Verbandkante etwas polstern. Die Körperpflege ist relativ leicht möglich, wenn der untere Knoten geöffnet wird.

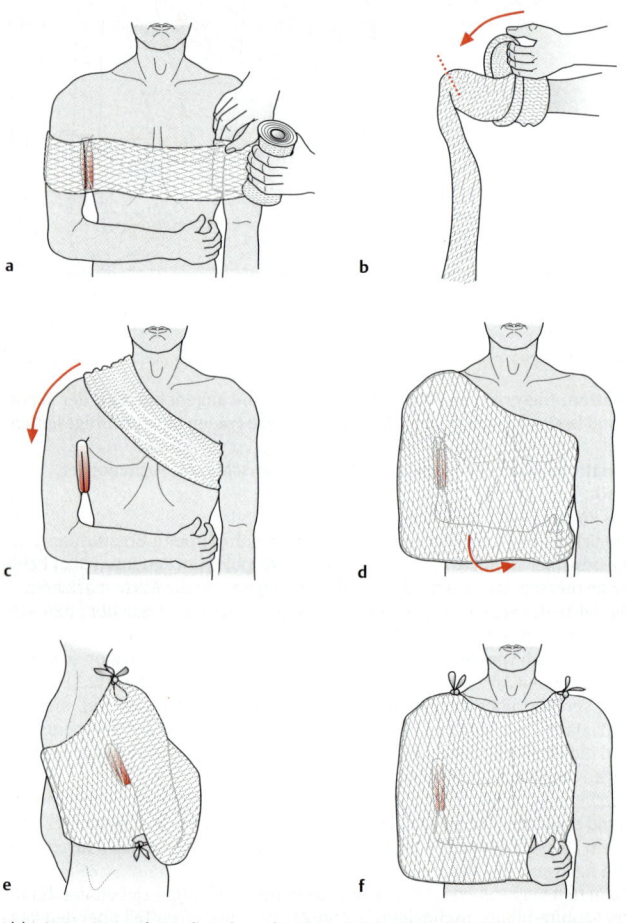

Abb. 212   Desault-Verband aus breitem Schlauchmull, Arbeitsschritte. a Abmessen der Schlauchlänge, b Umkrempeln des Schlauchs, c Überziehen des Schlauchs, d Einschlagen des Verbandes, e, f Einschneiden und Fixieren des Verbandes

Schlauchverband (Gilchrist)

➤ **Indikation:** Dieser Verband empfiehlt sich vor allem bei Frauen mit großen, schweren Brüsten. (Nicht komprimierend, Hautpflege möglich.)
➤ **Material:**
  – Dicht gewobener Schlauch (Weite des Oberschenkels) in der 4fachen Armlänge von der Axilla bis zu den Fingerspitzen.
  – Alternativ dazu: Fertigverband (auf die richtige Größe achten! Sonst Stauungen, schlechter Sitz).
➤ **Technik:**
  – Den Schlauch nach dem ersten Drittel bis zur Hälfte quer einschneiden (s. Abb. 213 a).
  – Den Arm des Patienten durch diesen Einschnitt in den längeren Teil des Schlauchs einführen.

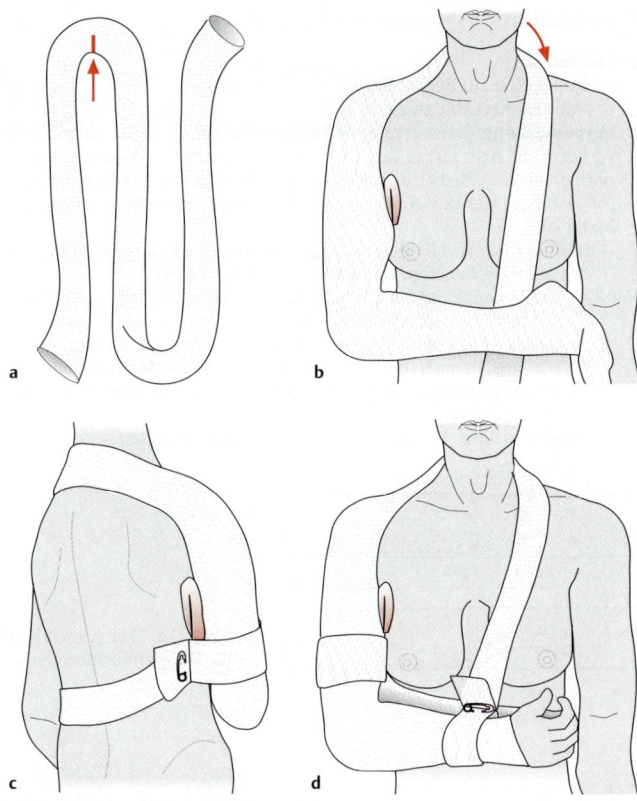

Abb. 213   Gilchrist-Schlauchverband, Arbeitsschritte

– Den Schlauch so über den Arm ziehen, daß der Einschnitt knapp unter der Axilla liegt (s. Abb. 213 b).
– Den Ellenbogen des Patienten rechtwinklig beugen. Dann das obere Schlauchstück über die Schulter, den Nacken und das Sternum unter dem Handgelenk durchführen (s. Abb. 213 b) und mit einer großen Sicherheitsnadel fixieren (s. Abb. 213 b, d).
– Das untere freie Ende des Schlauchs über den Rücken und die Ellenbeuge um den Oberarm des Patienten führen, mit einer Sicherheitsnadel fixieren (s. Abb. 213 c).
– Der Daumen oder die Hand können durch ein kleines, über dem Daumengrundgelenk geschnittenes Loch freigelegt werden (s. Abb. 213 d). Die Schnittkanten etwas polstern. Zur Polsterung des Nackens und des Handgelenks sollten geeignete Polsterstücke vorher in den Schlauch eingelegt werden.

Oberarmfixationsverband nach Härter

➤ **Indikation:**
– Subkapitale Humerusfraktur.
– Hohe Humerusfraktur.
➤ **Vorbemerkung:** Die subkapitale Humerusfraktur ist meist eingestaucht und verkürzt, die Achse ist in der Regel nach außen abgeknickt. Diese Fehlstellung wird durch den Muskelzug noch verstärkt. Ein unter der Axilla eingelegtes Polster und das Eigengewicht des hängenden Armes bewirken eine Reposition.
➤ **Material:**
– Kräftiger Baumwollstrickschlauch (8 cm breit), als Länge wird der doppelte Brustumfang benötigt, gemessen über beiden Armen.
   • Ein Verbandende um 25 cm (s. Abb. 214) zurückschlagen, bei 15 cm abnähen oder mit Sicherheitsnadeln fixieren. Das Reststück zusammenfalten, zurücklegen, ebenfalls vernähen oder mit einer Sicherheitsnadel fixieren.
   ◉ *Tip:* Im Bereich der Oberarmschlaufe einen Moltonstreifen in den Schlauch einlegen; dies dient zur Polsterung und Verstärkung der seitlichen Stabilität.
– Alternativ dazu: Fertigverband in verschiedenen Größen.

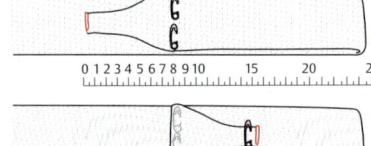

Abb. 214   Materialvorbereitung für Oberarmfixationsverband

> **Technik:**
> – Ein Polster in die Axilla legen. Die vorbereitete Gurtschlaufe über den hängenden Unterarm bis oberhalb der Ellenbeuge führen (s. Abb. 215 a). Die kleine Zusatzschlaufe muß dabei auf die Rückseite des Oberarms zu liegen kommen.
> – Das Gurtende über den Bauch um den Thorax führen (s. Abb. 215 b) und den Gurt von oben nach unten durch die Zusatzschlaufe ziehen.
> – Den Gurt kräftig strecken und über die gegenseitige Schulter legen (s. Abb. 215 c), dann von dort aus unter dem Horizontalband durchziehen. Den Unterarm anheben, den Gurt um das Handgelenk führen und mit Sicherheitsnadeln oder einem Klettverschluß fixieren (s. Abb. 215 d). Darauf achten, daß die Bandage glatt und faltenlos angezogen ist.
> – Eine Frühmobilisation ist bei diesem Verband im Ellenbogen möglich, wenn die Unterarmtrageschlaufe gelöst wird. Schulterpendeln (s. S. 67) nach Entfernen des Verbandes. Der Verband wird anschließend neu fixiert.

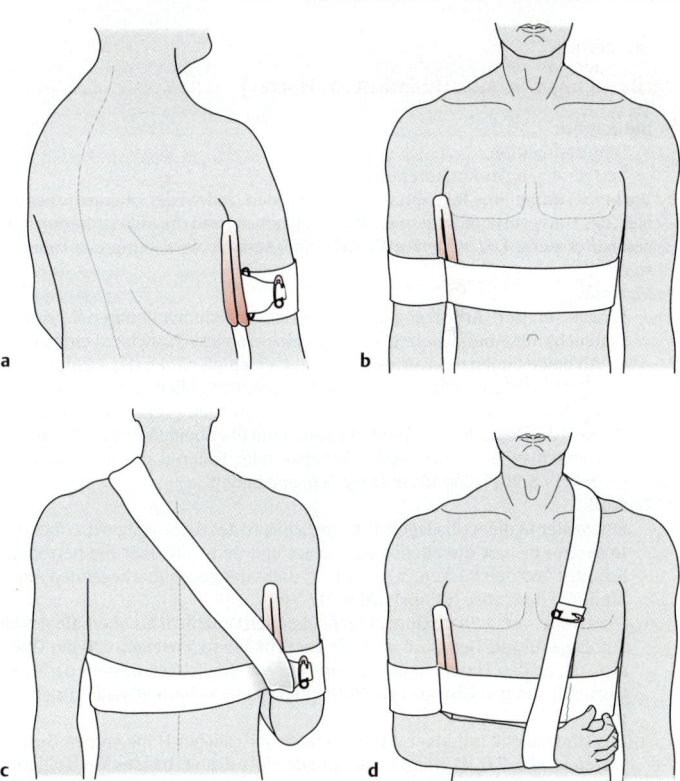

Abb. 215 a – d   Oberarmfixationsverband; Arbeitsschritte

Schulter, Desaultverband-Variationen

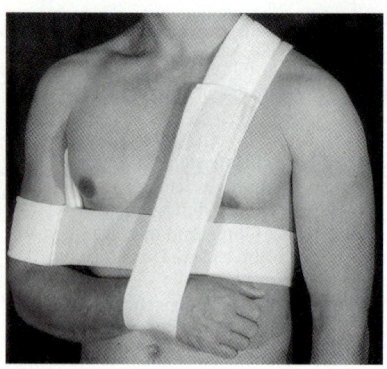

Abb. 216   Oberarmfixationsverband nach Härter, Konfektion IVF Schaffhausen

Verband nach Schulterluxation (n. Härter)

➤ **Indikation:**
– Schulterluxation.
– Verletzungen der Rotatorenmanschette.

➤ **Vorbemerkung:** Eine Reluxation wird verhindert, indem der Oberarm angehoben (der Humeruskopf wird in die Pfanne gehoben) und die Außenrotation ausgeschaltet wird. Der verletzte Kapsel-Band-Apparat wird temporär ruhiggestellt.

➤ **Material:**
– Langer, breiter Armtragegurt aus weichem Baumwollmaterial (Strickschlauch) mit einer Zusatzschlaufe aus einem Strickschlauch (25 cm lang).
• An beide Enden des Gurtes einen Klettverschluß nähen (Flauschteil 6 cm, Kletten 2,5 cm) oder mit Sicherheitsnadeln verschließen. Alternativ dazu kann man auch einen Strickschlauch (6 cm breit) verwenden. Benötigt wird der doppelte Brustumfang, gemessen über beiden Armen. Durch Zurückschlagen des Schlauchs, Abnähen oder Fixieren mit Sicherheitsnadeln (s. S. 201) eine 15 cm lange Schlaufe bilden.

➤ **Technik:**
– Ein Polster in die Axilla legen. Die fixe Schlaufe des Armtragegurtes über den Unterarm bis vor die Ellenbeuge ziehen und den Gurt über die betroffene Schulter und den Rücken (s. Abb. 217 a) unter der gegenüberliegenden Axilla hindurch nach vorn führen (s. Abb. 217 b).
– Die zweite, verstellbare Gurtschlaufe über den Unterarm bis oberhalb der Ellenbeuge führen. Den Gurt mit Hilfe der Schnalle so anziehen, daß der Oberarm satt an den Thorax fixiert ist. Eine andere Möglichkeit besteht darin, ein Gurtende um den Oberarm zu führen und es mit Sicherheitsnadeln zu fixieren (s. Abb. 217 d).
– Das Handgelenk mit einer Zusatzschlaufe auf gleicher Höhe an den Gurt fixieren (s. Abb. 217 d). Den Verlauf und den Sitz des Verbandes kontrollieren, dann die 4 sich überkreuzenden Schlaufenteile mit einer Sicherheitsnadel gegeneinander fixieren (s. Abb. 217 d). (Verhindert Rutschen.)

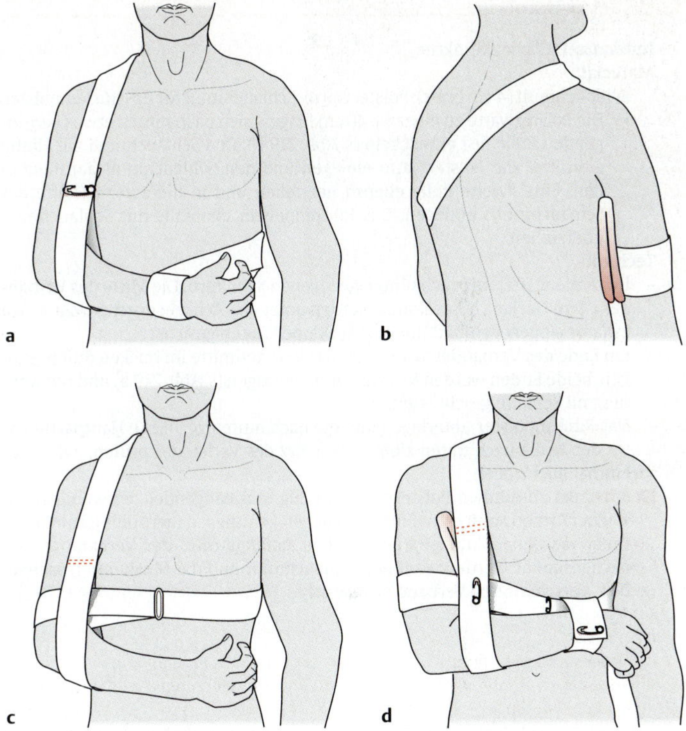

a

b

c

d

Abb. 217   Schulterluxationsverband nach Härter, Arbeitsschritte

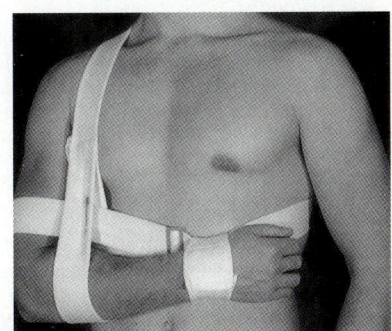

Abb. 218   Schulterluxationsverband nach Härter, Konfektion IVF Schaffhausen

Rucksackverband

➤ **Indikation:** Claviculafraktur.
➤ **Material:**
- Schlauchmull (4 cm breit), Polsterwatte, Schlauchmull für das Rückenpolster.
  • Die Polsterwatte zu einer ca. 40 cm langen, sich nach hinten etwas verjüngenden Rolle fest einwickeln (s. Abb. 219 b). Den Schlauchmull zur Hälfte einrollen, die Polsterwatte einlegen und den Schlauchmull darüberziehen. Eine zweite Rolle ebenso herstellen und in die zweite Hälfte des Schlauchmulls einlegen. Das Rückenpolster ebenfalls mit Schlauchmull überziehen.

➤ **Technik:**
- Der Patient sitzt mit nach hinten gezogenen Schultern. Die Mitte des Verbandes ist im Nacken, beide Rollen werden unter den Achseln durchgezogen, fest zusammengezogen und mit einem Doppelknoten gesichert.
- Ein Ende des Verbandes wird unter der Verbandmitte im Nacken durchgezogen, beide Enden werden fest zusammengezogen (s. Abb. 219 a) und mit Knoten und Schleife geschlossen.
- Das Rückenpolster unterlegen und die nach hinten gezogene Hautpartie unter der Axilla nach unten ziehen. Den Sitz des Verbandes prüfen, evtl. noch einmal nachziehen.
- ◉ *Cave:* Bei zu dünnen Polstern, festem Zug und hängenden, zu wenig abduzierten Armen kann es zu Einschnürungen kommen, daher sollten Durchblutung und Sensibilität geprüft werden. Anfangs muß der Verband täglich nachgespannt werden, weil der Schlauchmull und die Muskulatur nachgeben. Verschwitzten Verband erneuern!

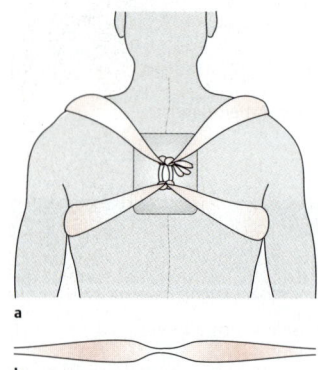

a

b

Abb. 219   Rucksackverband.
a Vorbereiten der Polsterwatte,
b Verspannen des Verbandes

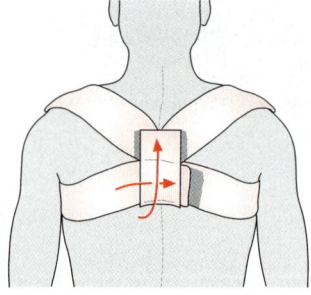

Abb. 220   Fertigverband, Konfektion
IVF Schaffhausen

Lagerungsbeispiele

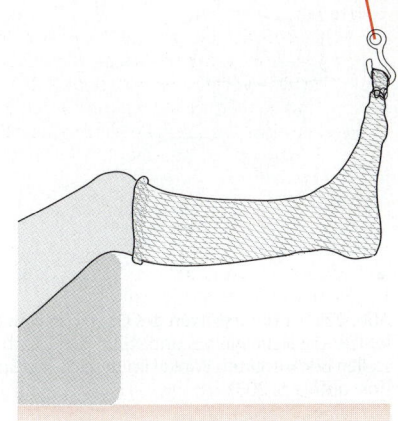

Abb. 221 Lagerungshilfen für Unterschenkelfixation

➤ **Lagerung für Oberschenkelgips und Kniehülse:** s. Abb. 225, S. 205.

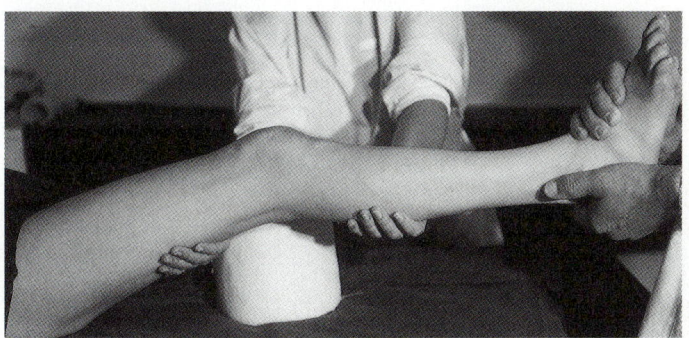

Abb. 222 Korrektes Halten der unteren Extremität durch 2 Helfer

Allgemeines

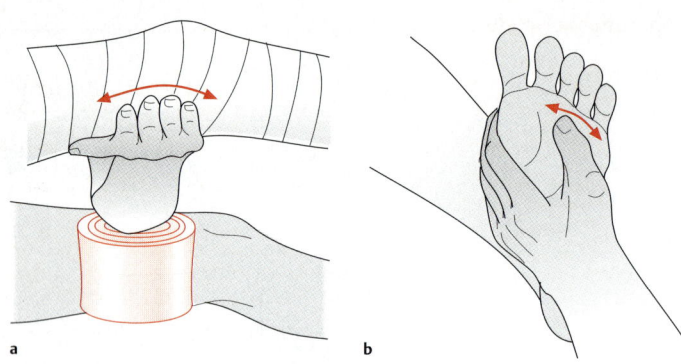

a   b

Abb. 223   a Unterstützen des Oberschenkels (s. auch Abb. 222, S. 203). Der Helfer läßt die Hand gleiten und stützt den Ellenbogen auf einer Unterlage ab. b Einstellen der korrekten Winkel im Bereich von Sprunggelenk und Vorfuß mit Extensionsgriff (s. S. 203)

Polstertechniken

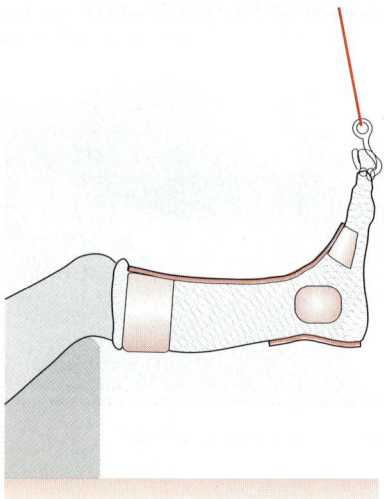

Abb. 224   Minimalpolsterung am Unterschenkel mit Schlauchmull und Molton

◨ *Trick zu den Abb. 224, 225, 226*: Eine rutschfeste Fixation der Polster durch den Gips erreicht man, wenn man den Tibiastreifen so auflegt, daß er die Abschlußpolster bis auf 1 cm überlappt und diese mit der Papierbinde nur so weit abdeckt, wie es zur Fixation der Polster notwendig ist.

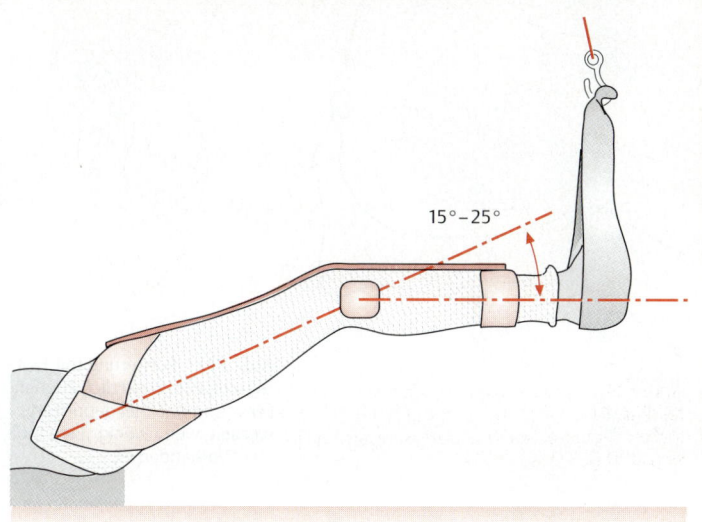

Abb. 225 Gezielte Polsterung für Kniehülse mit Schlauchmull und Molton. Der obere Abschlußstreifen überlappt oder wird gegeneinander geschnitten (s. Abb. 11, S. 15)

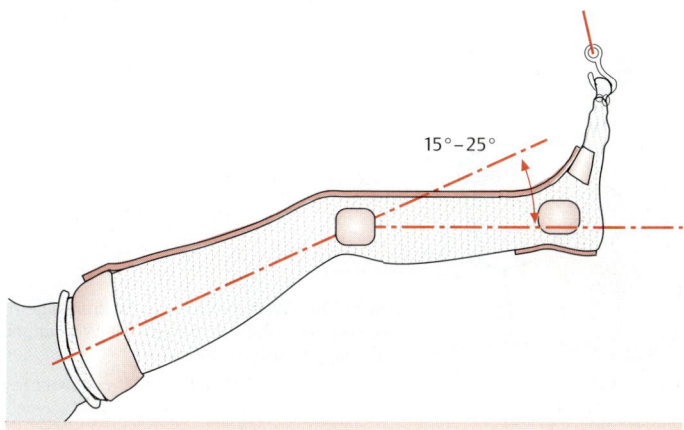

Abb. 226 Minimalpolsterung für Oberschenkel mit Schlauchmull und Molton

▣ *Trick*: Als Aufschneideschutz wird der Tibiastreifen bis über das obere Abschlußpolster gezogen.

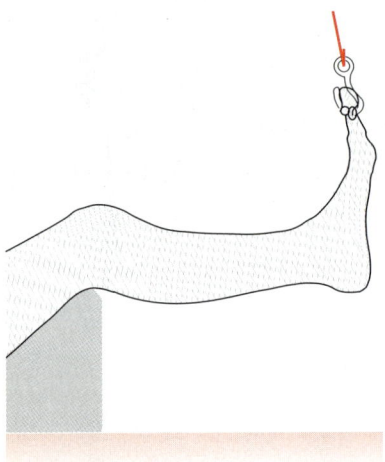

Abb. 227　Polsterung mit Frotteeschlauch, zusätzlich können Ferse und Knöchel gepolstert werden, wenn wenig „Eigenpolster" vorhanden ist

◎ *Tip:* Auch für Kniehülse und Oberschenkelgips kann als Polsterung ein Frotteeschlauch verwendet werden. Wenn nötig, sind druckexponierte Stellen zusätzlich zupolstern.

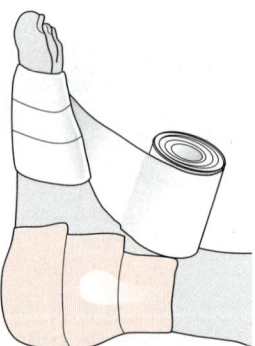

Abb. 228　Wattepolsterung mit dreilagigem Fersen- bzw. Malleolarpolster. Die Wicklungen überlappen sich zur Hälfte

Zehenpflasterverband

➤ **Indikation:**
- – Frakturen einzelner Zehen II–IV.
- – Nach Hammerzehenoperation.

➤ **Material:** Heftpflasterstreifen (1,5 – 2,5 cm breit).

➤ **Technik:**
- – Die Pflasterstreifen werden abwechselnd von dorsal und plantar geführt und überlappen sich dachziegelförmig (s. Abb. 229).
- – Beim „Zwillings"-Zehenpflasterverband (s. Abb. 230) muß wegen der Mazerationsgefahr der Haut immer ein Stück Mullkompresse oder Molton zwischen die gegeneinander zu fixierenden Zehen gelegt werden.

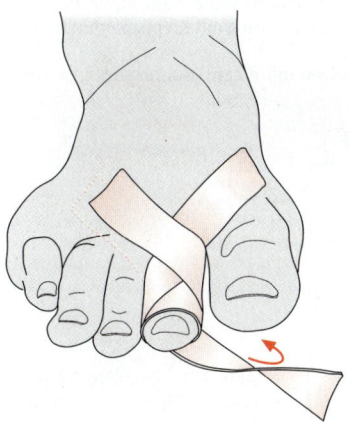

Abb. 229   „Hammerzehen"-Pflasterverband

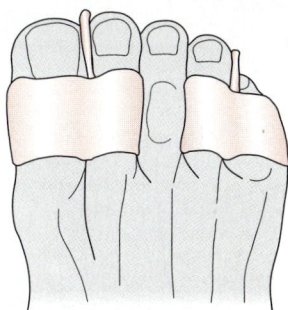

Abb. 230   „Zwillings"-Zehenpflasterverband

Gipsschuh

➤ **Indikation:** Gehgips nach Großzehen- und Mittelfußfraktur, Fußwurzelknochenfraktur und nach Hallux valgus-Operation.

➤ **Prinzip:** Frakturen im Bereich des Vorfußes und der Zehen bedürfen in der Regel keiner vollständigen Fixation im oberen Sprunggelenk. Bedingung hierfür ist eine Gehsohle, auf welcher der Patient nicht balancieren muß. Eine flache, abnehmbare schuhähnliche Sohle ermöglicht es, einen Schuh zu bauen, der selber steht. Dieser bietet zusammen mit dem lockeren Schaft so gute Stand- und Abrolleigenschaften (s.Abb. 232), daß bei doppelseitiger Anwendung sogar Gehen und Treppensteigen ohne Gehstützen möglich ist.

➤ **Ausdehnung:** Von knapp 2 Querfinger über den Knöcheln bis zu den Zehengrundgelenken, die Sohle unter den Zehen vorspringend.

➤ **Material:**
  – Schlauchmull, Frotteeschlauch, Polster, Kreppapierbinden.
  – 2 Gipsbinden (8 cm breit).
  – 15er Longuette (50 cm lang) für die Gipssohle.
  – 15er Longuette (25 cm lang) als Standflächenverstärkung.

➤ **Polsterung:**
  – Den Schlauchmull über den Fuß bis eine Handbreit über die Knöchel ziehen und darüber einen keilförmig gerollten, dicken Wattebausch vom Fußrist bis über die Tibia legen (s. Abb. 231), dies schafft vorn freien Raum für eingeschränkte Bewegungen des Sprunggelenks.
  – Das Sprunggelenk in leichte Hakenfußstellung bringen und ruhighalten. Dies verhindert Schnürfurchen über dem Rist. Dann großflächig mit dünnen Wattewicklungen polstern (das Fußteil wenig, den Schaft mit einigen lockeren Lagen). Bei Verwendung eines Frotteeschlauchs sollte Watte nur ab der Ferse über den Schaft gewickelt werden. Die Polsterung mit Kreppapierbinden locker abdecken, nicht komprimieren.
  – Falls eine Zehe zu fixieren ist, muß sie mit einem Moltonstück gepolstert werden.

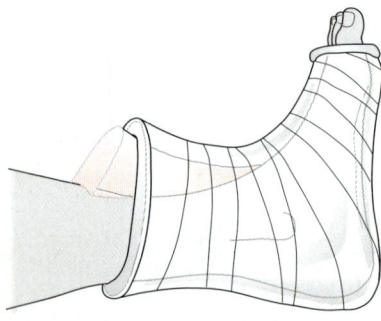

Abb. 231   Zirkuläre Polsterung für Gipsschuh mit Watteauflage über dem Rist

➤ **Technik:**
  – Mit der ersten Gipsbinde den Schuh gleichmäßig locker wickeln, dabei Zugtouren über dem Rist vermeiden. Den oberen Rand durch Umschlagen von Polster und Schlauchmull fertigstellen.
  – Für zusätzliche Fixation einzelner Zehen über Moltonpolster Schienenstücke anbringen. Die Fixation der Großzehe erfolgt am besten durch einen zirkulären Moltonstreifen (ca. 12×4 cm), der im plantaren, seitlich hochgezogenen Sohlenteil durch Eindrücken in den noch weichen Gips verankert wird (s. Abb. 233). Darauf achten, daß der Streifen nicht zwischen den Zehen einschneidet, dafür den Molton halbmondförmig ausschneiden. Nach Hallux valgus-Operation sollte in leichter Überkorrektur (Abduktion, Plantarflexion) fixiert werden.
  – Die zirkulären Wicklungen nachmodellieren, der Schuhbereich soll gut sitzen, der Schaft eher locker bleiben.
  – ⊙ *Cave:* Schnürfurche im Übergang von Schaft zu Rist vermeiden: keine Zugtouren oder Winkelveränderungen im Sprunggelenk.

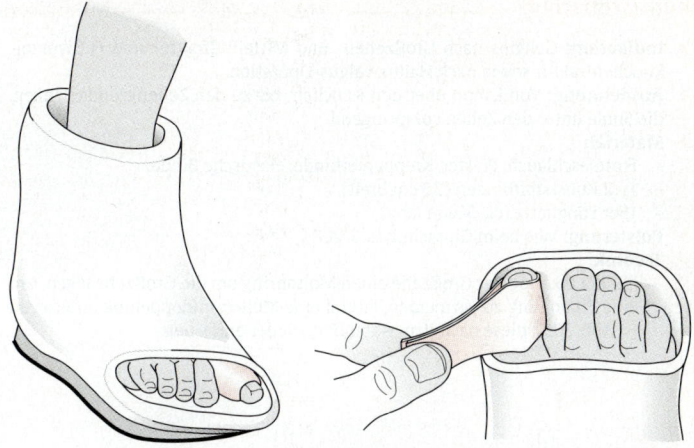

Abb. 232   Gipsschuh

Abb. 233   Großzehenfixation mit einzugipsendem Molton

- Die Longuette für die Gipssohle auflegen und das Zehenfenster ausbilden (s. S. 223). Bei Mittelfußfrakturen und nach Hallux valgus-Operation das Quergewölbe im Sinne einer Spreizfußeinlage unterbauen; hierfür nach Auflegen der Gipssohle ein kleines, gerafftes Schienenstück auf das Quergewölbe (Vorfuß) legen (s. Abb. 234).
- Die zweite Longuette auflegen und damit auch das Längsgewölbe unterstützen. Den Gipsschuh mit der zweiten Gipsbinde fertigstellen (s. S. 223) und die Standfläche plan modellieren.

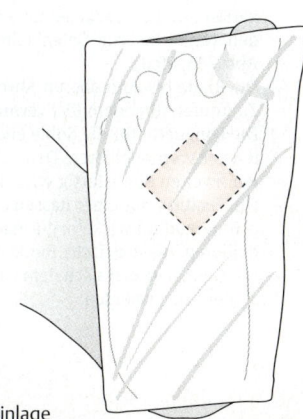

Abb. 234   Gipsaufdoppelung als Spreizfußeinlage

Kunststoffschuh

➤ **Indikation:** Gehgips nach Großzehen- und Mittelfußfraktur und Fußwurzel-knochenfraktur sowie nach Hallux valgus-Operation.
➤ **Ausdehnung:** Von kanpp über den Knöcheln bis zu den Zehengrundgelenken, die Sohle unter den Zehen vorspringend.
➤ **Material:**
  – Frotteeschlauch, Polster, Kreppapierbinde, elastische Binde.
  – 1–2 Kunststoffbinden (7,5 cm breit).
  – 15er Longuette (ca. 50 cm lang).
➤ **Polsterung:** Wie beim Gipsschuh (s. S. 208).
➤ **Technik:**
  – Für die Fixation der Großzehe einen Moltonring um die Großzehe legen. Um eine Einengung zu vermeiden, lateral eine Moltonaufdoppelung unterlegen (s. Abb. 235), diese nach dem Abbinden wieder entfernen.

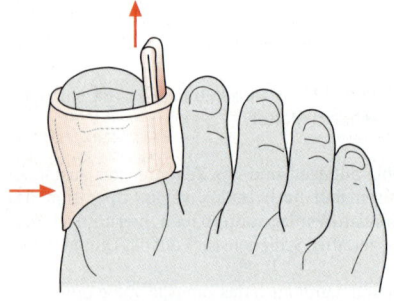

Abb. 235   Moltoneinlage gegen zu enge zirkuläre Fixation (Platzhalter)

  – Mit einer in der Breite zusammengefalteten, nicht gewässerten Binde die Fixation um die Großzehe mit zwei zirkulären Touren beginnen, sie soll über den Nagel bis zur Gelenkfalte reichen (die Schwimmhaut bleibt frei, s. Abb. 235, Pfeil).
  – Die Binde bis zum oberen Abschlußrand gleichmäßig weiter wickeln, dabei Zugtouren über dem Rist vermeiden, den Schaft locker wickeln.
  – Die Longuette für die Sohle ebenfalls ungewässert auflegen und das Zehenfenster vormodellieren. Den Schlauchmull umschlagen und die Fixation mit der zweiten Binde fertig wickeln. Das Zehenfenster ausbilden (s. S. 223).
  – Die Fixation mit einer nassen elastischen Binde zum Aktivieren leicht komprimierend umwickeln, gut nachmodellieren und die Standfläche plan modellieren. Die elastische Binde entfernen und die Randkanten kontrollieren.
  – Die Gehfläche erst nach dem vollständigen Aushärten montieren, um Druckstellen zu vermeiden.

Stützverband oberes Sprunggelenk und Unterschenkel

➤ **Indikation:**
  – Sprunggelenksdistorsion mit geringer Schwellung.
  – Stützverband nach Gipsabnahme.
➤ **Vorbemerkung:** Wie bei allen zirkulären Verbänden sollen die einzelnen Bindentouren sich zur Hälfte überlappen und herzwärts geführt werden. Die Bindenbreite entspricht dem Durchmesser der Extremität. Der Stützverband für das Sprunggelenk wird in pronierender Zugrichtung gewickelt (Bindentechnik nach Böhler, s. Abb. 236).
➤ **Ausdehnung:** Von den Zehengrundgelenken bis 2 Querfinger über die Malleolen.
➤ **Material:** Längselastische Pflasterbinde (ca. 8 cm breit).
➤ **Technik:**
  – Die Haut mit Wundbenzin leicht entfetten. Den Verband mit 2–3 pronatorisch wirkenden Touren über dem Fußrücken beginnen. Dann nach einer Drehtour über den äußeren Knöchel und die Ferse supinatorische Achtertouren über das Sprunggelenk und die Malleolen wickeln, die sich über dem Rist kreuzen (s. Abb. 236). Das Pflasterende mit gewöhnlichem Heftpflaster fixieren.
  – Der *Stützverband für den Unterschenkel* wird mit elastischen Binden ausgeführt und wie der Verband für das Sprunggelenk begonnen. Weitergeführt wird er jeweils um halbe Bindenbreiten ansteigend bis 2 Querfinger unterhalb der Kniekehle unter leicht komprimierendem Zug. Die Bindenenden werden mit Pflasterstreifen fixiert.

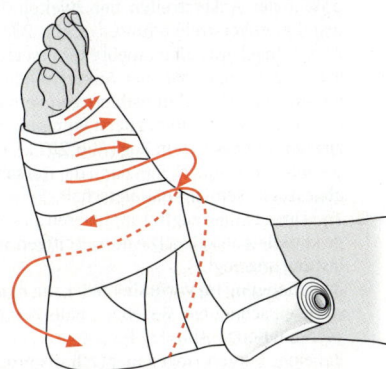

Abb. 236 Sprunggelenkstützverband, Bindentechnik nach Böhler

Tapeverband oberes Sprunggelenk

➤ **Indikationen:**
  – Bandinsuffizienz.
  – Distorsionen der Sprunggelenke.
  – Überdehnungen des fibulären Bandapparates.
  – Kapselüberdehnungen und evtl. -einrisse.

🔄 *Tip:* Bei frischen Verletzungen oder starken Schwellungen ist die Indikation kritisch zu prüfen.

➤ **Ausdehnung:** Von den Zehengrundgelenken bis ca. eine Handbreit über das Sprunggelenk.

➤ **Material:**
– Wundbenzin und Watte, evtl. Rasierer, Sprühkleber, Knöchelpolster.
– Selbstklebende (kohäsive) elastische Binde (8 cm breit).
– Unelastisches Tape (3,75 cm breit).

➤ **Technik:**
– Der Patient wird entweder sitzend gelagert, das Bein hängt frei herab oder wie Abb. 238.
– Die Haut mit Wundbenzin entfetten und wenn erforderlich rasieren.
– Das Sprunggelenk von einem Helfer in Rechtwinkelstellung und leichter Pronation halten lassen (s. Abb. 238).
– In die Grube hinter den Knöcheln ein Polster kleben (s. Abb. 237 a).
– Die elastische Klebebinde mit dosiertem Zug über den Außenknöchel, die Ferse und die Fußsohle zur Lateralseite führen (s. Abb. 237 b).
– Den Mittelfuß einmal zirkulär und dann von der Innenseite über die Fußsohle zur Ferse wickeln. Das obere Sprunggelenk einmal wickeln und den Hautschutz nach 1–2lagiger Deckung beenden (s. Abb. 237 c).
– Einen distalen Ankerstreifen aus Tape zugfrei semizirkulär auf die Plantarseite kleben, den Fuß von Hand etwas spreizen und mit einem dorsal geklebten Tapestreifen vervollständigen.
– Einen proximalen Ankerstreifen ohne Zug zirkulär kleben (s. Abb. 237 d).
– Jetzt mit Tapeband ersten U-Zügel pronationsbetont über die Fußsohle zum proximalen Ankerstreifen, den zweiten U-Zügel über die Achillessehne zum distalen Ankerstreifen führen (s. Abb. 237 f, g, h).
– Alle U-Zügel um halbe Tapebreite versetzt kleben, hierbei laufen der 1., 3. und 5. U-Zügel zum proximalen Ankerstreifen, der 2., 4. und 6. U-Zügel zum distalen Ankerstreifen. Den halbfertigen Verband anmodellieren.
– Die Verschalung erfolgt zuerst vom proximalen Ende zum Sprunggelenk hin zirkulär mit dosiertem Zug (Abb. 237 k). Danach wird vom distalen Ende zuerst plantar semizirkulär, dann die Dorsalseite unter Belastung (Fuß auf Knie abgestützt) semizirkulär verschalt.

🔄 *Tip:* Um das Tape zugfrei applizieren zu können, sollte man die benötigte Länge komplett abrollen. Die dorsalseitigen Streifen werden am besten unter Belastung angelegt.

– Bei Einengung im Vorfußbereich kann man den fertigen Tapeverband dorsalseitig einschneiden. Gegebenenfalls beim stehenden Patienten semizirkulär verschließen (s. Abb. 237 l).
– Bei einer kurzen Tragedauer (z. B. als prophylaktischer Tape für Extrembelastungen wie im Sport) können das Knöchelpolster und die elastische Klebebinde entfallen, der Tapeverband wird dann direkt auf die Haut geklebt.

Abb. 237 a–l Tapeverband oberes Sprunggelenk. a Knöchelpolster, b elastische ▶
Klebebinde, f U-Zügel, h Verschalung

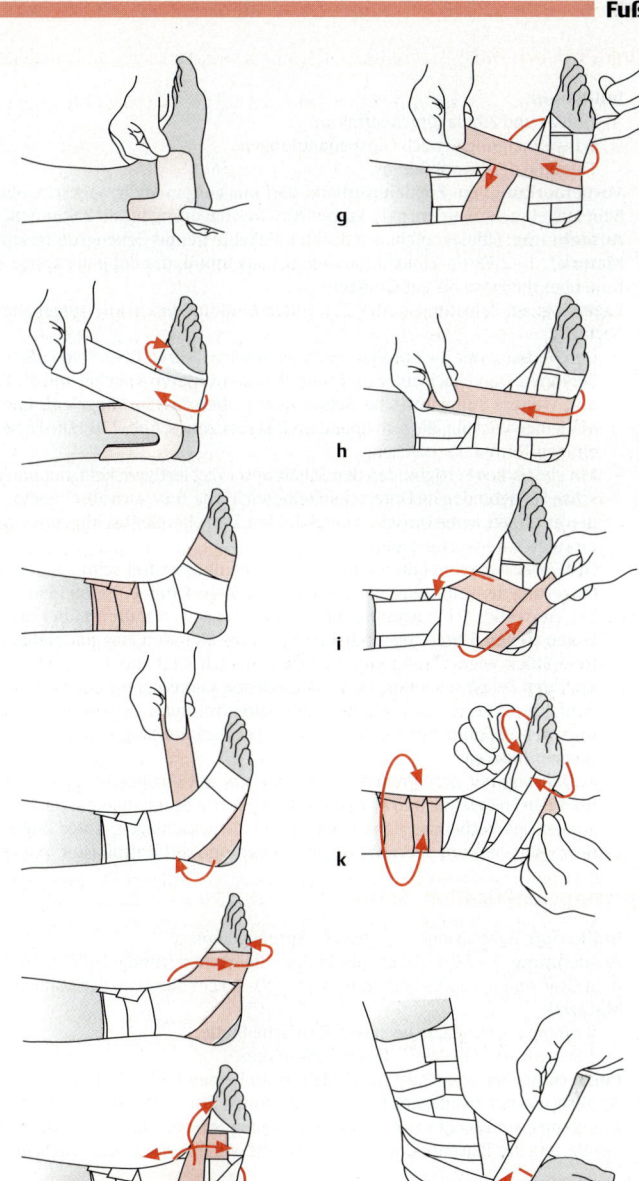

Zinkleimverband

➤ **Indikation:**
- – Fibula- und Fibulaköpfchenfraktur.
- – Schwellneigungen nach Gipsbehandlungen.
- – Therapie des Lymphödems.

➤ **Vorbemerkung:** Ein Zinkleimverband darf nur auf ein völlig abgeschwollenes Bein aufgebracht werden, ggfs. vorher Abschwellagerung bis zu 2 Stunden.

➤ **Ausdehnung:** Fibulaköpfchen gedeckt, Kniekehle frei bis Zehengrundgelenke.

➤ **Material:** 1 – 2 Fertig-Zinkleimbinden. Schlauchmull, die doppelte Länge vom Knie über die Ferse bis zur Großzehe.

➤ **Lagerung:** auf Beinstütze s. Abb. 221, Fuß in Mullbindenschlaufe aufgehängt.

➤ **Technik:**
- – Den Verband mit 2 – 3 pronatorisch wirkenden Touren über dem Fußrücken beginnen. Dann nach einer Drehtour über den äußeren Knöchel und die Ferse und weitere supinatorische Achtertouren über das Sprunggelenk und die Malleolen wickeln, die sich über dem Rist kreuzen (s. Abb. 236). Die Ferse mit einigen Touren überdecken.
- – Mit *elastischen* Fertigbinden den Schaft unter Zug fertigwickeln, mit *unelastischen* Fertigbinden im Unterschenkelbereich jede Tour vorn abschneiden und neu ansetzen, keine Umschlagfalten bilden. Den oberen Abschluß mit einigen Zirkulärtouren fertigstellen.
- – Den Zwischenzehenfalten entlang das Zehenfenster frei schneiden. In Verlängerung der Falte zwischen der IV. und V. Zehe 5 mm einschneiden.
- – Ein Viertel des Schlauchmulls aufkrempeln und bis Handbreit über die Malleolen ziehen. Unter Zug-Dreh-Bewegung bis über den Fuß glattziehen. Das freie Stück wieder aufkrempeln. Den Schlauch jetzt durch ganzes Drehen über den Zehen schließen. Den entstandenen Knoten unter der Zwischenzehenfalte plazieren. Das Schlauchende faltenfrei unter Zug-Dreh-Bewegung über den Verband ziehen. Den oberen Abschluß mit längselastischem Heftpflaster fixieren.
- – *Ausführung mit Zehenfreiheit:* Den Schlauchmull vor Beginn von der Ferse über den Fuß ziehen und an einer Aufhängeeinrichtung fixieren. Nach Fertigstellen des Verbandes den Schlauchmull zurückschlagen, unter Zug-Dreh-Bewegung bis zum oberen Abschluß führen und mit Heftpflaster fixieren.

Sprunggelenkfixation, Soft-Cast™

➤ **Indikation:** Bandläsionen des oberen Sprunggelenkes.

➤ **Ausdehnung:** 1 – 2 Querfinger hinter dem Kleinzehengrundgelenk (lateral) und dem Großzehengrundgelenk (medial) bis 10 – 15 cm oberhalb der Malleolen.

➤ **Material:**
- – 2 dünne Strickschläuche, nasse elastische Binde.
- – 1 Scotchcast Soft-Cast™-Binde (7,6 cm breit).

➤ **Polsterung:** Der erste Polsterschlauch ist an beiden Enden 2 cm länger als die Applikation, der zweite gleich lang wie die Applikation. Weitere Polsterung oder Kreppapier sind nicht erforderlich. Die beiden Strickschläuche bewirken Verminderung der Blasenbildung, da der Patient wie mit einer Socke im Schuh ist.

➤ **Technik:**
 – Der Patient sitzt mit herabhängenden Beinen auf einem Gipstisch. Der Gipser sitzt vor dem Patienten und stützt dessen verletzten Fuß im vorderen Bereich in der korrekten Position (Sprunggelenk 90°, Mittelstellung zwischen Pro- und Supination) mit seinem Knie (Abb. 238).

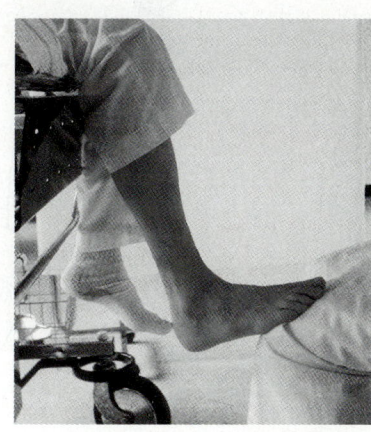

Abb. 238   Lagerung

 – Mit der Kunststoffbinde 1 – 2 Querfinger hinter dem Kleinzehengrundgelenk beginnen und gerade über den Fußrücken wieder bis zum Anfang wickeln. Weitergewickelt wird über die Fersenspitze zum Rist. Die weiteren Touren erfolgen über Rist – Achillessehne – Sohle – Rist (s. Abb. 239 a – d). Diese Touren insgesamt 4mal durchführen. Die Touren müssen *satt* gewickelt werden.
 – Nach der vierten Tour schnell bis auf die gewünschte Höhe wickeln und die restliche Binde abschneiden. Den Polsterschlauch umschlagen, mit dem Bindenrest etwaige offene Stellen abdecken. Sollte das vorhandene Material nicht reichen, mit einer zweiten Binde fertigstellen und abschneiden.
 ⊘ *Cave:* Die Bindentouren müssen unbedingt in der angegebenen Reihenfolge gewickelt werden.
 – Die Applikation mit einer nassen elastischen Binde einwickeln. Während der Abbindezeit soll der Patient in korrekter Position ruhig stehen und den Fuß belasten. Mit der nachträglichen Benetzung durch die nasse Binde hat man den Vorteil, daß genügend Zeit bleibt, die Wicklungen korrekt auszuführen.
 – Gehstützen ab sofort nicht mehr benützen. Der Patient soll möglichst normal laufen und mit dem Fuß abrollen.
 – Bei frischen Verletzungen sollte man anfangs mit Gehstützen entlasten, eine elastische Binde applizieren und das Sprunggelenk kühlen.
 – Wenn der Fuß anfangs stark geschwollen war, ist der erste Wechsel der Applikation in der Regel nach 5 – 7 Tagen erforderlich. Der zweite Wechsel erfolgt in der 3. Woche (Halbzeit). Sonst wird gewechselt, sobald die Applikation locker ist und Schmerzen auftreten.

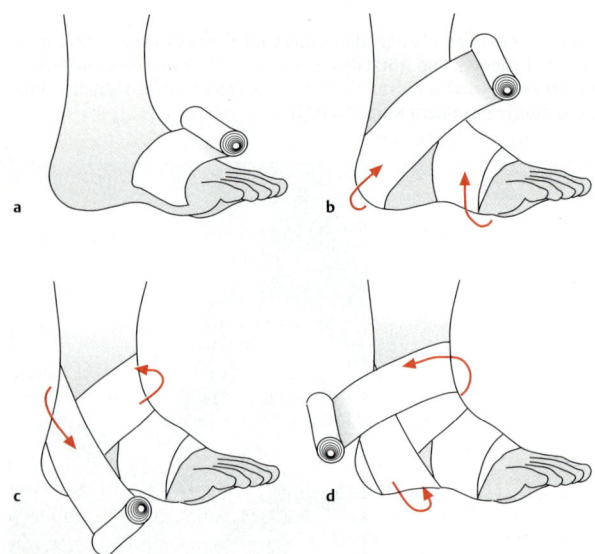

Abb. 239 a–d   Sprunggelenkfixation, Soft-Cast™, Arbeitsschritte

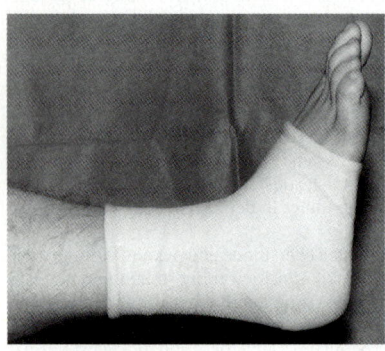

Abb. 240   Fertiger Sprung-
gelenksfixationsverband

– Schuhe sollten getragen werden, sonst wird die Applikation bei längerem Tragen beschädigt. Ein Riß im Sohlenbereich der Ferse ist kein Grund für einen Wechsel, die Seitenstabilität ist dadurch nicht gefährdet.

○ *Tip:* Mit elastischen Binden ausgeführt, bewährt sich diese Wickeltechnik auch als Stützverband bei leichteren Distorsionen.

Unterschenkelliegeschale, Gips

➤ **Indikation:**
- Präoperativ:
  - Knöcherne Verletzungen im Bereich von Vorfuß und Sprunggelenk.
  - Distale Unterschenkelfraktur.
  - Indirekte Pilon-tibial-Fraktur.
- Spitzfußprophylaxe.
- Nachtschiene.

➤ **Ausdehnung:** Von 2 Querfinger unterhalb der Kniekehle (Fibulaköpfchen gedeckt) bis 1 cm über die Zehenspitzen.

➤ **Material:**
- Watte, Kreppapierbinde, evtl. Mullbinde.
- 15er Longuette (8 Lagen) als „U" von Polsterrand zu Polsterrand.
- 15er Longuette (8 Lagen) hinten als „L" mit doppeltem Sohlenteil.

➤ **Polsterung:** Gesondertes Fersenpolster auflegen, Fuß und Unterschenkel zirkulär mit Watte polstern und mit einer Kreppapierbinde satt abdecken (s. S. 219). Die Wattewicklungen sollten sich zur Hälfte überlappen.

➤ **Technik:**
- Zuerst die 15er Longuette für die U-Schiene seitlich auflegen, anschließend die zweite Longuette für die L-Schiene dorsal auflegen und deren Sohlenteil umschlagen (s. S. 220 und Abb. 241). Den Schienenspalt durch Zurückschlagen der Randkante vorne weit offen lassen.
- Bei kräftigem Fuß empfiehlt sich eine Winkelsicherung für das Sprunggelenk mit einer diagonal aufgelegten kleinen U-Schiene (10 cm breit, s. Abb. 242).
- *Ausführung als Nachtschiene:* Vor der zirkulären Wattepolsterung Schlauchmull überziehen. Dann die Polsterung über der Tibiakante aufschneiden und die Polsterränder nach außen umschlagen, die Randkanten sollten 2 cm überlappen. Überschüssiges Polster wegschneiden, den Schlauchmull nach außen umschlagen und mit Longuettenstücken fixieren.

🔘 *Tip:* Die Schienenkante im Bereich des Fibulaköpfchens etwas aufbiegen, um eine Peroneusschädigung zu vermeiden.

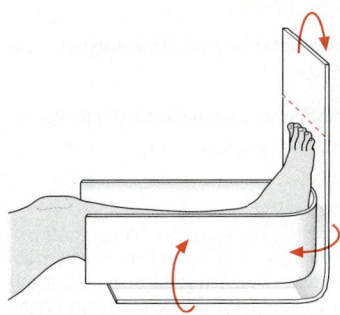

Abb. 241   Auflegen der Schienen für Unterschenkelliegeschale

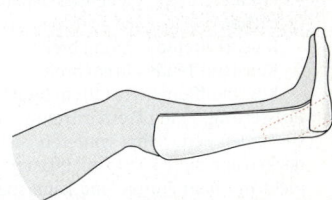

Abb. 242   Auflegen einer U-Schiene zur Winkelsicherung im Sprunggelenk

Unterschenkel

Unterschenkelliegeschale, Kunststoff

➤ **Indikation:** Wie Gipsliegeschale.
➤ **Ausdehnung:** Von 2 Querfinger unterhalb der Kniekehle bis 1 cm über die Zehen; das Fibulaköpfchen gedeckt oder 2 Querfinger unterhalb des Fibulaköpfchens beginnend.
➤ **Material:**
  – Schlauchmull, dünne Polsterwatte, Polsterstreifen, Kreppapier, nasse elastische Binde, Einmalhandschuhe.
  – Kunststoffbinde (7,5 cm breit).
  – Kunststoffbinde (10 cm breit).
  – Kunststofflonguette (10 cm breit), 4fach gelegt.
➤ **Polsterung:** Schlauchmull überziehen, dann mit 2–3 Lagen Polsterwatte abdecken. Am besten hierfür durch einen Helfer das Sprunggelenk mit Extensionsgriff in Funktionsstellung (s. S. 204) halten lassen. Auf ein ausreichendes Polster für Ferse und Knöchel achten (s. Abb. 243). Die Polsterung mit Kreppapier satt anwickeln und die distale und proximale Begrenzung markieren.
➤ **Technik:**
  – Den Unterschenkel in einer Aufhängevorrichtung lagern (s. Abb. 221). Mit einer nicht benetzten Kunststoffbinde ohne Zug von distal nach proximal wickeln, dabei die Touren jeweils um eine halbe Bindenbreite überlappen lassen. Die Fixation sollte zum Schluß eine Wandstärke von 4–6 Lagen haben.
  – Die Longuette dorsal auflegen und mit einer Kunststoffbinde fixieren.
  – Die Fixation mit einer nassen elastischen Binde unter leichtem Zug einwickeln, um den Kunststoff zu aktivieren (besserer Schichtverbund, s. S. 43). Das Fußgewölbe und die Zehengrundgelenke ausmodellieren und bis zum Abbinden halten.
  – Die elastische Binde nach dem Abbinden entfernen. Die Fixation nach dem Aushärten (ca. 15–20 Minuten) zur Schale schneiden und anpassen. Hierfür das Polster und den Schlauchmull entfernen, Fersen- und Knöchelpolster auf die Schaleninnenseite kleben und die Schale mit einem Frotteeschlauch auskleiden.
  ◻ *Tip:* Bei Schwierigkeiten mit der Winkelstellung s. S. 37, Abb. 47.

Unterschenkelliegeschale, Kunststoff (Variante)

➤ **Indikation und Ausdehnung:** Wie Unterschenkelliegeschale, Kunststoff (siehe oben).
➤ **Material:**
  – Frotteestrumpf, klebendes Schaumstoffpolster, Einmalhandschuhe, Papiertücher.
  – Kunststoffbinde (7,5 cm breit).
  – Kunststoffbinde (10 cm breit).
  – Kunststofflonguette (10 cm breit), 4fach gelegt.
➤ **Polsterung:** Einen Frotteestrumpf überziehen, die Ferse mit Schaumstoff polstern. Den Bereich der vorderen, nicht benötigten Hälfte mit Papiertüchern abdecken und diese knapp mit Pflaster befestigen. Dadurch verklebt der Kunststoff nicht mit dem Frottee und kann später leichter entfernt werden. Kein Kreppapier verwenden.

➤ **Technik:**
– Die Applikation anlegen wie auf S. 218 beschrieben. Nach dem Aushärten (ca. 15 Minuten) den dorsalen Teil wegschneiden, den Frotteestrumpf in der Mitte aufschneiden, umlegen und festkleben. Im nicht mit Papiertüchern abgeklebten Teil der Fixation verklebt der Frottee mit dem Kunststoff und bleibt faltenfrei.

Unterschenkelliegegips, gespalten

➤ **Indikation:**
– Erstversorgung von Weichteil- und Bandverletzungen im Bereich von Vorfuß und Sprunggelenk.
– Postoperativ nach Osteosynthesen bei Malleolarfrakturen.
➤ **Ausdehnung:** Von 2 Querfinger unterhalb der Kniekehle bis 1 cm über die Zehenspitzen; das Fibulaköpfchen gedeckt oder 2 Querfinger unterhalb beginnend.
➤ **Material:**
– Watte, Kreppapierbinde, elastische Binden, evtl. Mullbinde.
– 15er Longuette (8 Lagen) als seitliches „U" von Polsterrand zu Polsterrand.
– 15er Longuette (8 Lagen) als dorsale „L"-Schiene mit doppeltem Sohlenteil.
➤ **Polsterung:** Über den Bereich von Ferse, Achillessehne und Knöchel dreifache Polsterstücke legen (s. Abb. 243). Mit Watte zirkulär von distal nach proximal wickeln, die Touren sollten sich zur Hälfte überlappen. Mit Kreppapier satt und doppelt einwickeln.

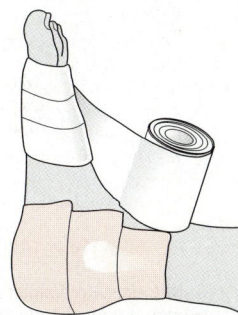

Abb. 243   Zirkuläre Polsterung mit Fersen-Zusatzpolster

➤ **Technik:**
– Die Longuette für die U-Schiene nach dem Wässern und Ausdrücken nur wenig aus der Hand ziehen. Am oberen Polsterrand ansetzen und unter leichtem Zug so auflegen, daß über der Tibiakante ein 4 cm breiter Spalt offen bleibt. Die Longuette kurz gegen das Knie glattstreichen.
– Die Longuette für die L-Schiene unterhalb der Kniekehle ansetzen und durch Anstreichen auf die U-Schiene die Fixation dorsal schließen (s. Abb. 244 a).
– Das Sohlenteil der Longuette parallel zu den Zehen schräg umschlagen und median auf die U-Schiene modellieren (s. Abb. 244 b). Dies ergibt eine Winkelverstärkung im Sprunggelenk und ein seitliches U-Profil der Sohle (s. Abb. 248 a, b, c).

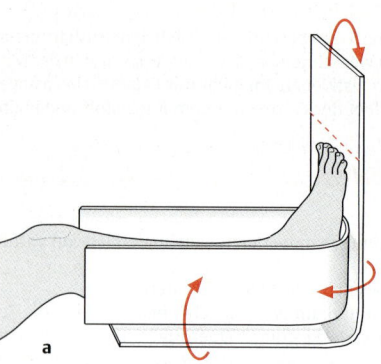 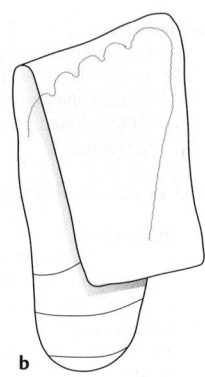

Abb. 244 Gespaltener Unterschenkelgips. a Auflegen der Longuetten, b Ausbilden des Schuhteils durch schräges Umschlagen der L-Schiene

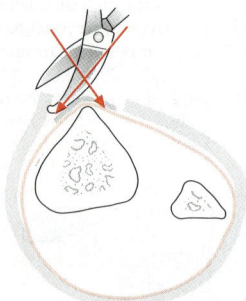

Abb. 245 Korrekte Scherenführung beim Aufschneiden der Polsterung seitlich der Tibiakante (siehe Trick)

– Mit einer Kreppapier- oder nassen Mullbinde satt ohne Einschnürungen fixieren und nachmodellieren. Dabei den Bereich um die Zehen auf die Form der Schuhsohle zurückschlagen. Nach dem Aushärten die Binde entfernen, das Polster im Schienenspalt vollständig aufschneiden (überall muß die Haut sichtbar sein) und die Schiene mit einer elastischen Binde fixieren.
– Bei Operationsgipsen (anästhesierter Patient) muß besonders auf die Rechtwinkelstellung im Sprunggelenk geachtet werden.
🔴 *Trick:* Beim Aufschneiden der Polsterung die Schere an eine Seite der Tibiakante legen, nicht auf die Tibiakante drücken (s. Abb. 245). Mit der Schere im hinteren Drittel schneiden (Kaubewegungen), so bleibt die Spitze immer unter dem Polster.

Unterschenkelliegegips gespalten, bei Frakturerstversorgung ──

➤ **Indikation:** Malleolarfraktur. Dislozierte Fersenbeinfraktur. Fußwurzelfraktur.
➤ **Ausdehnung:** Von 2 Querfinger unterhalb der Kniekehle (Fibulaköpfchen gedeckt) bis zu den Zehengrundgelenken.
➤ **Material:**
   – Schlauchmull, Moltonpolster, Kreppapierbinden, evtl. Mullbinde.
   – 15er Longuette (8 Lagen) als seitliche „U"-Schiene.
   – 15er Longuette (8 Lagen) als dorsale „L"-Schiene.
➤ **Polsterung:** Schlauchmull überziehen, einen Moltonpolsterstreifen (8 cm breit) als oberen Abschlußring anbringen. Ferse, Achillessehne und Malleolen gezielt polstern (s. S. 204). Einen Tibiastreifen auflegen, der das Abschlußpolster um ca. 1 cm überlappt.
➤ **Lagerung:** s. Abb. 221, S. 203.
➤ **Technik:**
   – Der Gips wird ausgeführt wie ein gespaltener Unterschenkelliegegips, s. S. 219. Wichtig ist hierbei, daß die Randkanten der U-Schiene auf den Tibiapolsterstreifen zu liegen kommen.
   – Nach dem Aushärten die äußere Kreppapier- bzw. nasse Mullbinde abwickeln, im Schienenspalt nur die innere Kreppapierbinde und das obere Abschlußpolster durchschneiden. Das Tibiapolster liegt locker auf dem sehr dehnbaren Schlauchmull. Die Randkanten kontrollieren und die Schiene mit einer elastischen Binde fixieren.
   – Nach dem Abschwellen kann die Fixation zirkulär verschlossen werden. Voraussetzung hierfür ist, daß keine zu starke Lockerung durch Muskelatrophie und Resorption der Schwellung stattgefunden hat, keine Druckstellen vorhanden sind, und daß die Winkelstellungen noch stimmen. Außerdem sollte die Frakturstellung unverändert sein (Röntgenkontrolle). Beim Verschließen kann durch ein dosiertes Anziehen der Gipsbinde das offene Rohr so eingeengt werden, daß der Gips wieder sitzt (den Patienten fragen).

Unterschenkelgips mit Zehenschutz, geschlossen ─────────

➤ **Indikation:**
   – Sprunggelenksfraktur.
   – Schwere Sprunggelenksdistorsion.
   – Bei konservativer und nach operativer Therapie mit Gehfläche als Gehgips.
➤ **Vorbemerkung:** Die vorspringende Sohle schützt die Zehen vor Anschlagen und bietet die Möglichkeit eines aktiven Muskeltrainings gegen plantaren Widerstand.
➤ **Ausdehnung:**
   – Bei Frakturen von 2 Querfinger unterhalb der Kniekehle (Fibulaköpfchen gedeckt) bis zu den Zwischenzehenfalten (Fußrücken). Bei Bandläsionen von 4 Querfinger unterhalb der Kniekehle bis zu den Zwischenzehenfalten (Fußrücken).
➤ **Material:**
   – Schlauchmull, Polster, Kreppapierbinden.
   – 3 Gipsbinden (12 cm breit).
   – 15er Longuette als U von Polsterrand zu Polsterrand.
   – 15er Longuette in doppelter Sohlenlänge (von der Ferse bis zur Großzehenspitze).

Unterschenkel

➤ **Polsterung:** Schlauchmull überziehen, einen Moltonpolsterstreifen (8 cm breit) als oberen Abschlußring anbringen. Ferse, Achillessehne und Malleolen gezielt polstern (s. Abb. 246). Den Tibiastreifen so auflegen, daß er das Abschlußpolster um ca. 1 cm überlappt.

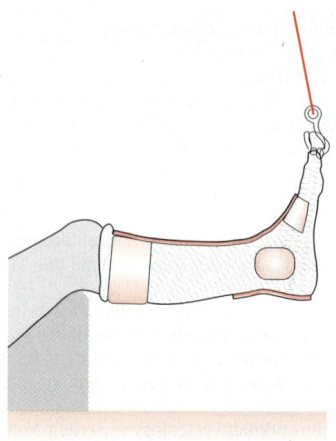

Abb. 246 Lagerung und Polsterung für Unterschenkelliegegips mit Zehenschutz

➤ **Technik:**
– Die erste Gipsbinde von den Zehengrundgelenken bis zum oberen Abschluß wickeln und leicht anmodellieren , sie dient als „Klebeschicht für die Longuetten".

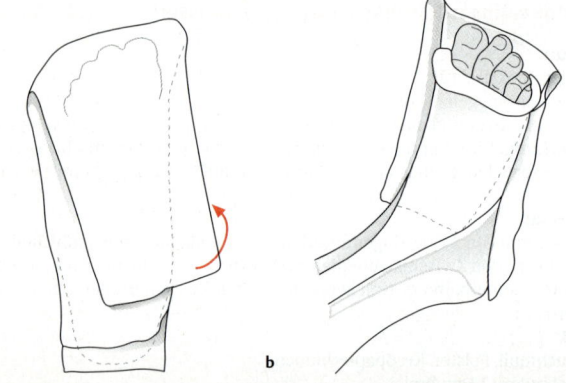

a   b

Abb. 247 a, b Sohlenteil für Unterschenkelliegegips mit Zehenschutz; schräges Umschlagen der Sohlenschiene bildet Verstärkung des Sprunggelenks und U-Profil seitlich der Zehen

- Die Longuette für die U-Schiene am inneren oberen Abschlußrand ansetzen und unter leichtem Zug über die Fußsohle zum äußeren Abschlußrand führen. Über Ferse und Wade sollen sich die Schienenteile leicht überlappen (Aufliegestellen, s. S. 22, Abb. 22).
- Den oberen Abschlußrand durch Umschlagen des Schlauchmulls und des Randkantenpolsters fertig ausbilden. Mit der zweiten Gipsbinde das Rohr von oben her bis über die Knöchel fertig wickeln und kräftig durchmodellieren.
- Die Sohlenlonguette von der Ferse her auflegen, auf der Kleinzehenseite ca. 4 cm als Seitenkante hochziehen und 1 cm über der Großzehe schräg parallel zu den Zehen umschlagen. Dadurch entsteht ein stabiles U-Profil (s. Abb. 217).
- ⊘ *Cave:* Der Vorfuß darf durch die Aufhängung nicht eingeengt bleiben, auch deshalb sollte das Zehenfenster durch Zurückschlagen des Schlauchmulls auf die gewünschte Form ausgebildet werden.

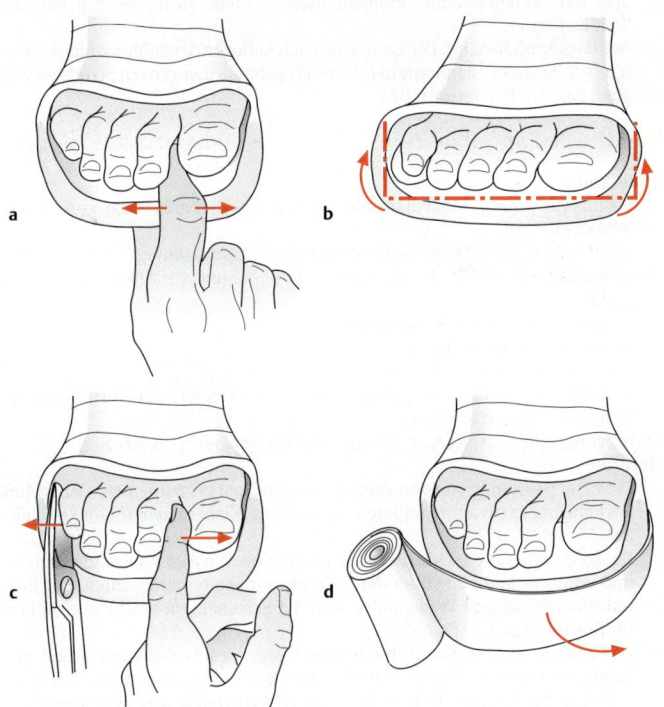

Abb. 248 a – d   Fixieren und Ausmodellieren der unter den Zehen vorspringenden Gipssohle (Einzelheiten siehe Text)

– Mit der dritten Gipsbinde das Zehenfenster einfassen, indem 2–3 Touren über den Fußrücken und eine Drehtour über die Ferse gewickelt werden. Dabei die Binde nur über die Sohlenkante, nicht unter die Zehen führen, sie läßt sich sonst nicht glatt modellieren (s. Abb. 248 d). Den Rest der Binde in 2–3 Touren über das Zehenabschlußpolster (wenig über den Rist) bis zu den Knöcheln wickeln, so wird der Gips über dem Rist nicht dicker als über der Tibia und dem Vorfuß.

– Den ganzen Schuhteil kräftig durchmodellieren und die unter den Zehen vorspringende Sohle glätten (s. Abb. 248 a). Den Gips in der Dicke kräftig zusammendrücken, wieder in die Breite ziehen und die stabilisierenden Seitenwände des U-Profils senkrecht aufrichten (s. Abb. 248 b).

– Der Großzehe durch Abduktion in die noch weiche Gipswand Platz schaffen (s. Abb. 248 c) und der Kleinzehe und dem Köpfchen des Grundgelenks durch Ausweiten mit dem Finger oder der Schere ebenfalls Platz schaffen (s. Abb. 248 c). Der vorspringenden Sohle bringt eine Doppelung der Bindentour über der Sohlenkante zusätzliche Stabilität (s. Abb. 248 d), dies ist auch über dem Zehenabschluß empfehlenswert. (Keine ausfransenden Binden-Randkanten.)

– *Ausführung als Gehgips:* Die Gehfläche nach Auflegen der Sohlenschiene fixieren (s. S. 234/235), dann mit der dritten Gipsbinde den ganzen Schuhteil wie oben beschrieben fertigstellen.

Unterschenkelgips ohne Zehenschutz, geschlossen

➤ **Indikation:**
– Postoperativ nach Molleolarosteosynthese (als Gehgips nach gesicherter Wundheilung).
– Kurzfristig nach Sprunggelenksdistorsion zur Abschwellung.

➤ **Ausdehnung:** Wie Unterschenkelgips mit Zehenschutz (s. S. 221).

➤ **Material:**
– Schlauchmull, Polster, Kreppapierbinden.
– 3 Gipsbinden (12 cm breit).
– 15er Longuette als U von Polsterrand zu Polsterrand.
– 2 15er Longuettenstücke (ca. 20 cm lang) für die Sohle, für Ausführung als Gehgips 3 Longuettenstücke.

➤ **Polsterung:** Wie für Unterschenkelgips mit Zehenschutz (s. S. 222).

➤ **Technik:**
– Die erste Gipsbinde von den Zehengrundgelenken bis zum oberen Abschluß wickeln und leicht anmodellieren, sie dient als „Klebeschicht für die U-Schiene".
– Die Longuette für die U-Schiene am inneren oberen Abschlußrand ansetzen und unter leichtem Zug über die Fußsohle zum äußeren Abschlußrand führen. Über Ferse und Wade sollen sich die Schienenteile leicht überlappen (Aufliegestellen, s. S. 22, Abb. 22).
– Den oberen Abschlußrand durch Umschlagen des Schlauchmulls und des Randkantenpolsters fertig ausbilden. Mit der zweiten Gipsbinde das Rohr von oben her bis über die Knöchel fertig wickeln und kräftig durchmodellieren.
– Die beiden Sohlenlonguetten gekreuzt so auflegen (s. Abb. 249), daß nach dem Umschlagen des Schlauchmulls das Ausbilden des Abschlusses entlang der Zehenfalte leicht möglich ist.

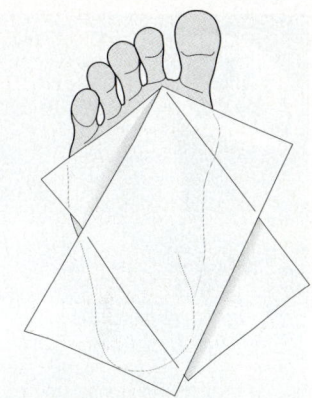

Abb. 249   Auflegen der Sohlenlonguetten
bei zehenfreiem Gips

– Den Gips fertigstellen, wie für Unterschenkelgips mit Zehenschutz beschrieben (s. S. 223). Wichtig ist, daß die Sohle in Längs- und Quergewölbe gut ausmodelliert und genügend Platz für die Kleinzehe geschaffen wird (s. Abb. 248, S. 223).
– *Ausführung als Gehgips:* Für eine abnehmbare Gehfläche eine zusätzliche Longuette (ca. 25 cm lang) auflegen und die Auflagefläche plan modellieren. Den Zehenabschluß gut ausmodellieren und der Kleinzehe Platz schaffen.

Unterschenkelfixation mit Zehenschutz, Kunststoff

➤ **Indikation:** Wie Unterschenkelgips mit Zehenschutz (s. S. 221).
➤ **Ausdehnung:** Von 2 Querfinger unterhalb der Kniekehle (Fibulaköpfchen gedeckt) bis 1 cm über die Zehen.
➤ **Material:**
  – Frotteeschlauch (oder Strickschlauch oder Schlauchmull), Polsterstreifen (oder dünne Polsterwatte), Kreppapier, Einmalhandschuhe, nasse elastische Binden.
  – Kunststoffbinde (7,5 cm breit).
  – Kunststoffbinde (10 cm breit).
  – Kunststofflonguette (10 cm breit), 4fach gelegt.
➤ **Polsterung:** Von einem Helfer das Sprunggelenk mit Extensionsgriff in Funktionsstellung (s. S. 204) halten lassen (s. Abb. 223 b). Den Frotteeschlauch überziehen und die Knöchel gezielt polstern. Möglich ist auch eine Polsterung mit Strickschlauch bzw. Schlauchmullunterzug und Polsterstreifen (s. Abb. 224) oder ein Schlauchmullunterzug mit einer dünnen zirkulären Wattepolsterung. Die Polsterung mit Kreppapier satt anwickeln und damit die distale und proximale Begrenzung markieren.
➤ **Technik:**
  – Die Lagerung erfolgt wie in Abb. 221. Mit der ersten unbenetzten Kunststoffbinde ohne Zug von distal nach proximal wickeln, dabei sollten die Bindentouren zur Hälfte überlappen. Wenn eine Wandstärke von 2 – 3 Lagen erreicht ist, das obere Abschlußpolster umlegen und mit der Kunststoffbinde fixieren.

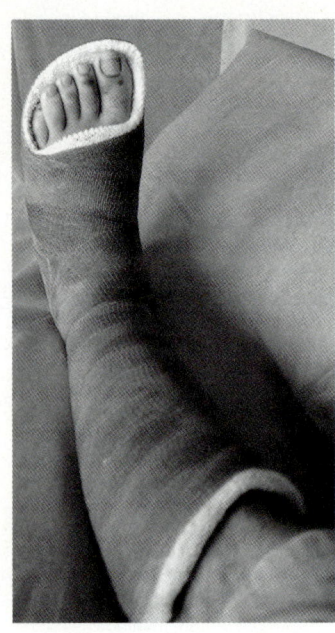

Abb. 250 Unterschenkelfixation mit Zehenschutz, Kunststoff

- Die Longuette als Sohle legen, wässern und auflegen. Die gesamte Fixation mit einer nassen elastischen Binde zur Aktivierung des Kunststoffs unter leichtem Zug einwickeln (besserer Schichtverbund, s. S. 43). Das Fußgewölbe und die Zehengrundgelenke ausmodellieren.
- Nach dem Abbinden die elastische Binde bis zur Mitte des Unterschenkels abwickeln, die Sohle auf Form schneiden und das Zehenfenster ausschneiden, den Schlauch umschlagen und die Applikation mit einer unbenetzten Kunststoffbinde fertigstellen. Mit einer nassen elastischen Binde erneut aktivieren, diese nach dem Aushärten entfernen. Die Gehfläche erst nach dem kompletten Aushärten (ca. 30 Minuten) montieren, dies vermeidet Druckstellen im Kunststoff.
- ⊙ *Trick:* Bei Schwierigkeiten mit der Winkelstellung s. Abb. 47.

Kalkaneusentlastungsgips

➤ **Indikation:** Kalkaneusfraktur.
➤ **Prinzip:** Der Kalkaneusentlastungsgips ist ein Unterschenkelgehgips, in dem durch eine Schaumgummieinlage ein federnder Hohlraum hinter der Kalkaneusfrakturlinie geschaffen wurde. Durch frühe Belastung wird die Ferse im Sinne einer Reposition nach unten gedrückt und der Tubergelenkwinkel aufgerichtet.

➤ **Ausdehnung:** Wie Unterschenkelgehgips (s. S. 221).
➤ **Material:** Wie Unterschenkelgehgips (s. S. 221).
➤ **Polsterung:** Wie Unterschenkelgehgips (s. S. 221). Für die Fersenaufdoppelung auf das hintere Drittel der Fußsohle ein Moltonstück auflegen, das etwas breiter ist als die Schuhsohlenform. Ab der Frakturlinie einen Schaumgummizuschnitt, ca. 2 cm dick in Fersenform (s. Abb. 251), auflegen. (Schaumgummi ist Schaumstoff vorzuziehen.) Die Polsterung mit einer Kreppapierbinde locker fixieren und abdecken.

◉ *Cave:* Den Schaumgummi wegen der Mazerationsgefahr nie direkt auf die Haut bringen.

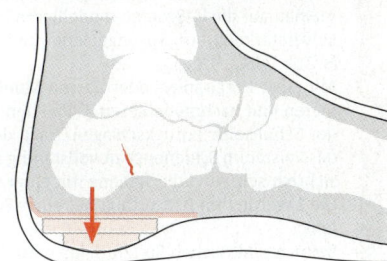

Abb. 251 Schaumgummieinlagen schaffen einen federnden Hohlraum unter Kalkaneus

➤ **Technik:**
– Der Gips wird ausgeführt wie ein Unterschenkelgips. Die ersten Gipswicklungen und die U-Schiene über die Ferse werden locker aufgebracht und sanft nachmodelliert, dann wird das Rohr fertig ausgearbeitet.
– Vor dem Auflegen der Sohlenschiene den Gips abbinden lassen.
– Beim Montieren der Gehfläche diese nicht zu kräftig andrücken, um den keilförmigen Hohlraum nicht einzudrücken.
– Um die Überhöhung durch die Fersenaufdoppelung gering zu halten, den hinteren Lappen am Gehstollen etwas kürzen oder – was besser ist – flache, abnehmbare Gehfläche verwenden.

Spitzfußfixation

➤ **Indikation:**
– Achillessehnenverletzung präoperativ.
– Kurzfristig postoperativ nach versorgter Achillessehnenverletzung.
➤ **Ausdehnung:** Von 2 Querfinger unterhalb der Kniekehle bis 1 cm über die Zehenspitzen; das Fibulaköpfchen gedeckt oder 2 Querfinger unterhalb beginnend.
➤ **Material:**
– Watte, Kreppapierbinde, elastische Binden, evtl. Mullbinde.
– 15er Longuette (8 Lagen) als seitliches „U" von Polsterrand zu Polsterrand.
– 15er Longuette (8 Lagen) als dorsale „L"-Schiene mit doppeltem Sohlenteil.
➤ **Polsterung:** Wie gespaltener Unterschenkelgips (s. S. 219).

Unterschenkel

> ▶ **Technik:**
> – Nach der Operation in Bauchlage den Unterschenkel senkrecht aufstellen und den Fuß auf maximale Spitzfußstellung anheben. Dabei das Sprunggelenk nicht nach innen in Supinationsstellung kippen (s. Abb. 252 a).
> – Die Longuette für die U-Schiene nach dem Wässern und Ausdrücken nur wenig aus der Hand ziehen. Am oberen Polsterrand ansetzen und unter leichtem Zug so auflegen, daß über der Tibiakante ein 4 cm breiter Spalt offen bleibt, über Ferse einschneiden und überlappen. Die Longuette kurz gegen das Knie glattstreichen.
> – Die Longuette für die L-Schiene unterhalb der Kniekehle ansetzen und durch Anstreichen auf die U-Schiene die Fixation dorsal schließen (s. Abb. 252 a).
> – Den Sohlenteil der Longuette parallel zu den Zehen schräg umschlagen und median auf die U-Schiene modellieren (s. Abb. 247 b). Dies ergibt eine Winkelverstärkung im Sprunggelenk und ein seitliches U-Profil der Sohle (s. Abb. 248 a, b, c).
> – Mit einer Kreppapier- oder nassen Mullbinde satt ohne Einschnürungen fixieren und nachmodellieren. Dabei den Bereich um die Zehen auf die Form der Schuhsohle zurückschlagen. Nach dem Aushärten die Binde entfernen, das Polster im Schienenspalt vollständig aufschneiden (überall muß die Haut sichtbar sein) und die Schiene mit einer elastischen Binde fixieren.
> – Die Lagerung im Bett erfolgt auf einer Schiene mit 30° Beugung im Kniegelenk.
> – Beim geschlossenen Spitzfußgips wird die Winkelstellung im Sprunggelenk etwas zurückgenommen (s. Abb. 252 b).

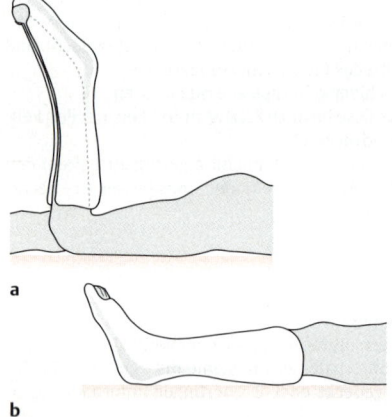

a

b

Abb. 252 Spitzfußfixationen.
a Postoperative Schiene nach Achillessehnennaht, b Liegegips in Spitzfußstellung

Antirotationsgips

➤ **Indikation:** Luxationsgefährdete Endo- oder Totalendoprothese des Hüftgelenks; nach reponierter Luxation.
➤ **Prinzip:** An einen gut gepolsterten (Watte) Unterschenkelliegegips (s. S. 224) wird bei Luxationsgefahr nach einer prothetischen Versorgung des Hüftgelenks oder zur Verhinderung einer Rotationsfehlstellung ein Querstab montiert.
➤ **Material:**
  – Schlauchmull, Polster, Kreppapierbinden.
  – Holzstab (Besenstiel, 30 – 40 cm lang) mit abgerundeten Schnittkanten.
  – 3 Gipsbinden (12 cm breit).
  – Gipsbinde (10 oder 12 cm breit).
  – 15er Longuette als U von Polsterrand zu Polsterrand.
  – 15er Longuette in doppelter Sohlenlänge.
  – 15er Longuette (20 cm lang) als Unterpolsterung für den Holzstab.
➤ **Polsterung:** Siehe S. 206.
➤ **Technik:**
  – Zunächst wird der Unterschenkelliegegips angefertigt (s. S. 221). Nach dem Aushärten des Gipses wird der Fuß in leicht überkorrigierter Rotationsstellung (Abb. in Innenrotation) gehalten und die Longuette etwas oberhalb der Höhe der Malleolen dorsal aufgelegt. Den Holzstab dabei rechtwinklig zur Längsachse halten, er sollte medial wenig vorstehen.
  – Die Longuette so zusammenmodellieren, daß der Stab in gutem Sitz gelagert ist (s. Abb. 253 a). Zirkulär um das Gipsrohr mit einer Gipsbinde den Holzstab in Achtertouren unter kräftigem Zug fixieren (s. Abb. 253 b). Gut nachmodellieren und bis zum Aushärten ruhighalten.

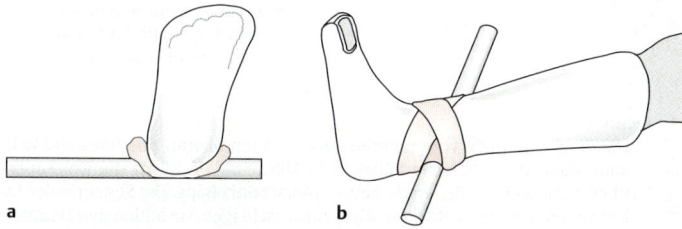

a   **b**

Abb. 253   Montieren des Holzstabes für Antirotationsgips

Sarmiento-Gehgips

➤ **Indikation:**
  – Undislozierte Tibiaschaftfraktur ohne Verkürzungstendenz.
  – Nach Abnahme eines Fixateur extern bis zur knöchernen Konsolidierung.
➤ **Prinzip:** Durch eine Kappe, die in Flexionsstellung paßgenau auf die knöchernen Kniestrukturen modelliert wird, werden die Druck- und Rotationskräfte bei einem Unterschenkelgehgips aufgefangen. Dies ermöglicht eine konservative Behandlung undislozierter Schaftfrakturen ohne Verkürzungstendenz.

Unterschenkel

➤ **Ausdehnung:** Vom oberen Patellarand (Trick: mit Filzstift markieren), seitlich die Femurkondylen gut fassend und hinten 2 Querfinger unterhalb der Kniekehle (ebenfalls anzeichnen) bis 1 cm über die Zehen.

➤ **Material:**
  – Schlauchgaze, Moltonstreifen, Wattevlies, Kreppapierbinde.
  – 15er Longuette (8 Lagen) als U von der und bis zur Patellamarke.
  – 15er Longuette, ca. 15 cm über die Wade.
  – 15er Longuette in doppelter Sohlenlänge.
  – 3 Gipsbinden (12 cm breit).
  – 2 10er Longuetten allenfalls für Gehstollen.

➤ **Polsterung:** Den Oberschenkel so auf eine Beinstütze lagern, daß die Kniekehle ganz frei ist; das Knie in 45° Beugung, das Sprunggelenk im rechten Winkel lagern. Den Schlauchmull bis über die Patella ziehen. Die Patella und den Bereich der Femurkondylen dreilagig mit Wattevlies bis wenig über den halben Umfang polstern. Mit Moltonstreifen einen oberen Abschlußring und die Unterschenkelpolsterung anbringen (s. Abb. 254). Die Polsterung mit einer Kreppapierbinde abdecken; im Kniebereich dabei komprimierenden Zug ausüben.

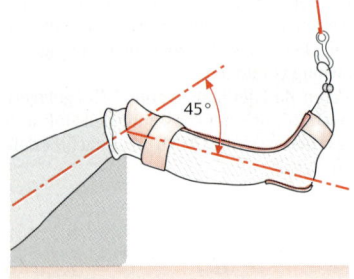

Abb. 254   Lagerung und Minimalpolsterung für Sarmiento-Gehgips (ohne stützende Hände)

➤ **Technik:**
  – Die erste Gipsbinde vom unteren zum hinteren oberen Abschlußrand wikkeln. Dann die U-Schiene auflegen (s. Abb. 256). Sie bildet die Kniekappe, überdeckt aber die Ferse wie beim Unterschenkelgips. Die Seitenränder im Kniebereich bis zur seitlichen Mitte zurückschlagen, sie bilden den Tragpfeiler. Die Longuetten oben bis auf die Markierung zurücklegen/-schneiden.
  – Die Wadenlonguette auflegen (s. Abb. 256) und kurz anmodellieren. Das Polster und die Papierwicklungen im Kniebereich in die Ecken schräg einschneiden, den Schlauchmull unter der Kniekehle auf die angezeichnete Linie zurückschlagen (s. Abb. 256) und die Kniekappe vorformen.
  – Die zweite Gipsbinde vom hinteren Abschlußrand bis über die Malleolen wickeln, das Gipsrohr und die Tibiakante kurz einmodellieren. Ein Helfer modelliert und kontrolliert den Fußbereich.
  – Nun den gesamten Kniebereich kräftig ausmodellieren (Tibiakopf, Femurkondylen, Tuberositas tibiae und Patella). Dabei als Widerlager die Wadenmuskulatur kräftig gegenmodellieren (s. Abb. 257).

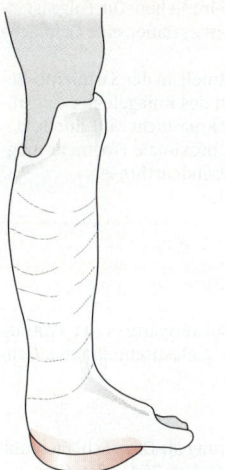

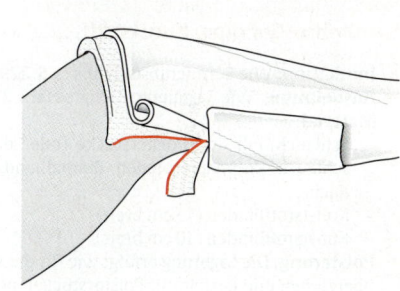

Abb. 255 Sarmiento-Gehgips

Abb. 256 Auflegen der Longuetten, Führung im Kniebereich, Einschneiden der Polsterung gegen die Kniekehle

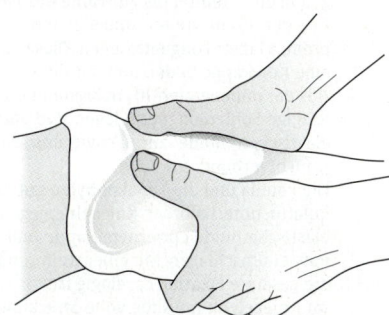

Abb. 257 Ausmodellieren des knöchernen Kniebereichs

– Nach Abbinden der Kniekappe den Schlauchmull um die Kappe zurückschlagen, nachmodellieren und mit einem Longuettenstück fixieren. Die Sohlenschiene auflegen (s. S. 222) und den Schuhteil mit der dritten Gipsbinde fertigstellen.

– Im Kniegelenk muß volle Streckung und Beugung über 90° möglich sein, Zirkulationsbehinderung und Sensibilitätseinbuße durch Kompression unter der Kniekehle müssen ausgeschlossen sein.

◉ *NB:* Sarmientogipse sollten nur mit klarem, kaltem Tauchwasser durch erfahrene und rasch arbeitende Fachkräfte ausgeführt werden. Die Behandlung ist nur bei absolut sitzendem Gips erfolgreich.

Unterschenkel

> 👁 *Tip:* Ein Gehabsatz verleitet zur Drehbewegung beim Gehen. Die Folge ist eine Rotationsbewegung im Frakturbereich. Besser ist es daher, eine Gehfläche zu montieren (s. Abb. 255).

➤ **Anweisung für den Patienten:** Ganz wesentlichen Anteil an der Sarmiento-Behandlung hat das korrekte Gehen mit Durchstrecken des Kniegelenks. Ängstliche Patienten strecken in der Belastungsphase das Knie nicht voll durch, dadurch werden Knick- und Drehbewegungen auf das proximale Fragment möglich. Die Folge sind Schmerzen, Fehlstellungen und Pseudoarthrosen.

Sarmiento-Gehgips, Kunststoff

➤ **Indikation:** Wie Sarmiento-Gehgips (s. S. 229 – 232).

➤ **Ausdehnung:** Wie Sarmiento-Gehgips (s. S. 229 – 232).

➤ **Material:**
  – Schlauchmull und Polsterstücke (oder dünne Polsterwatte) oder Frotteeschlauch, Kreppapierbinden, Einmalhandschuhe, 2 elastische Binden, Gehfläche.
  – Kunststoffbinden (15 cm breit).
  – Kunststoffbinden (10 cm breit).

➤ **Polsterung:** Die Lagerung erfolgt wie für die Ausführung als Gips. Schlauchmull überziehen und gezielt mit Polsterstücken polstern (s. Abb. 254) oder dünn zirkulär. Alternativ dazu ist: Polsterung mit einem Frotteeschlauch ohne Zusatzpolster. Die Polsterung mit Kreppapier satt anwickeln.

➤ **Technik:**
  – Die erste nicht benetzte Kunststoffbinde (10 cm breit) von den Zehengrundgelenken faltenfrei bis zur Höhe des Fibulaköpfchens wickeln (ca. 3 Lagen). Aus der 15 cm breiten unbenetzten Binde eine 35 – 40 cm lange, ca. 20 cm breite 5 lagige Longuette legen. Diese am oberen Patellarand ansetzen, damit eine Kniekappe bilden und mit dem Bindenrest fixieren.
  – Aus der unbenetzten 10 cm breiten Kunststoffbinde eine ca. 10×25 cm große 5 lagige Sohlenlonguette legen und auflegen. Die Fixation mit einer nassen elastischen Binde zur Aktivierung des Kunststoffs einwickeln (besserer Schichtverbund, s. S. 43).
  – Die Patella und die Tibiakondylen gut anmodellieren, dabei die Wadenmuskulatur unterhalb der Kniekehle gegenmodellieren (s. Abb. 257). Die nasse elastische Binde entfernen, Kappe und Fußteil auf Form schneiden und das Polster umschlagen. Mit einer weiteren Kunststoffbinde vervollständigen, bis die gesamte Fixation ca. 4lagig ist.
  – Im Kniegelenk muß die volle Streckung und Beugung bis 90° möglich sein, Zirkulationsbehinderung und Sensibilitätseinbußen durch Kompression in der Kniekehle müssen ausgeschlossen sein.

  > 👁 *NB:* Sarmientogipse sollten nur mit klarem, kaltem Tauchwasser durch erfahrene und rasch arbeitende Fachkräfte ausgeführt werden. Die Behandlung ist nur bei absolut sitzendem Gips erfolgreich. Die Verwendung von nicht benetzten Kunststoffbinden verlängert die Bearbeitungszeit zum Schneiden, auf Form bringen und anatomischen Modellieren.

➤ **Anweisung für den Patienten:** Ganz wesentlichen Anteil an der Sarmiento-Behandlung hat das korrekte Gehen mit Durchstrecken des Kniegelenks. Ängstliche Patienten strecken in der Belastungsphase das Knie nicht voll durch, dadurch werden Knick- und Drehbewegungen auf das proximale Fragment möglich. Die Folge sind Schmerzen, Fehlstellungen und Pseudoarthrosen.

Sohle bei Fixateur externe

➤ **Indikation:** Spitzfußprophylaxe.
➤ **Ausdehnung:** Von 1 cm unter den Zehenspitzen bis 2 cm hinter die Ferse.
➤ **Material:**
   – Polsterbinde, Kreppapierbinde, Schlauchmull, Mullbinde, Metallschiene, Gummischlauch, elastische Binde.
   – 15er Kunststofflonguette.
➤ **Polsterung:** Über Fuß und die Ferse eine Kreppapierbinde satt wickeln, den Schlauchmull darüberziehen.
➤ **Technik** (Abb. 258):
   – Die Metallschiene in Höhe des Fußballens anformen (der richtige Drehpunkt ergibt einen besser dosierbaren Druck). Die Sohlenlonguette dreifach legen, die Metallschiene zwischen der äußeren und der mittleren Lage einlegen und vorsichtig ohne Einschnürungen mit einer nassen Mullbinde fixieren.
   ◎ *Cave:* Die Metallschiene darf nicht drücken.

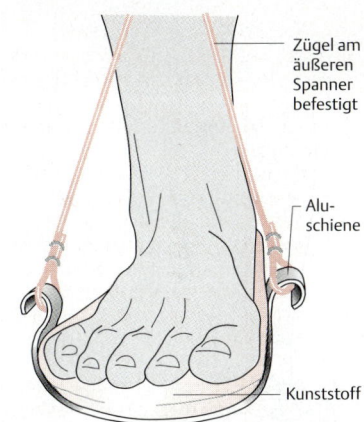

Zügel am äußeren Spanner befestigt

Alu-schiene

Kunststoff

Abb. 258 Sohle bei Fixateur externe

   – Das Längs- und Quergewölbe des Fußes und den Zehenbereich ausmodellieren und bis zur ausreichenden Aushärtung ruhig halten. Wenn die Sohle ausgehärtet ist wird sie abgenommen und der Schlauchmull entfernt. Die Fixation ausschneiden und anpassen. Mit Schaumstoffpolster und darüber mit Frotteepolster bekleben und mit einer elastischen Binde wieder anwickeln.
   – Den Gummischlauch so abmessen, daß ein leichter Zug (10 kg) den Fuß in Rechtwinkelstellung bringt bzw. hält, den Schlauch am Fixateur befestigen (s. Abb. 258).
   ◎ *Trick:*
   – Die Metallschiene sollte besser gesondert mit einem Kunststoffbindenstück und einer nassen Mullbinde fixiert werden.
   – Durch verschieden dosierten Zug läßt sich eine evtl. vorhandene Supinationsfehlstellung korrigieren.

Gehgips

Gehflächen – Vorbemerkungen

➤ Die Standfläche muß genau im rechten Winkel zur Beinlängsachse montiert werden. Kontrolle erfolgt durch den Blick über die Patella zur Nase des Patienten (s. Abb. 259).

➤ Die höchste Erhebung der Abrollfläche soll in Verlängerung der Körperlängsachse liegen (Abb. 260). Sie darf höchstens 2 cm zehenwärts verschoben sein. Wenn sie zu weit vorn montiert ist, tritt der Patient mit der Ferse ins Leere, beim Unterschenkelgehgips wird dann das Knie überstreckt. Ist sie zu weit fersenwärts montiert, kippt der Patient beim Gehen nach vorne.

➤ Ein Gehgips sollte neu angefertigt werden, da er paßgenauer ist als ein Liegegips, auf den eine Gehfläche montiert wird. Es ist allerdings möglich, einen noch gut sitzenden Liegegips in einen Gehgips zu verwandeln. Dabei sollte man beachten, daß die Überhöhung durch die Gehfläche größer wird als bei einem direkt angefertigten Gehgips; daher zuerst Unebenheiten wegschneiden, dann eine 15er Longuette auflegen und die Gehfläche fixieren.

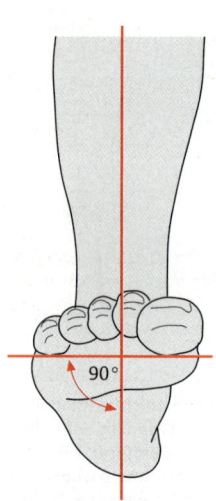

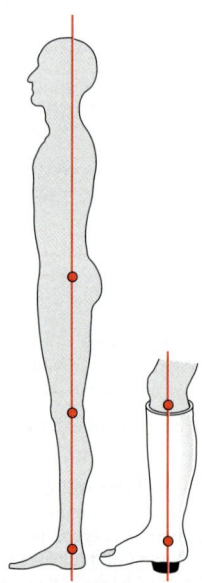

Abb. 259 Montage der Standfläche im rechten Winkel zur Längsachse

Abb. 260 Höchste Erhebung der Gehfläche in Verlängerung der Körperlängsachse

Gehstollen (Absatz) montieren

➤ **Material:**
– 15er Longuette (ca. 30 cm lang), 3fach gelegt, zur Unterfütterung.
– 2 10er Longuetten (ca. 20 cm lang) zum seitlichen Fassen der Auflagelappen.
– Gipsbinde (8 cm breit).
➤ **Technik:**
– Die Longuettenunterfütterung auflegen, den Gehstollen richtig plazieren und kräftig in den noch weichen Gips eindrücken. Dadurch werden die Konturen der Gehfläche rutschfest im Gips eingebettet (s. Abb. 261 a).

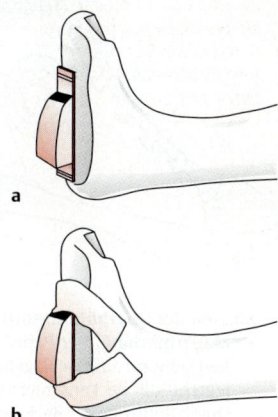

Abb. 261   Montage Gehstollen

– Die überstehenden Longuettenteile kräftig unter die Kontaktfläche stopfen. Die Gehfläche mit den 10er Longuetten fixieren (s. Abb. 261 b). Mit einer Gipsbinde um den Stollen und in Achtertouren über Rist und Ferse wickeln und kräftig nachmodellieren. Den Gips um den Stollen zurückstoßen, da er sonst bei Bodennässe Feuchtigkeit ansaugt.
◯ *NB:* Nie das Loch im Gehstollen mit Gips ausfüllen, die Aussparung dient zur Gewichtsverminderung und ermöglicht ein Federn beim Gehen.
– *Abnehmbare Gehflächen:* Vor der Abschlußbinde eine zusätzliche 15er Longuette zur Sicherung der Standfläche auflegen und plan modellieren. Den Schuhteil mit einer Abschlußbinde fertigstellen und nachmodellieren. Die Gehfläche erst nach vollständigem Austrocknen montieren, um Druckstellen zu vermeiden.
◯ *NB:* Das Standpunkte-Dreieck (Großzehenballen, Kleinzehenballen, Ferse im rechten Winkel zur Unterschenkellängsachse) ist als Standfläche plan zu modellieren.

Gehgips: Überhöhungsausgleich

➤ **Vorbemerkung:** Jede Gehfläche bewirkt eine Überhöhung der gegipsten Seite in Relation zur gesunden Seite. In der Regel gleichen Schuhe mit kräftigem Absatz die Differenz weitgehend aus. Ein Beckenschiefstand über 2 cm kann Kreuzschmerzen verursachen. In diesem Fall muß die Überhöhung durch speziell angefertigte Schuherhöhungen ausgeglichen werden (s. Abb. 262). Wichtig ist ein sicherer Halt in einem kräftigen Schuh auf der gesunden Seite.

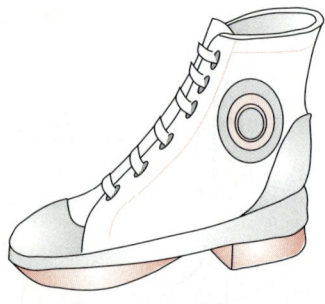

Abb. 262   Vom Schuhmacher ausgeführte Sohlenerhöhung

➤ **Messen der Überhöhungsdifferenz:**
- Maßermittlung: Der Patient steht mit einem kräftigen Schuh an der gesunden Seite auf aufgeschlagenen Telefonbüchern. Die gesunde Seite wird unterlegt, bis der Beckenschiefstand ausgeglichen ist (s. Abb. 263).
- Durch Kontrolle der Beckenkammhöhen lassen sich die ermittelten Maße bestätigen.

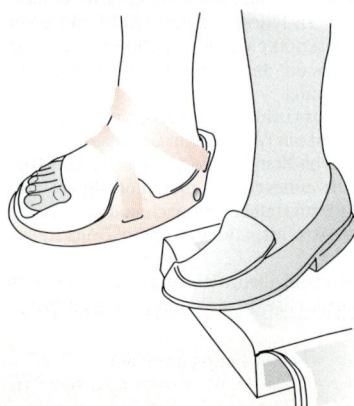

Abb. 263   Ermitteln der Überhöhungsdifferenz

Kniehülse (Tutor)

➤ **Indikation:**
- Schwere Kniegelenksdistorsion.
- Bandverletzungen und knöcherne Verletzungen im Kniebereich.

➤ **Ausdehnung:** Von 2 Querfinger unter der Leistenbeuge (innen), der Gesäßfalte (hinten) und dem Trochanter major (außen) bis eine Handbreit über den Malleolen.

➤ **Material:**
- Schlauchmull, Polster, Kreppapierbinden.
- 3–4 15er Gipsbinden.
- 3 15er Longuetten (s. Abb. 264).

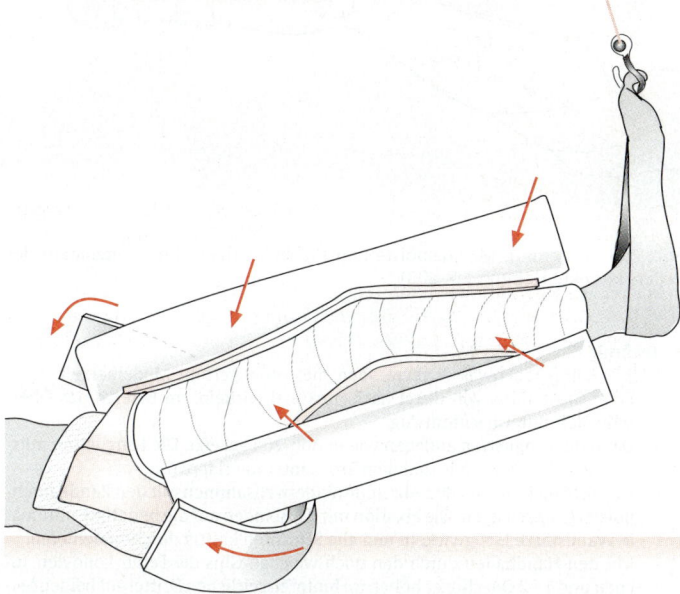

Abb. 264   Longuettenschema Kniehülse

➤ **Polsterung:**
- Hautschutzschlauch vom Patienten außen hochziehen lassen.
- Polsterung nach Abb. 265.
- Wichtig: unteres Polster eher zu hoch ansetzen, falls zu kürzen, Polster mehrmals einschneiden.
- Papierwicklungen über Knie und Oberschenkel kräftig anziehen.

➤ **Lagerung:** Genaue Anweisung an den Helfer, wie der verordnete Kniewinkel zu halten sei: S. 203, Abb. 222 und 223.

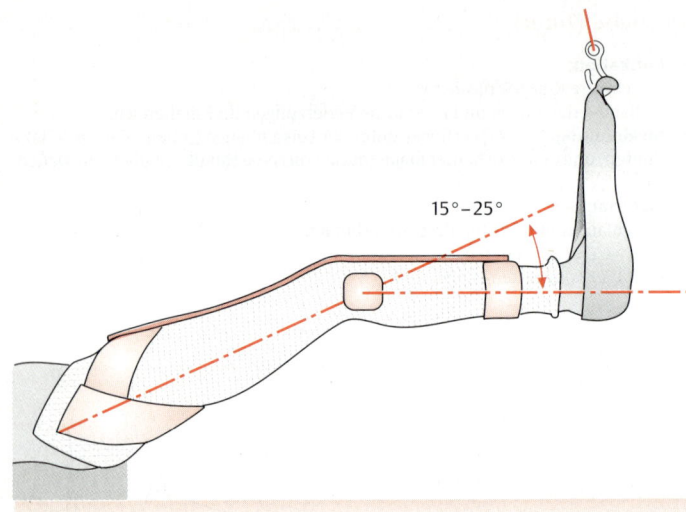

15°–25°

Abb. 265   Lagerung, Minimalpolsterung Kniehülse (hier ohne Stützhände des Helfers korrekte Haltung s. S. 203)

▶ **Technik:**

👁 *Tip:* Kaltes Tauchwasser verwenden, dies verlängert die Modellierzeit.

– Erste Gipsbinden von distal nach proximal wickeln, im Bereich des Oberschenkels unter leichtem Zug.

– Dann die Longuetten auflegen wie in Abb. 264 gezeigt. Die Longuetten müssen sich über der Wade und dem Trochanter überlappen.

– Den Schlauchmull an den Abschlußrändern zusammen mit den Randkantenpolstern umschlagen. Die Fixation mit Gipsbinden auf die benötigte minimale Wandstärke fertigwickeln und alle Schichten kräftig durchmodellieren.

– Mit den Handballen durch den noch weichen Gips die Femurkondylen suchen und 1 – 2 Querfinger höher, im hinteren seitlichen Drittel auf beiden Seiten recht kräftig Dellen einmodellieren (s. Abb. 266). Hierdurch wird das Abrutschen der Fixation verhindert. Die Patella jedoch nicht ausmodellieren, da sonst bei leichtem Abrutschen (das nie ganz zu vermeiden ist) die Gefahr von Druckstellen besteht.

– Bei adipösen Patienten ist ein Oberschenkelgehgips sinnvoller als eine Kniehülse.

👁 *Trick:* Hat sich die Hülse durch Atrophie der Muskulatur gelockert, kann man über dem Längspolsterstreifen einen Keil aus dem Gips schneiden, das Rohr einengen und mit einer Gipsbinde verschließen. Ist das Resultat nicht befriedigend, muß die Hülse erneuert werden (Hosenträger an der Kniehülse sind eine Zumutung für den Patienten!).

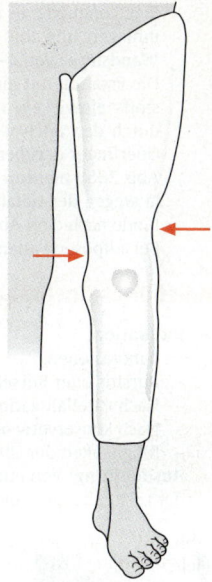

Abb. 266 Kniehülse, Abrutschsicherung durch ein-modellierte Dellen

Kniehülse, Kunststoff

➤ **Indikation:** Wie Kniehülse, S. 237.
➤ **Ausdehnung:** Wie Kniehülse, S. 237.
➤ **Material:**
  – Frotteeschlauch (oder Strickschlauch oder Schlauchmull), Polsterstreifen (oder dünne Polsterwatte), Kreppapier, Einmalhandschuhe, nasse elastische Binde.
  – Kunststoffbinden (15 cm breit).
  – Kunststofflonguette (10 cm breit), 4fach gelegt.
➤ **Polsterung:** Den Frotteeschlauch überziehen. Möglich ist auch eine Polsterung mit einem Strickschlauch und Moltonstücken (s. Abb. 265) oder Schlauchmullunterzug mit einer dünnen zirkulären Wattepolsterung. Den Schlauchunterzug vom Patienten am Beckenkamm hochziehen lassen. Die Polsterung mit Krepppapier satt anwickeln, dabei im Bereich des Oberschenkels leichten Zug ausüben.
➤ **Technik:**
  – Die Lagerung erfolgt wie für eine Gipshülse (s. Abb. 265). Die Winkelstellung im Kniegelenk (s. Abb. 265) sollte schon beim Anlegen der Polsterung durch einen Helfer gehalten werden.
  – Mit den nicht benetzten Kunststoffbinden von distal nach proximal wickeln, dabei sollten sich die Bindentouren jeweils um die Hälfte überlappen. Im Oberschenkelbereich leichten Zug beim Anwickeln ausüben.

– Eine Longuette als proximalen Abschluß legen (s. Abb. 264), die Randpolster umlegen und mit der Kunststoffbinde fixieren. Die Fixation bis auf eine Wandstärke von 4 – 6 Lagen fertigwickeln.
– Die Fixation mit einer nassen elastischen Binde zum Aktivieren des Kunststoffs einwickeln (besserer Schichtverbund, s. S. 43). Mit den Handballen durch den noch weichen Kunststoff die Femurkondylen suchen und 1 – 2 Querfinger darüber im hinteren seitlichen Drittel Dellen einmodellieren (s. Abb. 266); hierdurch wird die Hülse vor dem Abrutschen gesichert. Die Patella wegen der Gefahr von Druckstellen nicht ausmodellieren. Die Fixationsbinde nach dem Abbinden entfernen.
– Bei adipösen Patienten ist ein Oberschenkelgehgips sinnvoller.

Kniehülse abnehmbar, Soft-Cast™

➤ **Indikation:**
  – Bandläsionen.
  – Bursitis oder Bursektomie.
  – Nach Patellaluxationen.
  – Nach konservativ oder operativ behandelter Patellafraktur.
  – Möglichkeit der Übungsbehandlung.
➤ **Ausdehnung:** Von einer Handbreit über den Malleolen bis 2 Querfinger unter der Leistenbeuge (innen) und zum Trochanter major (außen).

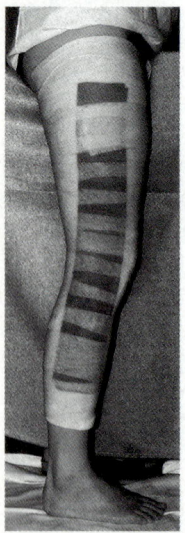

Abb. 267   Kniehülse, Soft-Cast mit Verstärkungs-Longuette

➤ **Material:**
– Dünnen Strick- oder Frotteeschlauch, dünne klebende Polsterung (Fibula-köpfchen)
– 2 – 3 Scotchcast Soft-Cast™-Binden (10 cm breit).
– Evtl. 12er Kunststoff-Longuette, 3lagig.
➤ **Polsterung:** Strick- oder Frotteeschlauch überziehen und einen dünnen Platzhalter (s.S. 42) über der späteren Schnittführung auf die Haut legen. Der Patient kann mit einer Klemme helfen, den Hautschutz außen hochzuziehen. Das Fibulaköpfchen mit einem dünnen klebenden Polster gezielt schützen, kein Krepppapier verwenden.
➤ **Technik** (Abb. 268):
– Mit einer unbenetzten Binde die erste Lage von distal nach proximal wickeln. Eine Verstärkung kann aufgelegt werden, wenn sie benötigt wird. (Bei Frakturen oder übergewichtigen Patienten). Die Longuette wird hierfür am besten seitlich (medial oder lateral) aufgelegt (s. Abb. 267); sie sollte von der Mitte des Unterschenkels bis zur Mitte des Oberschenkels reichen.

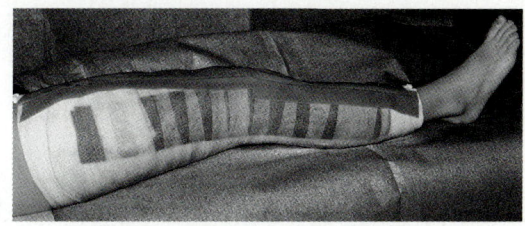

Abb. 268   Abnehmbare Kniehülse (Soft-Cast™) mit Klettbändern

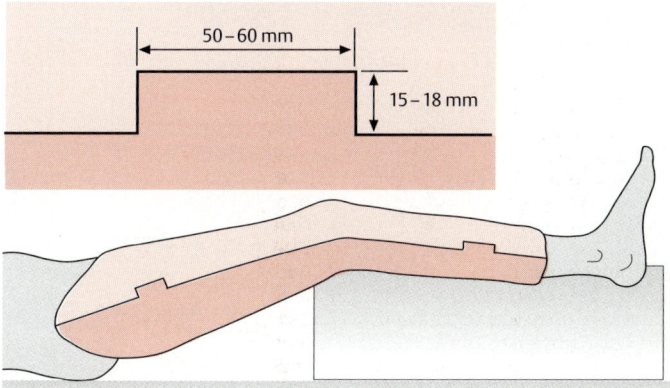

Abb. 269   ⊙ *Trick:* Damit die Rotation gesichert werden kann, rechteckige Verzahnungen schneiden

- Den Polsterrand umschlagen und die Fixation mit einer zweiten Binde vervollständigen. Zum Aktivieren die Fixation mit einer nassen elastischen Binde einwickeln (besserer Schichtverbund, s. S. 43) und diese nach 6 – 8 Minuten wieder entfernen.
- Die Fixation nach dem Abbinden auf der Gegenseite der aufgelegten Verstärkung aufschneiden und mit einer elastischen Binde oder mit Klettbändern wieder fixieren (s. Abb. 268). Die Ränder sollten sich hierbei überlappen.
- Diese Fixation ist ideal bei frühfunktioneller Behandlung oder wenn häufige Wundkontrollen erforderlich sind. Ohne Platzhalter unter der Polsterung kann sie als geschlossene Applikation verwendet werden und bietet hohen Tragekomfort für den Patienten.

Oberschenkelliegeschale (U-L-Schiene)

➤ **Indikation:** Infekte im Knie-Unterschenkelbereich.
➤ **Ausdehnung:** Von der Gesäßfalte bis 1 cm über die Zehenspitzen.
➤ **Material:**
  – Polsterbinden, Kreppapier- und Mullbinden, elastische Binden.
  – 2 20er Longuetten (Beinlänge + 10 cm), 8lagig. (Allenfalls 15er Longuetten).
  – 20er Longuette (ca. 40 cm lang) als dorsale Oberschenkel-Knie-Verstärkung.
  – 15er Longuette (doppelte Sohlenlänge), 8lagig.
  – Evtl. U-Schiene (10 cm breit) zur Winkelsicherung im Sprunggelenk bei kräftigem Fuß.
➤ **Polsterung:** Schlauchmull unterziehen, zusätzliche Polster für Ferse und Knöchel auflegen, sonst dünne zirkuläre Polsterung. Die Polsterung mit Kreppapierbinden satt anwickeln.
➤ **Technik** (Abb. 270):

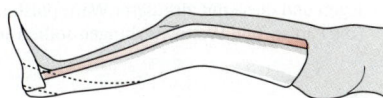

Abb. 270   Oberschenkelliege-schale

  – Die erste 20er Longuette an der Außenseite des Beines auflegen, dabei an der Innenseite der Sohle beginnen. Die zweite Longuette an der Innenseite anformen, hierbei an der Außenseite der Sohle beginnen. Ein Schienenspalt von 5 cm sollte offen bleiben.
  – Die Longuette auf beiden Seiten der Sohlenkante einschneiden und auf die gewünschte Schalenöffnung zurückschlagen, dies dient als Randverstärkung, s. Abb. 270.
  – Die Sohlenlonguette ausformen wie S. 222, Abb. 247 beschrieben.
  – Die dorsale Verstärkungslonguette auflegen, ca. 5 cm für den oberen Abschlußrand umschlagen und aufmodellieren. Mit einer kräftigen Papier- oder nassen Mullbinde fixieren, am Zehenabschluß ein U-Profil ausbilden (s. S. 223), der Kleinzehe Raum schaffen und die Fixation, besonders im Knöchelbereich, durchmodellieren. Nach dem Aushärten die Binde abwickeln, die Randkanten abrunden und die Polsterung bis auf den letzten Faden aufschneiden. Mit einer elastischen Binde die Schiene endgültig fixieren.
  – *Ausführung als Langzeitschiene:* Zuerst Schlauchmull überziehen, dann polstern und gipsen wie oben beschrieben. Nach dem Aufschneiden der Polsterung den Schlauchmull über die Randkanten ziehen und mit einem Longuettenstück fixieren.
  ◑ *Tip:* Wenn das Halten sich schwierig gestaltet, kann man die Longuetten jeweils getrennt mit einer nassen Mullbinde fixieren.

Oberschenkelgips, gespalten

- ➤ **Indikation:**
  - Weichteil- oder Bandverletzung im Bereich von Unterschenkel und Knie.
  - Transportgips.
- ➤ **Ausdehnung:** Von 2 – 3 Querfinger unter der Leistenbeuge bis 1 cm über die Zehenspitzen.
- ➤ **Material:**
  - Watte, Kreppapier, evtl. Mullbinden, elastische Binden.
  - 15er oder 20er Longuette (doppelte Beinlänge + 10 cm), 8lagig seitlich als langes U (s. Longuettenschema Abb. 272, (1)).
  - 15er Longuette (Beinlänge + doppelte Sohlenlänge), 8lagig hinten als L-Schiene mit doppeltem Sohlenanteil (s. Abb. 272, (2)).
  - 1 – 2 15er Longuetten (Oberschenkel bis Wadenmitte) als Verstärkung bei kräftigem Oberschenkel.
- ➤ **Polsterung** (Abb. 271): Über Ferse – Achillessehne – Knöchel Zusatzpolster auflegen und diese mit zirkulärer Wattepolsterung und Kreppapierbinden fixieren (die Papier- und Wattewicklungen sollten sich jeweils zur Hälfte überlappen).

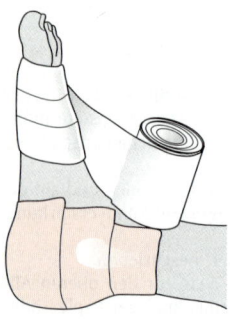

Abb. 271   Zirkuläre Polsterung mit Fersenzusatzpolster

- ➤ **Technik** (Abb. 272):
  - Die lange Longuette als U-Schiene auflegen (s. Abb. 272, (1)). Dabei über der Tibiakante 4 cm offen lassen. Die Schiene kurz auf die Polsterung glattstreichen.
  - Die zweite Longuette als L-Schiene dorsal auflegen (median von oben nach unten) und durch Anstreichen auf die seitlichen Schienen den hinteren Spalt schließen. Wenn es nötig ist, zusätzliche Schienen anbringen (s. Abb. 272, (3)), das Sohlenteil umschlagen und anstreichen.
  - Die Schiene von distal beginnend mit einer Kreppapier- oder nassen Mullbinde fixieren und großflächig nachmodellieren. Die Sohle auf Schuhform modellieren. Nach dem Aushärten das Polster im Schienenspalt aufschneiden (s. S. 220, Abb. 245) und die Schiene mit einer elastischen Binde endgültig fixieren.
  - Dieser offene Gips kann mit einem breiteren Spalt als Liegeschale ausgeführt werden.

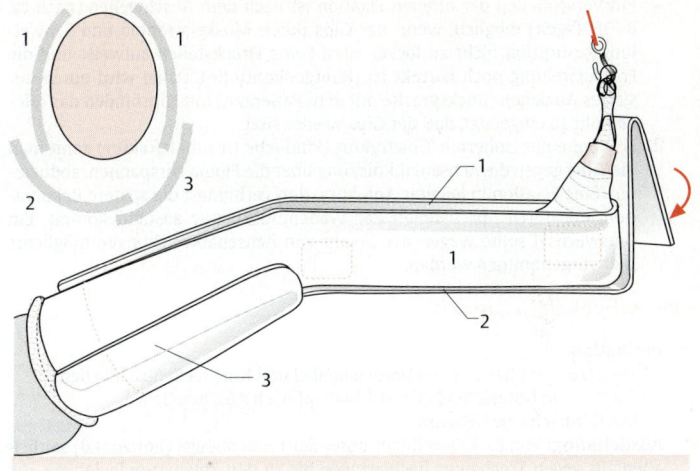

Abb. 272   Gespaltener Oberschenkelgips, Longuettenschema

Oberschenkelgips bei Frakturerstversorgung, gespalten ─────

➤ **Indikation:**
  – Knöcherne Verletzung im Bereich von Unterschenkel und Knie.
  – Grünholzfraktur des Unterschenkels.
  – Ggfs. nach Tibiakopffraktur.
➤ **Ausdehnung:** Von 2 – 3 Querfinger unter der Leistenbeuge bis 1 cm über die Zehenspitzen.
➤ **Material:**
  – Schlauchmull, Polster, Kreppapier, evtl. Mullbinden, elastische Binden.
  – 15er Longuette (doppelte Beinlänge + 10 cm), 8lagig seitlich als langes U (s. Longuettenschema Abb. 272, (1)).
  – 15er Longuette (Beinlänge + doppelte Sohlenlänge), 8lagig hinten als L-Schiene mit doppeltem Sohlenanteil (s. Abb. 272, (2)).
  – 1 – 2 15er Longuetten (Oberschenkel bis Wadenmitte) als Verstärkung bei kräftigem Oberschenkel.
➤ **Polsterung:** Wie Oberschenkelgips, geschlossen (s. S. 205, Abb. 226).
➤ **Technik:**
  – Wie gespaltener Oberschenkelgips (s. S. 244).
  – Besonders zu achten ist auf die Rechtwinkelstellung im Sprunggelenk. Außerdem sind zwei Helfer erforderlich, damit die Fraktur gut unterstützt werden kann. Nach dem Aushärten ist nur die Papier- oder Mullbinde im Schienenspalt aufzuschneiden.
  – Die Randkanten der U-Schiene müssen auf die Tibiapolsterstreifen zu liegen kommen.

–   Ein Verschließen der offenen Fixation ist nach dem Abschwellen (nach ca. 8–10 Tagen) möglich, wenn der Gips durch Muskelatrophie und Schwellungsresorption nicht zu locker sitzt, keine Druckstellen aufweist und die Frakturstellung noch korrekt ist (Röntgenkontrolle). Dabei wird durch dosiertes Anziehen (Rücksprache mit dem Patienten) mit Gipsbinden das offene Rohr so eingeengt, daß der Gips wieder sitzt.

🔘 *Tip:* Bei einer isolierten Tibiafraktur (kindliche Grünholzfraktur) kann man die Tibia gegen die Achseneinknickung über die Fibula vorspannen, abduzieren. Eine Fixation in leichter Antekurvation verhindert die spätere Rekurvation, die durch Abschwellen der Wadenmuskulatur zustandekommt. Ein Gipswechsel sollte wegen der Gefahr von Achsenabweichungen möglichst spät vorgenommen werden.

Oberschenkelgips, geschlossen

➤   **Indikation:**
–   Verletzung im Bereich von Unterschenkel und Knie nach Abschwellen.
–   Fraktur von Unterschenkel und Tibiakopf nach Abschwellen.
–   Mit Gehfläche als Gehgips.

➤   **Ausdehnung:** Von 2–3 Querfinger unter der Leistenbeuge (horizontal) seitlich allenfalls gegen Trochanter hochgezogen bis zu den Zehengrundgelenken, die Sohle springt unter den Zehen vor.

➤   **Material:**
–   Schlauchmull, Polster, Kreppapierbinden.
–   2 Gipsbinden (12 cm breit).
–   3 Gipsbinden (15 cm breit).
–   15er Longuette als „U" von Polsterrand zu Polsterrand.
–   15er Longuette in knapp doppelter Sohlenlänge.
–   15er Longuette als oberen Abschlußring bei kräftigem Oberschenkel.

➤   **Polsterung:** Schlauchmull überziehen, einen Polsterstreifen als oberes Abschlußpolster auflegen. Fibulaköpfchen, Ferse und Malleolen gezielt polstern (s. Abb. 273 a). Einen Tibiastreifen auflegen, der die Abschlußpolster um 1 cm überlappt.

➤   **Technik** (Abb. 273 b):
–   Die Ausführung erfolgt im wesentlichen wie bei einem Unterschenkelgips, allerdings auf den Oberschenkel hochgezogen (s. S. 221–224).
–   Die erste Gipsbinde von den Zehengrundgelenken aufsteigend bis zum oberen Abschlußrand wickeln (für den Unterschenkel die 12 cm breite, für den Oberschenkel die 15 cm breite Gipsbinde verwenden) und leicht anmodellieren, sie dient als „Klebeschicht". Wenn es angezeigt ist, kann der obere Abschlußrand wie bei einer Kniehülse seitlich gegen den Trochanter major hochgezogen werden (s. S. 239).
–   Die erste Longuette (U-Schiene) oben median ansetzen, unter leichtem Längszug auflegen und kurz anstreichen. Sie solle sich im Bereich von Ferse und Wade etwas überlappen.
–   Eine 15er Longuette als oberen Abschlußring unter leichtem Zug auflegen. Den Schlauchmull und die Randkantenpolster oben umschlagen.
–   Die Fixation mit Gipsbinden (15 cm breit) zum geschlossenen Rohr vervollständigen und alle Schichten kräftig durchmodellieren. Schuhteil mit der Schiene für die Sohle und einer 12 cm breiten Gipsbinde fertigstellen wie auf S. 224 beschrieben.

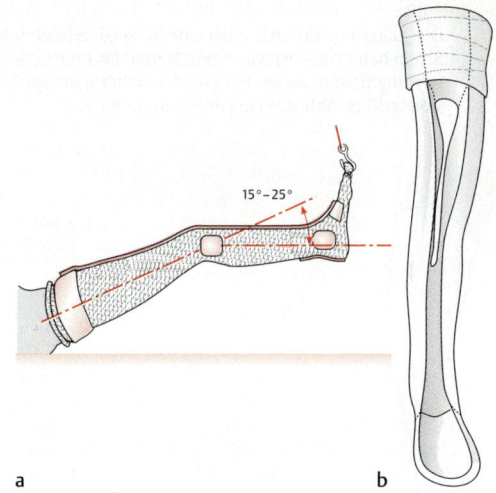

Abb. 273 a Minimalpolsterung Oberschenkelgips (Stützen durch Helfer s. S. 203), b geschlossener Oberschenkelgips, Longuettengerüst

- *Ausführung als Gehgips:* Nach dem Auflegen der Sohlenschiene die Gehfläche fixieren (s. S. 235, Abb. 261) und mit der letzten Gipsbinde fertig wickeln. Für abnehmbare Gehflächen die Sohle aufdoppeln und plan modellieren (s. S. 235).
- 🔲 *Tip:* Ein Oberschenkelgips soll immer mit zwei Helfern ausgeführt werden. Auf die Achsenstellung und die Gelenkwinkel besonders achten (s. S. 32).

Oberschenkelgehgips, Kunststoff

➤ **Indikation:** Wie bei Oberschenkelgips, geschlossen.
➤ **Ausdehnung:** Von 2 Querfinger unterhalb der Leistenbeuge (horizontal) bis zu den Zehengrundgelenken, bei Ausführung mit Zehenschutz bis 1 cm über die Zehen.
➤ **Material:**
  - Frotteeschlauch (oder Strickschlauch oder Schlauchmull), Polsterstreifen (oder dünne Polsterwatte), Kreppapier, Einmalhandschuhe, nasse elastische Binden.
  - Kunststoffbinde (15 cm breit).
  - Kunststoffbinde (10 cm breit).
  - Kunststofflonguette (10 cm breit), 4fach gelegt.
➤ **Polsterung:** Frotteeschlauch überziehen und die Malleolen gezielt polstern. Alternativ dazu ist eine Polsterung mit Strickschlauch und Polsterstreifen (s. Abb. 273 a) oder mit Schlauchmull und dünner zirkulärer Wattepolsterung möglich. Die Polsterung mit Kreppapier satt anwickeln, dabei im Bereich des Oberschenkels kräftigen Zug ausüben.

Oberschenkel

> **Technik:**
- Die Lagerung für den Oberschenkelgips erfolgt wie auf S. 205, Abb. 226. Schon beim Polstern von einem Helfer das Knie in der angeordneten Winkelstellung halten lassen. Ein zweiter Helfer hält das Sprunggelenk mit Extensionsgriff (s. Abb. 223) in Funktionsstellung.

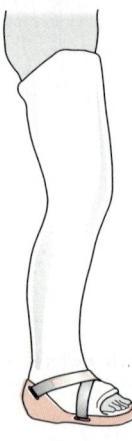

Abb. 274   Oberschenkelgips, Kunststoff

- Mit unbenetzten Kunststoffbinden von distal nach proximal wickeln (die Bindentouren sollen sich dabei jeweils zur Hälfte überlappen), dabei im Bereich des Oberschenkels dosierten Zug ausüben. Die Fixation soll zum Schluß eine Wandstärke von 4–6 Lagen haben.
- Das obere Abschlußpolster umlegen und mit einer Kunststoffbinde fixieren, diese bis Höhe Malleolen fertig wickeln. Die Longuette zur Sohle legen, wässern und auflegen.
- Die Fixation zum Aktivieren des Kunststoffs mit einer nassen elastischen Binde (besserer Schichtverbund, s. S. 43) von oben nach unten unter leichtem Zug wickeln. Das Fußgewölbe ausmodellieren.
- Nach dem Aushärten die elastische Binde bis zur Mitte des Unterschenkels abwickeln, ein Zehenfenster ausschneiden, den Polsterschlauch umschlagen und mit einer unbenetzten Kunststoffbinde die Fixation fertigstellen. Erneut mit einer nassen elastischen Binde aktivieren und fixieren. Nach dem Abbinden die elastischen Binden entfernen.
- Die Patella wegen der Gefahr von Druckstellen nicht ausmodellieren.
- ⊘ *Tip:* Die Gehfläche erst nach dem vollständigen Aushärten (nach ca. 30 Minuten) montieren, dies vermeidet Druckstellen im Kunststoff.

Liegeschale

➤ **Indikation:**
 – Instabile Fraktur der Wirbelkörper mit Hinterkantenbeteiligung (konservative Therapie).
 – Spontanfraktur bei Wirbelmetastasen.
➤ **Ausdehnung:** Von den Schultern bis 2 Querfinger oberhalb der Kniekehle, seitlich bis zur Hälfte an Brust und Becken hochreichend.
➤ **Material:**
 – Trikotschlauchhemd.
 – Breitlonguette (8–10 Lagen).
 – 2 20er Longuetten (4–8 Lagen) von der Schulter bis zur gegenüberliegenden Kniekehle
 – 2 15er Longuetten von der Schulter bis zur gleichseitigen Kniekehle als Verstärkung.
➤ **Polsterung:** Einen Trikotschlauch als Leibchen unterziehen (auf ausreichende Länge achten) und diesen zwischen den Beinen mit einer Klemme verschließen, um eine Faltenbildung zu vermeiden. Zu empfehlen ist eine Bademütze als Haarschutz.
➤ **Technik** (Abb. 275):
 – Der Patient liegt in Bauchlage auf dem Gipstisch, die Arme sind seitlich an den Körper gelegt, um einen Schulterhochstand zu vermeiden. Brust und Becken sind mit Kissen unterpolstert.

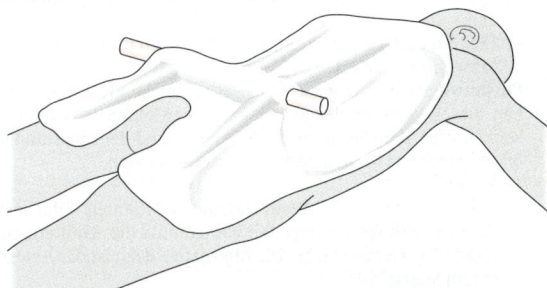

Abb. 275   Liegeschale (zur besseren Darstellung ist der Arm abduziert)

 – 5 Lagen der Breitlonguette wässern und nach dem Ausdrücken auflegen. Schnell hintereinander anmodellieren in der Reihenfolge Wirbelsäule – Hals – Schulter – Brust und Becken seitlich. Zwischen den Beinen einen Einschnitt bis oberhalb der Gesäßfalte vornehmen.
 – Die 20er Longuetten von der Schulter zum gegenüberliegenden Knie kreuzförmig anbringen und anstreichen. Darüber erneut eine Breitlonguette wie oben beschrieben auflegen. Darauf achten, daß beim Modellieren keine Luftkammern entstehen.

- Aus den 15er Longuetten Verstärkungsrippen formen (s. Abb. 275), parallel zur Wirbelsäule anbringen und anmodellieren. Die Fixation am Gesäß ausreichend weit ausschneiden, überstehende Ränder überall umschlagen, die Randkanten besonders im Bereich von Gesäß und Schultern nach außen umbiegen und einmodellieren.
- Ein eingegipster Stab (s. Abb. 275) ermöglicht ein leichteres Anheben des Patienten, evtl. über eine mechanische Vorrichtung.
- Nach dem Aushärten die Liegeschale abnehmen und ein Filzpolster zuschneiden, das ausreichend weit überstehen sollte. Dieses kann mit Gipsbrei fixiert werden. Allerdings kann das Polster gewechselt werden, wenn man auf diese Fixation verzichtet.
- Wo keine Breitlonguetten zur Verfügung stehen, kann man statt dessen 20er Longuetten verwenden: Die erste Lage längs auflegen, dann eine Kreuzlage, die dritte Lage quer auflegen und abschließend eine 15er Longuette als Verstärkungsrippe aufbringen.

Dreipunktgips

➤ **Indikation:**
  - Stabile Fraktur der mittleren oder unteren Brustwirbelkörper.
  - Stabile Fraktur der oberen Lendenwirbelkörper.
➤ **Ausdehnung:** Auf der Ventralseite vom Jugulum bis zur Symphyse, auf der Dorsalseite von 2 Querfinger unterhalb der Skapula bis zum Sakrum.
➤ **Material:**
  - Schlauchmull (30 cm breit), Molton oder Filzpolsterstreifen, Kreppapierbinden.
  - 15er oder 20er Longuetten, 8 Lagen, je nach Umfang des Patienten (Longuettenschema s. Abb. 276).
➤ **Polsterung:** Einen Trikotschlauch in ausreichender Länge als Leibchen anziehen, diesen zwischen den Beinen mit einer Klemme verschließen. Über den Beckenkämmen, dem Sternum, der Symphyse und dem Sakrum Polsterstreifen anbringen und mit Kreppapierbinden satt anwickeln.
➤ **Technik:**
  - Der Dreipunktgips wird am stehenden Patienten unter leichtem Zug einer Glisson-Schlinge angelegt. Der Patient muß die Schultern fallen lassen, seine Hände halten zwei Stäbe. Die Alternative dazu ist das Anlegen im Liegen auf einem Spezialtisch.
  - Die erste Longuette als S-Schlaufe vom Sternum über die Flanke und den Rücken zum gegenseitigen Beckenkamm und der Symphyse auflegen (s. Abb. 276). Die zweite Longuette in gleicher Weise auf der Gegenseite auflegen. Dabei werden beide Longuetten zwischen Sternum und Flanke doppelt gelegt.
  - Die dritte Longuette als V-Verstärkung links zwischen Axilla und Symphyse auflegen, die vierte Longuette ebenfalls als V-Verstärkung rechts (s. Abb. 276).
  - Als letzte Longuette wird eine Querlonguette über dem Sakrum aufgelegt (s. Abb. 276 b).
  - Die 5 Longuetten müssen in einem Zug aufgelegt und Sakrum, Sternum und Symphyse ("Dreipunkt") dabei gut einmodelliert werden. Ein Helfer modelliert auf Form.
  - Nach dem Abbinden den Gips, wo dies nötig ist, ausschneiden, die Abschlußkanten von innen nach außen abrunden, die Polsterung nach außen umschlagen und mit Longuettenstücken einfassen.

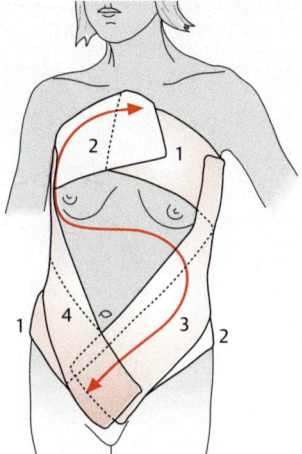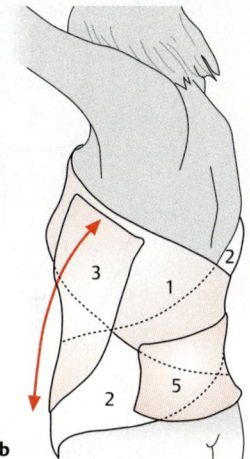

a   b

Abb. 276   Longuettenschema Dreipunktgips

Kopf-Brust-Gips (Minerva)

➤ **Indikation:**
  – Stabile Halswirbelkörperfraktur.
  – Zustand nach Luxation der Halswirbelsäule.
➤ **Ausdehnung:** Von den Beckenkämmen (aufsitzend) vorn bis zur Stirn, hinten bis zum Nacken.
➤ **Material:**
  – Trikotschlauchhemd, Schlauchmull, Polsterfilz, Polsterwatte, Kreppapierbinden.
  – Gipsbinden (8 cm breit).
  – Evtl. Gipsbinden (15 cm breit).
  – 2 20er Longuetten, Länge s. Abb. 277 Nr. 1 + 2.
  – 2 15er Longuetten, Länge s. Abb. 277 Nr. 3 + 4.
  – 4 10er Longuetten, Länge s. Abb. 277 Nr. 5 – 8.
➤ **Polsterung:** Einen Trikotschlauch als Hemd auch über Kopf und Hals anziehen, auf beide Beckenkämme Filzpolster auflegen. Eine dünne zirkuläre Polsterschicht aufbringen und die Polsterung mit Kreppapierbinden satt anwickeln, auch im Bereich von Kopf, Kinn und Hals.
➤ **Technik:**
  – Der Patient sitzt auf einem Hocker; zu Beginn ist evtl. eine Glisson-Schlinge als leichte Extension erforderlich. In beiden Händen hält er einen Stab, die Schultern sollte er locker fallen lassen. Es sind zwei Helfer erforderlich, einer modelliert, der zweite achtet auf die exakte Stellung.

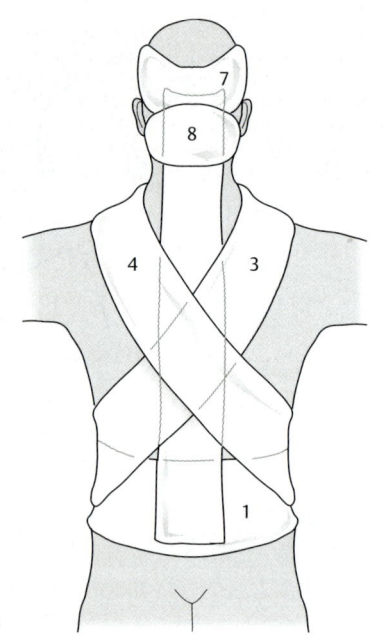
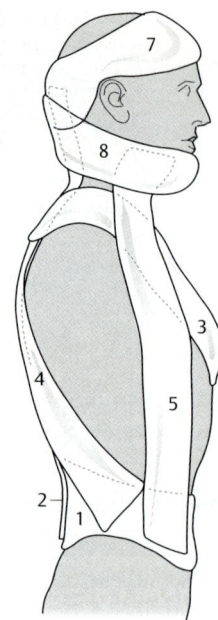

a b

Abb. 277 Kopf-Brust-Gips, Longuettenschema

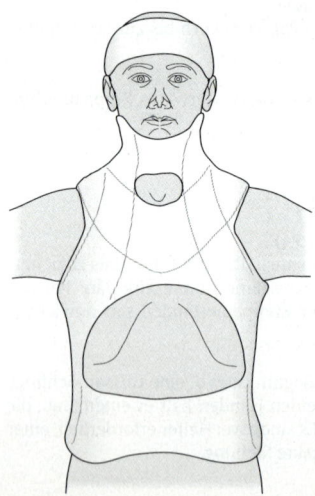

Abb. 278 Fertig anmodellierter Kopf-Brust-Gips (Minerva-Gips)

– Zunächst wird mit Gipsbinden eine dünne Zirkulärschicht um den Oberkörper gewickelt. Die erste 20er Longuette wird darauf aufgelegt, hierbei beginnt man in Nabelhöhe, legt die Longuette über beide Beckenkämme und
endet am Nabel, dieser sollte allerdings frei bleiben (s. Abb. 278).
– Die zweite 20er Longuette wird vom Sakrum über die Wirbelsäule bis zum
Nacken aufgelegt und anmodelliert. Longuette 3 und 4 (15er) werden vom
Beckenkamm über die gegenseitige Schulter zum Sternum geführt (s. Abb.
277).
– Longuette 5 und 6 (10er) ziehen seitlich von Nabelhöhe bis zur rechten bzw.
linken Kinnseite, den Kehlkopf hierbei aber frei lassen. Die Stirnlonguette
wird vom Hinterhaupt über die Stirn zum Nacken geführt, die Kinnlonguette
vom Nacken über den Unterkiefer zurück zum Nacken (s. Abb. 277).
– ⊘ *Cave:* Darauf achten, daß die Ohren frei bleiben, sonst kann es zu Nekrosen
kommen.
– Den Bereich von Hals und Unterkiefer gut einmodellieren, die gesamte Fixation durchmodellieren und nach dem Abbinden ausschneiden. Die Abschlußkanten von innen nach außen abrunden, einfassen und die Einfassung mit
Longuettenstücken fixieren. Der Gips muß auf den Schultern und den Bek-
kenkämmen satt aufsitzen (die Schultern die ganze Zeit fallen lassen).

Kleiner Kopf-Brust-Gips

➤ **Indikation:** Als zweiter Gips (statt Kopf-Brust-Gips) bei beginnender Konsolidierung.
➤ **Ausdehnung:** Von der Höhe des Sternum vorn bis zur Stirn, hinten bis zum Nak-
ken.
➤ **Material:**
– Schlauchmull, Polsterfilz, Polsterwatte, Kreppapierbinden.
– Gipsbinde (8 cm breit).
– 1 20er Longuette (4–8 Lagen), Länge s. Abb. 279 Nr. 3.
– 2 15er Longuetten (4–8 Lagen), Länge s. Abb. 279 Nr. 1 + 2.
– 2 10er Longuetten (4–8 Lagen), Länge s. Abb. 279 Nr. 4 + 5.
– 2 kurze Longuettenstücke seitlich am Hals.
➤ **Polsterung:** Trikotschlauch in ausreichender Länge über Oberkörper, Kopf und
Hals ziehen. Auf die Schultern Filzpolster legen und Kopf, Kinn und Hals dünn
zirkulär polstern. Die Polsterung mit Kreppapierbinden satt anwickeln.
➤ **Technik:**
– Der Patient sitzt auf einem Hocker und hält mit jeder Hand einen Stab, die
Schultern locker fallen lassend.
– Die erste 15er Longuette von der Wirbelsäule über die rechte Schulter zum
Sternum führen, die zweite 15er Longuette von der Wirbelsäule über die lin-
ke Schulter zum Sternum (s. Abb. 279). Die 20er Longuette wird dorsal von
Sternumhöhe über die Wirbelsäule zum Nacken geführt. Die drei Longuetten
werden an Sternum und Wirbelsäule gegeneinander modelliert (s. Abb. 279,
Pfeile).
– Die erste 10er Longuette wird als Stirnlonguette vom Hinterhaupt über die
Stirn zum Hinterhaupt geführt, die zweite 10er Longuette als Kinnlonguette
vom Nacken zum Kinn und zurück (s. Abb. 279).

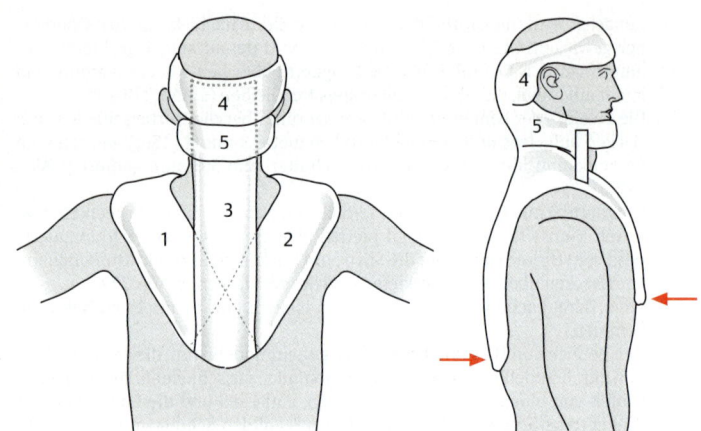

Abb. 279   Longuettenschema kleiner Kopf-Brust-Gips

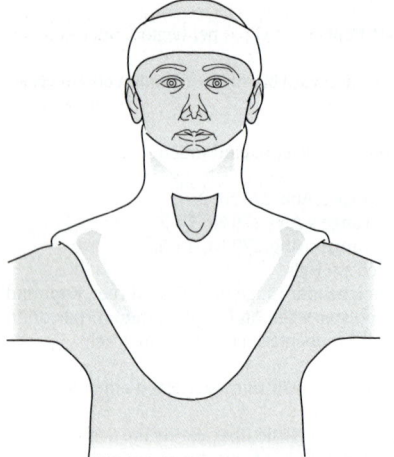

Abb. 280   Fertig ausmodellierter kleiner Kopf-Brust-Gips

- Die beiden kurzen Longuettenstücke werden seitlich am Hals aufgelegt, der Kehlkopf sollte dabei frei bleiben. Den Gips besonders im Bereich von Hals und Unterkiefer gut einmodellieren, darauf achten, daß die Ohren frei sind (s. S. 253). Nach dem Abbinden den Gips ausschneiden, die Abschlußkanten von innen nach außen abrunden und den Schlauchmull mit zirkulären Achtertouren um Stirn und Kinn, im übrigen Bereich mit Longuettenstücken einfassen.

○ *Tip:* Der Gips muß auf Schulter, Sternum und Wirbelsäule exakt sitzen; Nickbewegungen dürfen auf keinen Fall möglich sein.

Semizingulum (Dachziegelverband)

➤ **Indikation:** Halbseitige Rippenfrakturen.
➤ **Ausdehnung:** Über die betroffene Thoraxseite ventral bis über die Mitte des Sternum, dorsal bis über die Mitte der Brustwirbelsäule; jeweils ca. 3 Querfinger unter- und oberhalb der frakturierten Rippen.
➤ **Material:**
  – Klebevlies 20 cm oder 15 cm breit.
  – Tape (5 cm breit).
  – Mullkompresse.
➤ **Polsterung:** Polsterung an sich ist nicht erforderlich, evtl. muß die betroffene Thoraxseite rasiert werden. Die Mamille soll mit einer Kompresse abgedeckt werden.
➤ **Technik** (Abb. 281):
  – Der Patient sitzt auf einem Hocker oder steht; der Arm der betroffenen Seite wird hochgehalten. Wegen der Kollapsgefahr muß der Patient beobachtet werden! Das Vorgehen sollte kurz geübt werden: Ausatmen – Einatmen – Ausatmen – Atempause – Kleben – Weiteratmen.
  – Das Klebevlies wird in der Atempause ohne Zug faltenfrei in der entsprechenden Ausdehnung aufgeklebt.
  – Dann wird in der Atempause (von oben nach unten) der erste Tapestreifen von seiner Mitte aus nach beiden Enden gleichzeitig unter leichtem Zug faltenfrei aufgeklebt. Jeder folgende Tapestreifen überdeckt den vorgehenden zur Hälfte.
  – Als Abschluß werden die vorderen und hinteren Taperänder mit einem längs verlaufenden Streifen gesichert. Der Patient muß bei gutem Durchatmen eine deutliche Schmerzlinderung empfinden.
  – Im Handel sind auch Rippengürtel mit Klettverschluß in verschiedenen Größen für Frauen und Männer als Fertigverbände erhältlich.

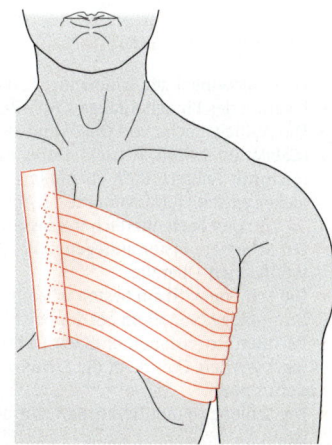

Abb. 281   Dachziegelverband

Lagerungseinrichtungen

➤ **Schienen:**
- Vom Fußende her freitragende Schienen werden bevorzugt. Sie sollten mit einem Kippgelenk versehen sein (s. Abb. 282), so daß das Gesäß des Patienten angehoben werden kann, ohne daß die Zugrichtung oder die Gelenkwinkel verändert werden. Vor allem bei Oberschenkelfrakturen ist dies eine Wohltat für den Patienten.
- Die Extensionsschiene darf nie auf der Matratze fixiert sein (s. Abb. 282), sondern am Fußende des Bettes.

➤ **Matratzen:**
- Bei einer federnden Matratzenunterlage ist es sinnvoll, ein Brett ab der Höhe des Gelenks der Rückenstütze unter die Matratze zu legen.
- Bei Kindern ist eine kurze, ausgeschnittene Matratze vom Gesäß an kopfwärts von Vorteil.

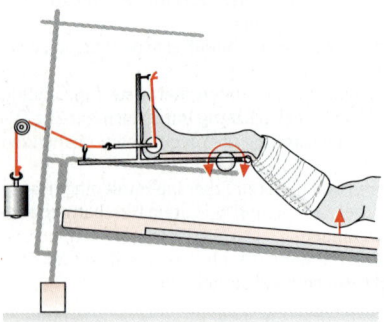

Abb. 282   Korrekte Extensionslagerung und Funktion des Kippgelenks (siehe Text)

Vorbereiten der Schiene

➤ Den Kniewinkel der Schiene der Fraktur entsprechend einstellen (15 – 40°).
➤ Fixation des Bindenanfangs s. Abb. 284.
➤ Die Aufliegefläche von Ober- und Unterschenkel mit nicht elastischen Binden (Calicot oder Mull) wickeln. Dabei im Oberschenkelbereich straff, den Kniebereich mit Achtertouren ebenfalls straff und den Unterschenkelbereich relativ locker wickeln („Hängematte", s. Abb. 283).
  🔲 *Tip:* Den Fersenbereich frei lassen (s. S. 65).
➤ Ein Schienenpolster auflegen, z. B. 2,5 cm dicken Schaumstoff in einem Baumwoll/Leinen-Überzug.
➤ Die Schiene wird am besten in leichter Abduktion montiert; dies erleichtert die Intimpflege (vor allem bei doppelseitigem Einsatz).
➤ Bei allen Extensionen muß der Oberschenkel mit breiten elastischen Binden fixiert werden. Dies dient der Sicherung bei Drehbewegungen, z. B. wenn der Patient schläft.
➤ Die Schiene so montieren, daß eine achsenrichtige Extensionslagerung möglich ist.

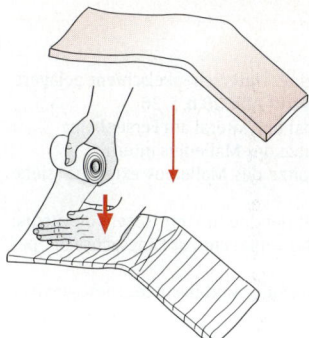

Abb. 283   Wickeltechnik und Polsterung der Schiene

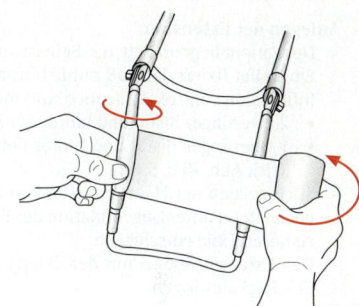

Abb. 284   Trick: Fixation Bindenanfang

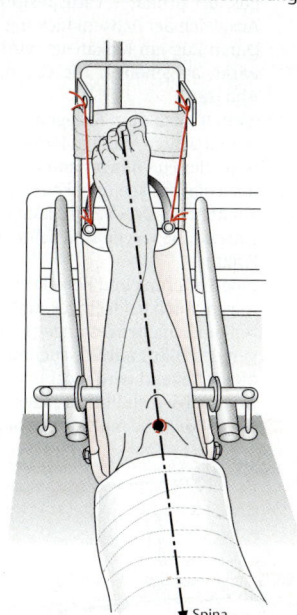

Abb. 285   Achsenrichtige Extensionslagerung

Spina

◎ *Trick:* Die zweite Zehe des Patienten muß mit der Patella und der Spina iliaca anterior eine Gerade bilden (s. Abb. 285), dies kann mit Hilfe einer Schnur kontrolliert werden.

➤ Eine Horizontalstange über der Schiene und den Zugschnüren verhindert das Aufliegen der Tücher (s. Abb. 282), ein „Zeltbau" sollte jedoch vermieden werden („schlechte Aussichten" für den Patienten!).

Kalkaneusextension

➤ **Anlegen der Extension:**
  - Der Patient liegt im Bett, das Bein ist auf einer Unterschenkelschiene gelagert. Ein Helfer fixiert den Fuß mit Extensionsgriff Abb. 28 b, S. 26.
  - Infiltration von Lokalanästhetikum medial und lateral am Fersenbein:
    • 2 Querfinger distal und hinter der Spitze des Malleolus internus.
    • 1 Querfinger distal und hinter der Spitze des Malleolus externus (siehe Trick Abb. 70 b, S. 64).
  - Stichinzision der Haut mit 11er Skalpell; den Steinmann-Nagel von medial nach lateral unter Gegenfixation des Fußes senkrecht zur Längsachse der peripheren Tibia einschlagen.
  - Den Extensionsbügel mit der Extensionsschnur und das Extensionsgewicht (2–3 kg) anbringen.

◉ *Tip:*
  - Bei primärer Valgusposition den Nagel am Fersenbein gering gegen den Valgus, bei primärer Varusposition gering gegen den Varus einschlagen zum Ausgleich der Achsenknickung.
  - Durch Zug am Kalkaneus wird der Muskeltonus, der auf die Achillessehne wirkt, aufgehoben. Die Gefahr der Spitzfußfehlstellung entfällt damit (s. Abb. 286).

➤ **Vorgehen nach dem Anlegen:**
  - Darauf achten, daß ein lockeres Fußwiderlager für den Patienten geschaffen wird, der Fuß hängt dann nicht einfach in der Luft. Das Widerlager sollte jedoch elastisch sein; bei einem unelastischen, zu nah montierten Widerlager entsteht ein Druck zum Hakenfuß, wenn der Patient durch den Zug fußwärts rutscht. Die Folgen sind Schmerzen über dem Rist und eine Rekurvation der Fraktur.
  - Eine Sicherung und Korrektur der Rotation und der seitlichen Achse kann erfolgen durch beidseitiges Aufhängen des Drahtes oder Zugbügels mit Schnüren am Schienengestänge (s. Abb. 287). Dies bringt gegenüber dem Aufhängen des Fußes mit Schlauchmull eine wesentlich größere Sicherheit, der Fuß bleibt frei und wird nicht unangenehm eingeengt, die Kontrolle von Zirkulation und Sensibilität ist jederzeit möglich.

◉ *Cave:* Die Ferse muß wegen der Gefahr von Druckstellen immer frei bleiben.

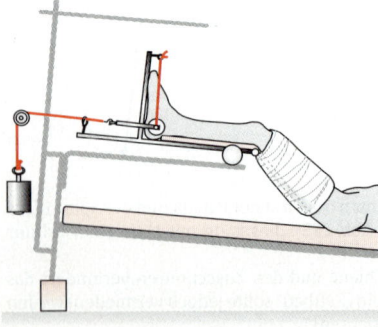

Abb. 286   Einstellen der seitlichen Längsachse durch Aufhängen am Zugbügel

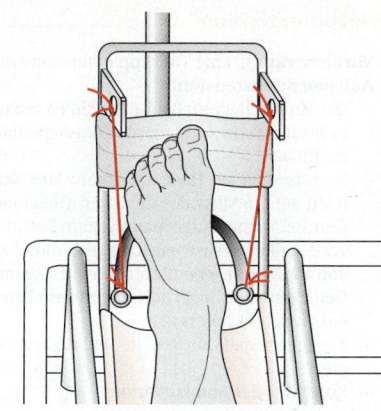

Abb. 287 Einstellen der Rotation durch Aufhängen am Zugbügel

- Wird das Extensionsgestänge von Beginn an in mittlerer Höhe montiert, dann kann nach dem Abschwellen der Fraktur die Rekurvation ausgeglichen werden, ohne daß die Schnüre gelöst werden müssen.
- Korrektur der Rekurvation: Senken des Fußes.
- Korrektur der Antekurvation: Heben des Fußes.

Tibiakopfextension

➤ **Vorbemerkung:** Eine Tibiakopfextension erfolgt bei distalen Femurfrakturen.
➤ **Anlegen der Extension:**
  – Der Patient liegt im Bett, das Bein ist auf einer Schiene gelagert.
  – Infiltration von Lokalanästhetikum medial und lateral in Höhe der Tuberositas tibiae.
  – Stichinzision der Haut mit einem 11er Skalpell; Aufsetzen des Nagels senkrecht auf die Mitte des medialen Tibiakondylus in Höhe der Tuberositas.
  – Den Steinmann-Nagel parallel zum Bettuntergrund und senkrecht zur Unterschenkellängsachse einschlagen; dabei die physiologische Außenrotation von 15 Grad beachten. Lateral eine Gegeninzision vornehmen.
  – Den Extensionsbügel anlegen und ein Extensionsgewicht von $^1/_7 - ^1/_8$ des Körpergewichtes anbringen.
  – Tägliche Inspektion der Ein- und Austrittsstellen des Nagels und der Neurologie.
  – Korrektur der Antekurvation:
    • Heben des Extensionszugs.
  – Korrektur der Rekurvation:
    • Senken des Extensionszugs.

Suprakondyläre Extension

➤ **Vorbemerkung:** Eine suprakondyläre Extension wird angelegt bei einer Femurfraktur oder einer einseitigen Becken- oder Azetabulumfraktur.
➤ **Anlegen der Extension:**
  – Der Patient liegt im Extensionsbett, das Bein ist auf einer Schiene gelagert.
  – Infiltration von Lokalanästhetikum am medialen und lateralen Femurkondylus.
  – Am medialen Kondylus Stichinzision der Haut mit 11er Skalpell; Einschlagen des Nagels 1 Querfinger oberhalb des oberen Patellarandes von medial.
  – Die ventral-dorsale Begrenzung des distalen Femur tasten.
  – Den Nagel durchschlagen, dabei lateral eine Gegeninzision der Haut vornehmen.
  – Den Extensionsbügel anlegen.
  – Den Steinmann-Nagel mediolateral gegen Außenrotation durch das Anbringen von Zügeln sichern.
  – Ein Extensionsgewicht mit ca. 10% des Körpergewichtes anbringen.
  – Spitzfuß-Prophylaxe vornehmen.
  – Tägliche Inspektion der Ein- und Austrittsstellen des Nagels und der Neurologie (Peroneus!)
➤ **Vorgehen nach dem Anlegen:**
  – Der Patient soll im Bett flach gelagert werden mit hochgestelltem Fußende, um einen Gegenzug durch das Körpergewicht zu ermöglichen (s. S. 63).
  – Das Extensionsgestänge sollte in leichter Abduktion montiert werden, dies erleichtert die Intimpflege (s. S. 256). Die Extensionsschiene sollte flach eingestellt und die Schnurlänge so bemessen sein, daß die Gewichte unterhalb des Bettendes frei hängen.
  – Eine horizontal montierte Stange mit Umlenkrollen (s. Abb. 288) ermöglicht eine wesentliche Verringerung der Aufbauhöhe, was den Transport z. B. durch Türen erleichtert.

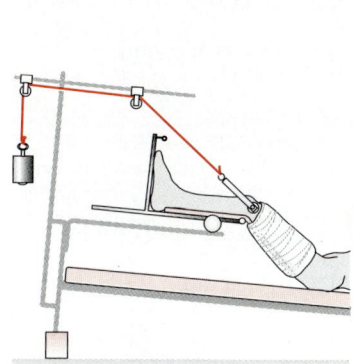

Abb. 288 Femurextension bei Bek-
ken- oder Azetabulumfraktur

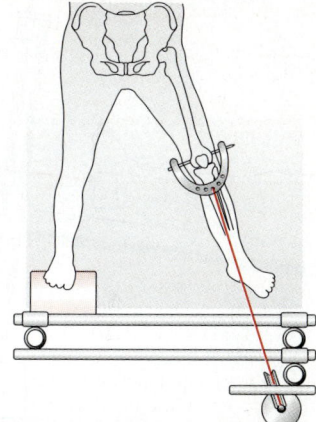

Abb. 289 Montage des Exten-
sionsgestänges bei suprakondylärer
Extension

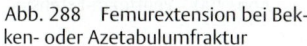

- Auf der gesunden Seite ist eine Spitzfußprophylaxe durch einen Bettkasten unerläßlich. Auf der Frakturseite ist ebenfalls eine Spitzfußprophylaxe mit einer Schaumgummischiene oder einer gut gepolsterten Unterschenkelschiene erforderlich. Diese sollte jedoch nicht zu satt angedrückt werden, sonst kommt es zu Schmerzen an der Fußsohle und einem Gegendruck auf die Fraktur.
- Bei flachen Kniewinkel darauf achten, daß der Extensionsbügel nicht auf der Tibia aufliegt, dies kann zu Drucknekrosen führen.
- Der Nachttisch sollte auf der Frakturseite plaziert werden.
- ⊙ *Cave:* Die Ferse muß wegen der Druckstellengefahr immer frei liegen.

Ventfoamextension

➤ **Vorbemerkung:** Eine Ventfoamextension ist angezeigt, wenn bei einer Fraktur im Schenkelhalsbereich eine Operation nicht sofort möglich ist. Sie dient zur Schmerztherapie durch vorläufige Ruhigstellung der Fraktur unter schonendem Zug (3–5 kg), wodurch der durch den Frakturschmerz erhöhte Muskeltonus ausgeschaltet wird.
➤ **Material:**
- Ventfoam-Bandage ist ein mit Schaumgummi beschichteter textiler Gurt mit Zughaken.
- 2–3 elastische Mittelzug-Binden (Breiten entsprechend dem Durchmesser von Fuß, Unterschenkel und Oberschenkel).
- Extensionsgestänge mit Umlenkrollen, Schnur, Gewichte.

Oberschenkel

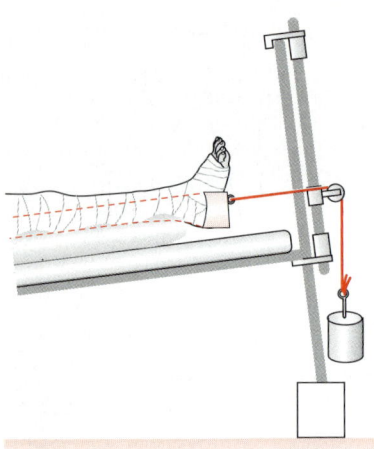

Abb. 290   Ventfoam-Extension

➤ **Anlegen der Extension** (Abb. 290):
– Das Extensionsgestänge am Fußende des Bettes in leichter Abduktion montieren, dies erleichtert die Intimpflege.
– Ein Helfer hebt das betroffene Bein unter kräftigem Zug an (s. S. 26).
– Die Ventfoam-Bandagen eine Handbreit unter der Leistenbeuge ansetzen und über die Ferse mit einer Handbreit Abstand bis auf die gleiche Höhe am Oberschenkel führen.
– Den Fuß, beginnend an den Zwischenzehenfalten, bis über die Ferse mit einer elastischen Binde leicht komprimierend einbinden, um eine Ödembildung zu verhindern.
– Ab Höhe der Malleolen die Bandagen unter mäßigem Zug mit elastischen Binden direkt auf die Haut fixieren.
– Das Bein in eine unten offene Schaumgummischiene oder auf ein Spreuekissen legen.
– Den Zughaken in die Schlaufe unter der Ferse einlegen, die Schnur und die Gewichte montieren. Das Bettfußende anheben, der Körper übt bei flacher Lagerung Gegenzug aus.

Olekranonextension

➤ **Indikation:** Eine Olekranonextension mit rein vertikalem Zug erfolgt bei einer Humerusschaftfraktur. Mit vertikalem Zug und Seitenzug bei einer suprakondylären Humerusfraktur. Aufgrund der besseren Ergebnisse durch andere Primärmaßnahmen (Desault, Brace etc.) wird das Verfahren wegen des Nachteils der langen Liegedauer nur noch in Ausnahmefällen verwendet.

➤ **Vorbereitungen:** Vor der Narkose und sterilen Manipulationen muß das Extensionsgestänge nach entsprechender Anweisung provisorisch montiert werden.

➤ **Material:**
  – Steriles Material für eine Schrauben- oder Kirschner-Draht-Extension.
  – Extensionsmaterial.

➤ **Anlegen der Extension:**
  – Erwachsene lagert man im Bett mit der Hüfte über dem Scharnier des Bettrückenteiles, so ist ein Aufsitzen zum Essen möglich. Kinder lagert man möglichst nahe am Kopfende, um ein Höherrutschen zu verhindern.
  – Ein Helfer hält den Arm des Patienten in der späteren Extensionslagerung. Der Daumen ist gegen den Körper gerichtet.
  – *Schraubenextension:* Unter sterilen Kautelen wird eine Stichinzision etwa 2 cm (Kinder) bis 4 cm (Erwachsene) von der Olekranonspitze entfernt vorgenommen. Nach Vorbohren und evtl. Gewindeschneiden wird die Schraube in die Kortikalis der Ulna eingedreht; dabei noch mindestens 1 cm vorstehen lassen. Um den Schraubenkopf einen sterilen Draht wickeln und diesen zu einer Aufhängeöse verdrehen. Einen sterilen Verband anlegen.
  – *Drahtextension:* Unter sterilen Kautelen eine Stichinzision auf der ulnaren Seite des Olekranon, ca. 2 – 4 cm (s. o.) von der Spitze entfernt, vornehmen. Den Draht durch die Ulnakortikalis bohren, eine Gegeninzision vornehmen und einen sterilen Verband anlegen. Den Spannbügel fixieren, die Drahtenden möglichst nahe am Bügel abschneiden und die Spitzen mit Heftpflaster überkleben, sonst ist die Verletzungsgefahr groß.

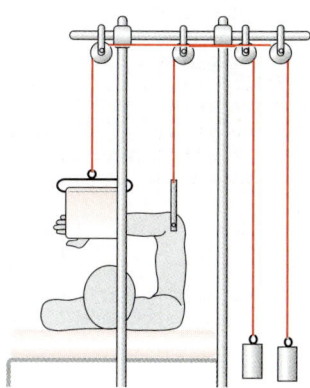

Abb. 291   Prinzip Olekranon-Extension

> **Vorgehen nach dem Anlegen:**
>   – *Vertikalzug ohne Seitenzug:*
>   • Das Extensionsgestänge ans Bettkopfende montieren (evtl. doppelt geführt), dabei auf die Türhöhe achten. Eine Querstange über Schulterhöhe anbringen.
>   • Einen Schnurzug in Verlängerung des senkrecht gehaltenen Oberarms über Rollen zur Vertikalstange anbringen.
>   • Die Gewichte außerhallb des Bettes in Sichthöhe so montieren, daß die Schulter leicht angehoben ist (s. Abb. 293).
>   • Der Unterarm schwebt in einer Art Hängematte aus Molton (s. Abb. 292), für den Daumen kann ein Loch ausgeschnitten werden.
>   – *Vertikal- und Seitenzug:*
>   • Jeweils eine Vertikalstange Mitte des Kopfendes und auf Schulterhöhe der Frakturseite montieren. Eine Horizontalstange wird jeweils mit einem Winkel mit den Vertikalstangen verbunden (s. Abb. 293).
>   • Der Vertikalzug erfolgt wie oben beschrieben. Die Zugrichtung gegen die gesunde Seite fängt den Gegenzug auf.
>   • Der Seitenzug wird mit einer Zugmanschette (Molton) und einem Gewicht von 1 – 2 kg ausgeübt.
>   • Der Unterarm wird freischwebend in einer Manschette gelagert (s. oben, Abb. 292).

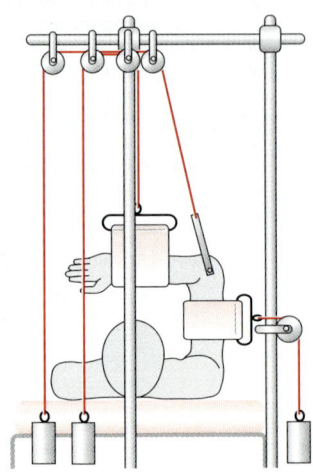

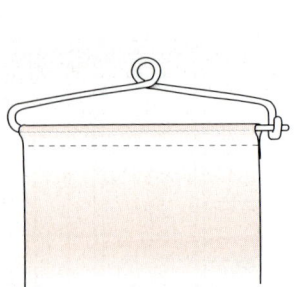

Abb. 292 Aufhängegurt für den Unterarm („Sicherheitsnadel"/Molton)

Abb. 293 Olekranon-Extension mit Seitenzug

– *Vertikal-, Seiten- und Gegenzug:* Dies ist notwendig, wenn der Seitenzug besonders kräftig sein muß; nach Möglichkeit sollte aber diese Kombination vermieden werden.

- Beiderseits eine Vertikalstange montieren und diese mit einer Querstange horizontal verbinden (evtl. schräg, Handseite näher zum Bettkopfende).
- Vertikalzug und Seitenzug anbringen wie oben beschrieben.
- Für den Gegenzug eine Heftpflasterextension am Unterarm anbringen, den Pflasterstreifen dabei über einen ausreichend breiten Zugbügel in entsprechendem Abstand zu den Fingern (Fingerspiel) kleben (s. Abb. 295).

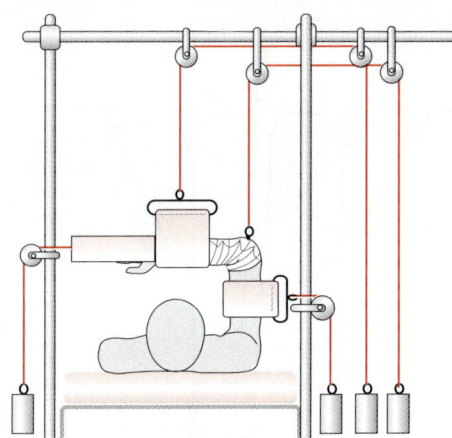

Abb. 294 Olekranon-Extension mit Seiten- und Gegenzug

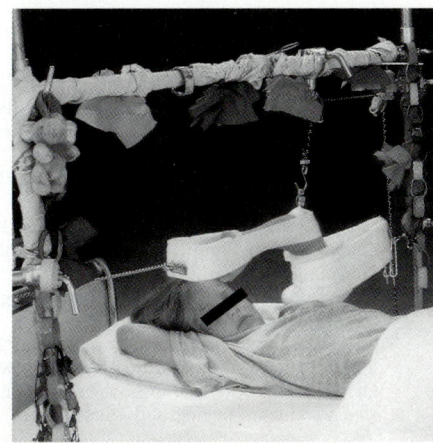

Abb. 295 Olekranon-Extension

Oberschenkel

Oberschenkelextension (Overhead)

➤ **Material:**
- Extensionsheftpflaster.
- Zugbrettchen oder Haken (etwas breiter als Fußbreite über den Knöcheln).
- Gestänge für lange Schnurzüge.

➤ **Technik:**
- Über der Bettmitte wird eine Längsstange an zwei Vertikalstangen etwas über Kopfhöhe montiert, dabei auf die Türhöhe achten. Über dem Becken wird eine Querstange mit zwei Umlenkrollen montiert (s. Abb. 296).

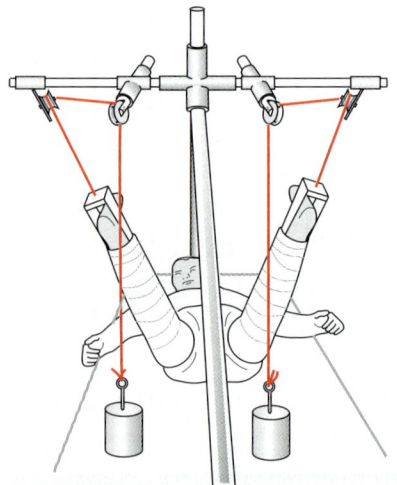

Abb. 296   Prinzip und Montage der Overhead-Extension

➤ **Anlegen der Extension:**
- Die Lagerung erfolgt in flacher Rückenlage, die Beinchen sind senkrecht und leicht abduziert. Die Rotation muß nicht fixiert werden, sie stellt sich spontan ein.
- Über den Knöcheln und der Achillessehne ein Polster anbringen (Molton oder Filz), um Druckstellen zu vermeiden.
- Mit Heftpflaster beidseits ein langes „U" von knapp unter der Leiste über das Zugbrettchen bis zum Trochanter kleben. Das Pflaster mit einer elastischen Binde fixieren.
- ⊘ *Cave:* Durchblutung, Sensibilität und Beweglichkeit der Zehen kontrollieren.
- Die Extensionsgewichte fußseits an langen Schnüren frei schwebend anbringen, das Gewicht sollte je ca. $1/7$ des Körpergewichtes betragen. Das Gesäß soll knapp von der Unterlage abgehoben sein. Den Oberkörper des Kindes am besten mit einem Säuglingsnachtgurt fixieren.

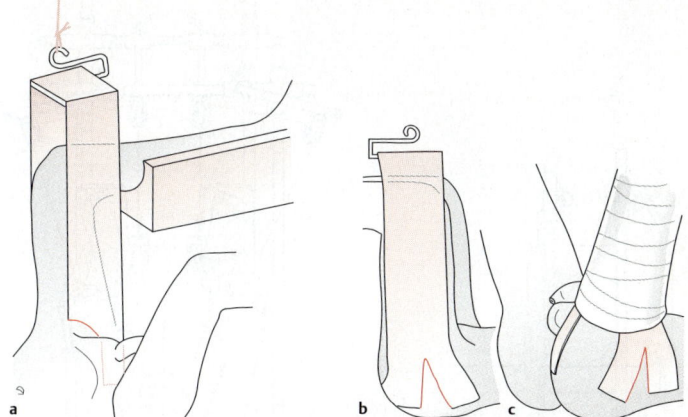

Abb. 297 Montieren der Heftpflasterextension auf der gesunden Seite (siehe Text)

Oberschenkelextension (Weber, modifiziert)

➤ **Prinzip:** Der Zug erfolgt auf der gesunden Seite über eine Heftpflasterextension, auf der Frakturseite über einen Steinmann-Nagel oder einen Kirschner-Draht.

➤ **Material:**
– Extensionstisch mit kurzem, ausgeschnittenem Matratzenteil und zweiter, höhenverstellbarer Ebene zur Achsenfixation.
– Gestänge zur Montage fliegender Züge (s. Abb. 298).
– Steriles Material für eine Steinmann- oder Kirschner-Draht-Extension.
– Extensionsheftpflaster.

➤ **Anlegen der Extension:**
– Lagerung des Patienten auf dem Extensionstisch. Den Draht oder Nagel su-prakondylär (s. S. 64) unter aseptischen Kautelen in Narkose einbringen, möglichst in der Winkelstellung der definitiven Extensionslagerung.
🔴 *Cave:* Beim Einbohren so nah wie möglich an der Epiphysenfuge bleiben, die-se aber auf keinen Fall verletzen (Kontrolle mit Bildwandler).
– Den Patienten endgültig lagern, die Hüft- und Kniewinkel entsprechend (s. Abb. 298) einstellen, der Unterschenkel soll parallel zur Körperlängsachse gelagert werden (s. Abb. 299). Ein Zuggewicht mit ca. $1/5$ des Körpergewichtes anhängen.
– Auf der gesunden Seite in gleicher Lagerung eine Heftpflasterextension (s. oben) anbringen, hierzu den Pflasterstreifen ausschneiden und aufkleben, über dem Knie ein Zugblech oder ein Brettchen einsetzen. Das Pflaster mit einer elastischen Binde fixieren. Das Extensionsgewicht anhängen (ca. $1/5$ des Körpergewichtes), bis das Gesäß leicht angehoben wird.

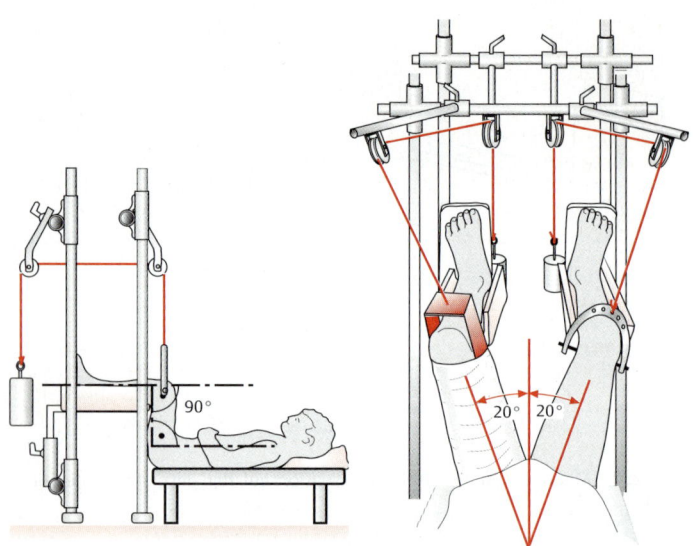

Abb. 298   Prinzip Oberschenkel-
Extension

Abb. 299   Einstellen und Montieren
der Oberschenkelextension (Modifika-
tion Härter)

– Nach dem Anlegen der Extension alle Winkel und die Parallelstellung der Unterschenkel kontrollieren. Die Unterschenkel in gut gepolsterten Schienen
mit elastischen Binden fixieren. Spitzfußprophylaxe oder gute Bewegungs-
kontrollen sollen durchgeführt werden. Durchblutung und Sensibilität müssen überprüft werden.
– Nach 3 – 4 Tagen soll die Stellung überprüft werden (Röntgenkontrolle).
– Bei dieser Form der Extension sind Manschettenseitenzüge (vgl. S. 264) und
eine Kombination mit einer Kalkaneusextension bei Unter- und Oberschenkelfraktur möglich. Der Femurzug schräg kopfwärts fängt dann den Kalka-
neusgegenzug auf.

Becken-Bein-Gips

➤ **Indikation:**
- Undislozierte Femurschaftfraktur.
- Undislozierte proximale Femurfraktur.
- Primär reponible Femurschaftfraktur.
- Nach extendierter in Konsolidierung befindlicher Femurschaftfraktur.
➤ **Ausdehnung:** Vom Beckenring auf der Frakturseite bis zu den Zehen, auf der gesunden Seite bis oberhalb der Kniekehle.
➤ **Material:**
- Trikothose, Polster, Polsterfilz, Kreppapierbinden.
- Gipsbinden und Longuetten je nach Alter und Größe des Kindes (s. Abb. 300).
- Holzstab.
➤ **Polsterung:** Die Trikothose überziehen. Der Patient liegt mit dem Oberkörper auf dem Gipstisch, das Gesäß liegt auf der gepolsterten Beckenstütze, zwei Helfer halten je ein Bein und achten dabei auf die exakte Stellung. Der Schlauchmull wird über das gesamte Bein bzw. bis zum Knie gezogen und Filzpolster über dem Sakrum und den Beckenkämmen aufgelegt. Danach erfolgt noch eine dünne zirkuläre Polsterung, die mit Kreppapierbinden satt angewickelt wird.
➤ **Technik:**
- Mit Gipsbinden eine dünne Zirkulärschicht um das Becken und beide Oberschenkel wickeln. Je zwei Longuetten dorsal und ventral auflegen (s. Abb. 300), anmodellieren und mit Zirkulärbinden fixieren.

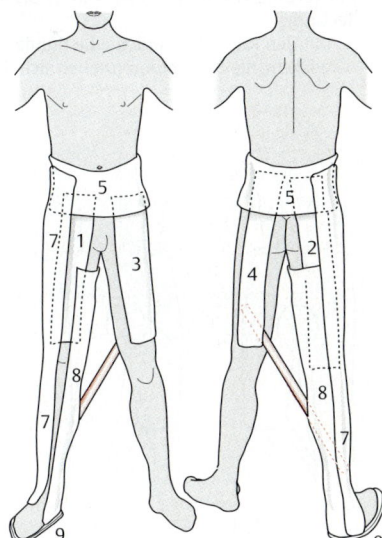

Abb. 300   Becken-Bein-Gips,
Longuettenschema

Fixationen Kinder

- Am betroffenen Bein von distal nach proximal in angegebener Ausdehnung eine dünne Zirkulärschicht wickeln, dann eine dorsale Longuette und die Sohlenlonguette auflegen (s. S. 222, Abb. 247), mit Gipsbinden fixieren und anmodellieren. Die Zehenbeweglichkeit danach überprüfen.
- Ein eingegipster Holzstab stabilisiert die Fixation; dorsal angebracht erleichtert er die Pflege. Bei Knaben sollte er jedoch wegen der Urinflasche ventral angebracht werden.
- An Nabel, Bauch und Gesäß muß ein ausreichend großer Ausschnitt vorhanden sein. Druckgefährdete Stellen sind zu überprüfen.
- Die Abschlußkanten von innen nach außen abrunden, das Polster umschlagen und mit Longuettenstücken fixieren. Wo es notwendig ist, kann der Gips mit einer Zirkulärbinde vervollständigt werden.
- ◯ *Tip:* Den Patienten nicht zu früh ins Bett zurücklegen, so kann die Eigenwärme des Gipses ausgenutzt werden, er trocknet rascher durch.

Becken-Bein-Gips, Kunststoff

- ➤ **Indikation:** Wie Becken-Bein-Gips, S. 269.
- ➤ **Ausdehnung:** Wie Becken-Bein-Gips, S. 269.
- ➤ **Material:**
  - Trikothose, Polster, Polsterfilz, Kreppapierbinden, Frotteestrumpf.
  - Kunststoffbinden und -longuetten in der Breite entsprechend Größe und Alter des Kindes (s. Abb. 301).
  - Holzstab.
- ➤ **Polsterung:** Wie Becken-Bein-Gips (s. S. 269).
- ➤ **Technik:**
  - Mit den Kunststoffbinden eine dünne Zirkulärschicht von oben nach unten wickeln, die Bindentouren sollen sich dabei zur Hälfte überlappen.

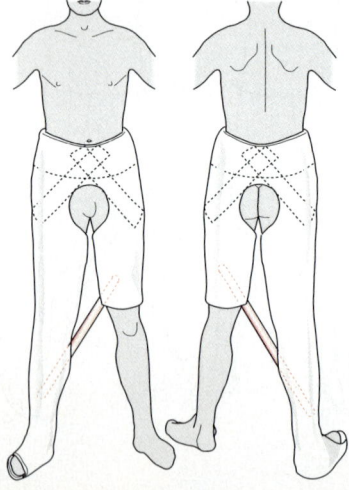

Abb. 301   Beckenfixation für Kinder, Kunststoff

- Nach dem Anhärten der ersten Schicht die Longuetten am Becken beginnend auflegen (s. Abb. 301) und nacheinander unter leichtem Zug mit Binden der entsprechenden Breiten fixieren, bis die benötigte Wandstärke der Fixation erreicht ist.
- Nach dem Aushärten die Fixation überall ausschneiden und die Bewegungsfreiheit prüfen. Den Schlauchmull mit dem Polster umschlagen und mit Pflaster oder Kunststoffbinde fixieren. Sind durch zu starken Zug scharfe Kanten entstanden, sollten diese ausgeschnitten und zusätzlich abgepolstert werden.
- An den auszuschneidenden Stellen ist eine ausreichende Polsterung wichtig. Am Oberschenkel in Richtung der Leistenbeuge können schmale Filzpolsterstreifen nützlich sein.
- Der Holzstab läßt sich gut mit Tapefplaster fixieren. Bei Windelkindern sollte der Stab zur besseren Pflege oben angebracht werden.

Blountsche Schlinge

➤ **Indikation:** Undislozierte suprakondyläre Humerusfraktur bei Kleinkindern.
➤ **Material:**
- Schlauchmull (4 cm breit) in doppelter Armlänge.
- Polsterwatte, evtl. breite elastische Binde.
➤ **Technik:**
- Einen Polsterring für das Handgelenk fest einrollen und in den Schlauchmull einführen. Den Schlauch um das Handgelenk legen und mit einem Doppelknoten sichern.
- Einen Polsterring für den Hals fest einrollen und in den Schlauchmull einführen.
- Ein Polster in die Axilla legen, den Arm vorsichtig anheben (das Handgelenk liegt hierbei über dem Thorax), den Schlauchmull um den Hals legen und die Verbandenden verknoten (s. Abb. 302).
- Wenn es erforderlich ist, kann der Arm mit einer elastischen Binde um den Thorax fixiert werden. Gibt der Verband nach (Lockerung durch Zug), wird er nachgezogen und wieder verschlossen.
- ⊘ *Cave:* Das Handgelenk darf nicht eingeschnürt sein. Dies geschieht häufig, wenn die Polsterung zu dünn oder zu locker gewickelt ist.

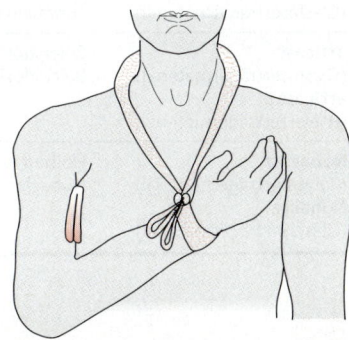

Abb. 302 Blountsche Schlinge

Material-Übersicht

Mineralgips

Gypsona:	Smith & Nephew AG, CH-4502 Solothurn/SO
Biplatrix: **Platrix:**	Beiersdorf AG, D-20245 Hamburg
Plastrona:	IVF Schaffhausen, CH-8212 Neuhausen am Rheinfall/SH Paul Hartmann AG, D-89552 Heidenheim
Cellona **Cellamin**	Salzmann medico AG, CH-9001 St. Gallen/SG Lohmann GmbH & Co. KG, D-56513 Neuwied
Nobaform	Homed AG, CH-4712 Laupersdorf/SO Noba Verbandmittel, D-58293 Wetter

Rigides Material

Scotchcast plus (Glasfaserträgermaterial)	3M (Schweiz) AG, CH-8803 Rüschlikon/ZH 3M medica GmbH, D-46325 Borken
delta-cast conformable (Polyesterträgermaterial) **delta-lite conformable** (Glasfaserträgermaterial)	Johnson & Johnson, CH-8957 Spreitenbach/ZH Johnson & Johnson, D-22806 Norderstedt
Dynacast S Polyesterträgermaterial) **Dynacast Pro** (Polyprophylenträgermaterial) **Dynacast extra** (Glasfaserträgermaterial)	Smith & Nephew AG, CH-4502 Solothurn/SO Smith & Nephew AG, D-34253 Lohfelden
Cellacast Xtra (Glasfaserträgermaterial)	Salzmann medico AG, CH-9001 St. Gallen/SG Lohmann GmbH & Co. KG, D-56513 Neuwied
articast (Glasfaserträgermaterial) **articast S** (Polyesterträgermaterial)	Beiersdorf AG, CH-4142 Münchenstein Beiersdorf AG, D-20245 Hamburg
Nobacast (Polyesterträgermaterial) **Nobalite** (Glasfaserträgermaterial)	Homed AG, CH-4712 Laupersdorf/SO Noba Verbandmittel, D-58293 Wetter

Semirigides Material

Aircast-Schiene	Aircast Europa GmbH, D-83072 Stephanskirchen, Simserweg 2
Scotchcast Soft Cast (Glasfaserträgermaterial)	3M (Schweiz) AG, CH-8803 Rüschlikon/ZH 3M medica GmbH, D-46325 Borken

Thermoplastisches Material

Dynacast Rapide (Glasfaserträgermaterial)	Smith & Nephew AG, CH-4502 Solothurn/SO Smith & Nephew AG, D-34253 Lohfelden
Cellaform	Salzmann medico AG, CH-9001 St. Gallen/SG Lohmann GmbH & Co KG, D-56513 Neuwied
Scotchcast thermoplastisches Material	3M (Schweiz) AG, CH-8803 Rüschlikon/ZH 3M medica GmbH, D-46325 Borken
Orthoplast	Johnson & Johnson, CH-8957 Spreitenbach/ZH
Ezeform, Aquaplast, **Polyform, San Splint**	Smith & Nephew AG, CH-4502 Solothurn/SO
Orfit	Hermap AG, CH-6030 Ebikon/LU
Turbocast **Fractomed** **KREWI-fract**	Salzmann medico AG, CH-9001 St. Gallen/SG Krewi Medical Produkte GmbH, D-47877 Willich

2-Komponenten

Neofract	Laubscher & Co. AG, CH-4434 Hölstein/BL F. & W. Schumacher, D-47803 Krefeld

Liste weiterführender Literatur

Titel: Schienenbehandlung an der Hand
Autoren: Michael Sturzenegger, Esther Bohli
Verlag: Hans Huber, Bern, Göttingen, Toronto
ISBN 3-456-82084-4

Titel: Tapeverbände in der Sportmedizin
Wissenschaftl. Beratung: K. Steinbrück, Sportklinik Stuttgart-Bad Cannstatt
Herausgeber: Paul Hartmann AG, D-89522 Heidenheim, 1. Auflage 1993
ISBN 3-929870-03-7

Titel: Taping-Seminar
3. Auflage
Autoren: Klaus-Jürgen Montag, Peter D. Asmussen
Verlag: perimed Fachbuch-Verlagsgesellschaft mbH, Erlangen 1995
Beiersdorf medical Bibliothek
ISBN 3-932753-01-1

Titel: Stenger Verbandlehre
Autoren: E. Eibl-Eibesfeldt, S. Kessler
Verlag: Urban & Schwarzenberg, München, 6. Auflage 1997
ISBN 3-541-02856-4

Titel: Stützverbände
Autor: Bröse, Isernhagen
Verlag: Bibliomed Medizinische Verlags-GmbH, Melsungen, 1993
ISBN 3-921958-76-8

Titel: Chirurgie
Autoren: G. Heberer, W. Köle, H. Tscherne
Verlag: Springer-Verlag, Berlin–Heidelberg–New York, 5. Auflage 1986
ISBN 3-540-16831-1

Titel: Checkliste Traumatologie
Autoren: O. Trentz, U. Heim, J. Baltensweiler
Verlag: Georg Thieme Verlag, Stuttgart–New York, 4. Auflage 1995
ISBN 3-13-598104-5

Titel: Die Frakturbehandlung bei Kindern und Jugendlichen
Autoren: B. G. Weber, Ch. Brunner, F. Freuler
Verlag: Springer-Verlag, Berlin–Heidelberg–New York, 1978
ISBN 3-540-08299-9

Titel: Konservative Methode in der Frakturbehandlung
Autoren: H. Jahna, H. Wittich
Verlag: Urban & Schwarzenberg; Wien–München–Baltimore 1985
ISBN 3-541-10851-7

Titel: Nichtoperative funktionelle Frakturbehandlung
Autoren: A. Sarmienta, L. L. Latta
Verlag: Springer-Verlag, Berlin–Heidelberg–New York, 1984
ISBN 3-540-13189-2

Titel: Unfallchirurgie
Autoren: A. Rüter, O. Trentz, M. Wagner
Verlag: Urban & Schwarzenberg, Wien–München–Baltimore, 1995
ISBN 3-541-17201-0

Titel: Orthopädie in Praxis und Klinik, 2. Auflage, Band V/Teil 2, Spez. Orthopädie, Wirbelsäule-Thorax-Becken
Autoren: A. N. Witt, H. Rettig, K. F. Schlegel
Verlag: Georg Thieme Verlag, Stuttgart
ISBN 3-13-723102-7

Titel: Kompendium der Verbandlehre
2. überarbeitete Auflage 1992
Autoren: Most/Havemann
Verlag: Georg Thieme Verlag, Stuttgart–New York
ISBN 3-13-647702-2

Titel: Frakturen und Luxationen im Kindesalter
Autor: L. von Laer
Verlag: Georg Thieme Verlag, Stuttgart, 1996
ISBN 3-13-674301-6

Halbfette Seitenzahlen = Haupttextstelle

Halbfette Seitenzahlen = Haupttextstelle

Halbfette Seitenzahlen = Haupttextstelle

Halbfette Seitenzahlen = Haupttextstelle

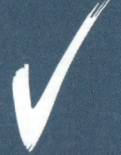
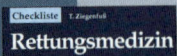
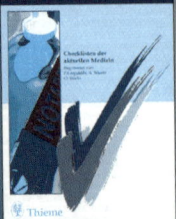
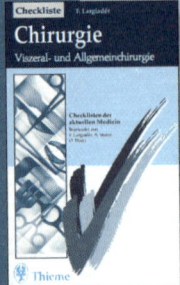
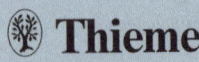